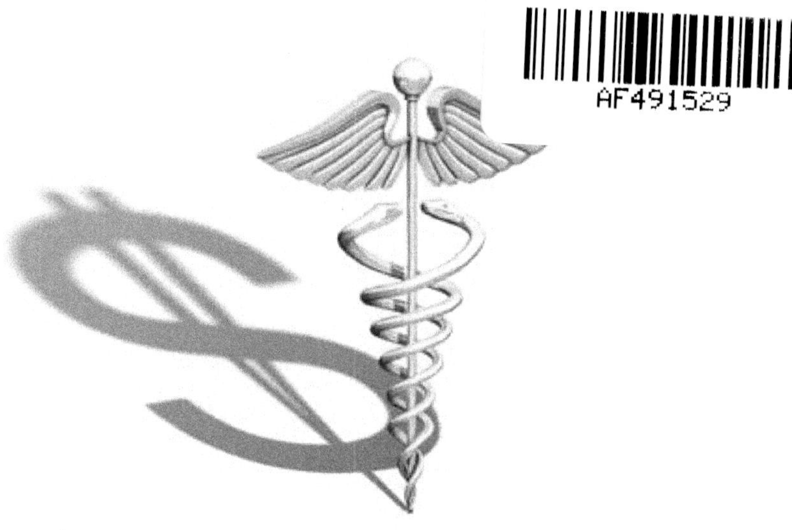

"CANCER"

ENFERMEDADA

O

NEGOCIO

1ª Parte

"CANCER" ENFERMEDADA O NEGOCIO 1ª Parte

"CANCER" ENFERMEDADA O NEGOCIO 1ª Parte

PROLOGO

CÁNCER. Seis letras que constituyen una palabra que pueden cambiar para siempre la vida personal, social y familiar de una persona. Quizás sea una de las palabras menos utilizada y que más asusta cuando se habla de salud y de su reverso, las deficiencias orgánicas.

El Dr. Hamer, logro demostrar que cualquier *deficiencia orgánica*, como el cáncer, viene desencadenada por los efectos de un conflicto no resuelto de la vida de un paciente. Todo lo que se hace y experimenta, física, mental y emocionalmente tiene una profunda repercusión en nuestro organismo.

Aunque los historiales de las personas con esta deficiencia orgánica son prácticamente un calco unos de otros, casi todas hablan con conocimiento de causa de "la quimio", de la "radio" o de la extirpación, cada una de ellas reacciona de manera distinta al diagnóstico. Los procesos biológicos tienen leyes que los rigen y los hacen previsibles, no asi los sentimientos humanos. Así, hay quien comienza por «organizar y dejar todo arreglado, por lo que pudiera pasar», y quiénes se vienen abajo.

El cáncer no entiende de edades ni de clases sociales, tampoco respeta fronteras. La mayoría comparte el temor a las recaídas como una de sus principales preocupaciones, aunque insisten en que no conviene hacer de este miedo un compañero de viaje constante.

"El temor a la recaída es un miedo natural permanente en el paciente", sin embargo, **"no se debe vivir con miedo porque genera ansiedad"**.

Somos conscientes de que el miedo es un fenómeno de la mente, una respuesta a nuestras creencias sobre el cáncer. Vemos al cáncer como algo terrible y doloroso. Solo oír su nombre nos sentimos horrorizados. Su palabra aviva el miedo a lo que se ignora. Con tan solo oírla nuestro cerebro crea una sensación de pánico, pero es una sensación. En esos momentos debemos tomar fuerza y repetirnos:

"Cáncer no significa muerte, se debe eliminar el miedo y caminar hacia un estado de esperanza".

Es entonces cuando debemos resetear e iniciar una nueva vida.

La medicina convencional no brinda muchas esperanzas. Nos ofrece la quimioterapia como la mejor opción en el tratamiento contra el cáncer, un tratamiento toxico que generalmente no cura el cáncer o a larga la vida, ni mejora la calidad de la vida. El Dr. Ralph Moss, quien es autor de ocho libros sobre el tratamiento contra el cáncer, ha examinado miles de estudios como parte de la investigación de sus libros, *y no ha encontrado ningún solo estudio que muestre que la quimioterapia cure o alargue el tiempo de vida.*

La quimioterapia exponer al organismo a toxinas que matan todas las células que se multiplican y se dividen rápidamente. Esto incluye, no solo las células cancerosas, sino también otras que se multiplican y se dividen rápidamente como la medula ósea, células del sistema reproductivo y los folículos pilosos.

Ante este perpectiva reflexionemos. Se conocen ciertas deficiencias organicas donde los cambios emociales y de estilo de vida son vitales en los pacientes, a los diabéticos les influye la alimentación sobre los niveles de glucemia, al hipertenso le influyen las emociones sobre las cifras de presión arterial, al infartado le influye la alimentación, los estilos de vida y las emociones, etc. Quizás la alimentación, las emociones y los estilos de vida también influyen en el desarrollo del cáncer.

Existen cientos de publicaciones médicas e informaciónes científicas que relacionan al cáncer con la alimentación y los estilos de vida.

No se divulga información a este respecto. Quizás con este tipo de información podamos ser conscientes de que la alimentación de cada día puede influir en el riesgo de desarrollar cáncer.

El 70% de los cánceres se pueden prevenir con una buena alimentación y un estilo de vida saludable.

Según la Organización Mundial de la Salud (OMS) el cáncer es una enfermedad que puede prevenirse. En nuestras manos está prevenir 2 de cada 3 canceres si poseemos suficiente información.

Podemos obtener una amplia bibliografía científica que avala el poder de la alimentación en el inicio y desarrollo del cáncer, y con ella, podemos iniciar el diseño de un plan de actuación para sanar. Como pilares base de este plan de actuación nos encontramos la alimentación, el ejercicio físico y la gestión de las emociones.

Introducir en la alimentación diaria alimentos ricos en fitoquímicos que bloquean el proceso de carcinogénesis y eliminar los alimentos ricos en carcinógenos y pobres en nutrientes, ayudará no solo a prevenir el cáncer, también mantendrá nuestro organismo pleno de salud.

En junio de 2007 tras conocer el diagnostico fatídico de una persona allegada a mí, comencé a interesarme por todas aquellas noticias que durante años y superficialmente habían llegado a mis oídos. Día tras día mi asombro era más y más fuerte, día tras día, realizaba la misma pregunta **¿será verdad?** y día tras día comprendí lo poco que significamos los unos para los otros, comprendí que somos menos que nada, que somos marionetas dentro del circo de la vida y que nos damos cuenta cuando es demasiado tarde.

Nada nuevo podemos aportar sobre el cáncer, por el momento todo esta dicho, pero las informaciones no llegan a todos los ciudadanos. De alguna forma las del 60% de la población mundial, desconocen las publicaciones de estudios científicos, desconocen los nuevos hallazgos, así como declaraciones y artículos de Científicos y médicos con diferente punto de vista que la medicina convencional.

Y recordé una frase de Albert Heinstein: *"Si los hechos no encajan en la teoría, cambie los hechos."*

Y para ello, para cambiar los hechos se necesitan las voces de todos los que en cierta forma estamos siendo manipulados, engañados y en ocasiones estafados. Se necesita lanzar a los cuatro vientos lo que se oculta, aquello que, por desconocimiento, falta de tiempo o apatía no ha llegado a ser conocido por todos.

En estas páginas se encuentran muchas horas de búsqueda, de recopilación de estudios cientificos, declaraciones, hechos probados y opiniones de médicos y científicos, de sueño perdido, de pena y rabia contenida, que espero puedan clarificar si verdaderamente estamos equivocados o simplemente somos el vínculo de unión entre las deficiencias orgánicas y el enriquecimiento de algunos.

Un minuto de calidad de vida, un segundo de esperanza, debería ser suficiente para iniciar una investigación sobre cualquier rayo de luz que pudiera darnos esas fracciones de vida. No podemos cerrarnos a nada que pueda restarnos **"esa vida"**, tenemos que abrir y desnudar nuestra mente para cualquier indicio que pueda salvaguardar lo que por voluntad divina tenemos**... LA VIDA.**

Para ti, mujer, la persona que me dio parte de esa vida...

Si aceptamos que una de las causa del cáncer es la toxicidad, la quimioterapia jamas puede ser considerada una solución. ¡La quimio mata!

Ph. D. Franc T. Ruiz

"CANCER" ENFERMEDADA O NEGOCIO 1ª Parte

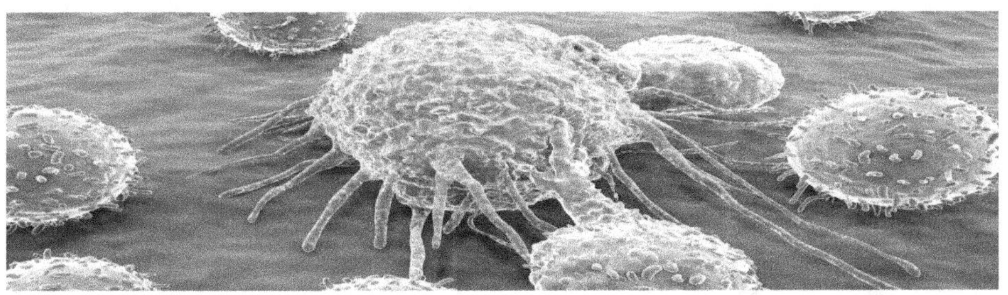

Ante todo, debo decir que desde hace muchas décadas, se han ido conociendo progresivamente Estudios y datos con respecto al cáncer.

Por ahora, nada nuevo se puede aportar solamente, y creo vital, dar a conocer a los ciudadanos información de todos estos estudios y datos, que por diversos motivos no son conocidos.

La información respecto a la Salud debería ser, un derecho de obligado cumplimiento por las instituciones sanitarias, como desgraciadamente esto no sucede, los ciudadanos tienen el derecho de conocer y saber por otras fuentes, fueren las que fueren y obtenidas de cualquier forma, informaciones de las que puede depender la salud y la vida.

No cabe ninguna duda de los evidentes avances y beneficios que la *medicina convencional* ha aportado a lo largo del último siglo, principalmente representados por el aumento en la esperanza de vida, no calidad, y curación de muchas enfermedades infecciosas. Inverosímiles pueden parecer algunos actos quirúrgicos que hacen que los cirujanos sean considerados como una especie superior al resto de los mortales. A pesar de todo, vivimos una época donde la incertidumbre rodea a la medicina convencional, con un aumento claro en la última década en el uso de terapias complementarias como: Naturopatia, Biorresonancia, Osteopatía, Acupuntura etc etc.. Los científicos occidentales más rigurosos reflejan su preocupación ante el incremento de estas terapias, sin embargo, hay quien defiende el uso de una medicina complementaria o integrativa, basándose en axiomas científicos y combinada con los principios básicos de la medicina convencional.

La Organización Mundial de la Salud refleja, en su artículo publicado en el año 2002 *"Perspectivas de la Medicina tradicional: necesidades crecientes y potenciales"*, la posible desconfianza que está generando lentamente la medicina tradicional a favor de otras terapias alternativas, y afirma que *"muchos elementos de la medicina tradicional son beneficiosos y otros nocivos, razón por la cual proponemos un estudio crítico y sin prejuicios"*. La propia Organización expone datos tan sorprendentes como que, durante el año 1997, el 42,1% de la población estadounidense utilizó terapias alternativas.

En una actividad profesional con problemas tan sensibles como la salud de las personas es necesario mantener un alto grado de responsabilidad, tanto desde el punto de vista del uso de la medicina convencional como con las alternativas. No debemos olvidar que las terapias alternativas son conocidas y presentadas desde hace decadas por notables medicos y cientificos como: **Guillermo McCormick** 1880-1968; **Max Gerson** 1881-1959; **Albert von Szent-Györgyi; PhD** 1893-1986; **Roger J. Williams, Ph.D.** 1893-1988; **Cornelius Moerman, MD** 1893-1988; **Linus Pauling, Ph.D.** 1901-1994, 1905-1978; **Carl C. Pfeiffer, M.D.** 1907-1982; **José Issels, MD** 1907-1998; **Wilfrid Shute M.D.** 1907-1982, **Evan Shute, M.D., Ph.D.** 1908-1988: etc.etc.

Una larga lista de científicos, a los cuales se le ha hecho caso omiso posiblemente porque sus descubrimientos entaban contra los intereses de la Industria Farmaceutica.

Que la solución venga desde el uso de la medicina convencional o la medicina alternativa es irrelevante siempre que se dé una solución real a los problemas, sin crear falsas esperanzas ni exponerse a riesgos injustificables.

No cabe la menor duda que el terapeuta en general tiene la responsabilidad de atender y entender al paciente en su globalidad. La educación médica tiene que incrementar la importancia de la relación médico-paciente, lo que hoy representa la queja de muchos enfermos ante la medicina convencional. Informarse, conocer, llevar a cabo un estudio crítico y sin prejuicios sobre las diferentes terapias es obligación de todos. A partir de ahí inclinar la balanya hacia lo convencional, alternativo o quizá complementario es decisión de cada uno.

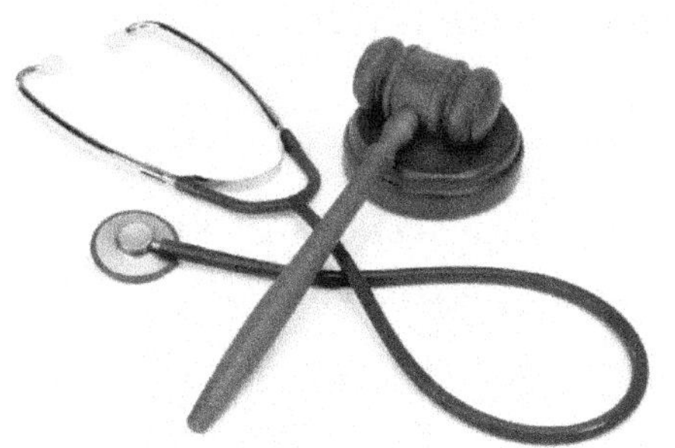

"En este mundo habría más espacio para lo verdadero y auténtico, si los que son incapaces de producirlo no formaran parte de una conspiración para no dejarlo emerger. Esta circunstancia ya ha frenado, retrasado o incluso parado algunas cosas que podrían haber redundado en provecho del mundo". **Schopenhauer.**

Después de esta frase del Filósofo Alemán Arthur Schopenhauer, iniciaremos un repaso a las definiciones encontradas sobre "medicina" y las diferentes medicinas que organismos internacionales como la OMS y otros, reconocen como tales.

Situacion jurídica de las Terapias no convencionales en España

Aunque considero importante comenzar diciendo que, la práctica de la terapéutica naturopática carece en España de una regulación legal. Las competencias de Naturopatas no están definidas, por lo que debemos plantearnos en primer lugar si, en esta situación, puede darse un problema de intrusismo propiamente dicho.

En estas circunstancias, se estaría pendiente a lo que dijera el Código Penal español al respecto. Aunque hemos de admitir que los códigos penales no tienen por objeto regular el ejercicio de las profesiones, ni siquiera en el caso de las sanitarias; prueba de ello es que en su texto no se cita expresamente a ninguna de las veinticinco existentes, incluyendo a la de médico.

El Tribunal de Justicia de la Unión Europea, a la hora de interpretar los artículos 52 y siguientes del Tratado de la CEE, establece:

"Procede hacer constar, antes de nada, que, en la medida en que no existe definición comunitaria de las actividades médicas, la definición de los actos que se reservan a la profesión médica corresponde en principio a los Estados miembros."

Queda meridianamente claro que es el legislador, y no el médico, el llamado a determinar sus competencias. En España no se ha producido esa regulación, por lo que nos encontramos en una situación de **"ausencia de definición de competencias"**, siendo los Tribunales de Justicia los que, en cada caso concreto, deciden.

En España hasta el momento sólo Cataluña ha regulado, mediante el **Decreto 31/2007**, las condiciones para el ejercicio de determinadas terapias naturales en esta Comunidad Autónoma. Las terapias reguladas son: Naturopatía, Naturopatía con criterio homeopático, Acupuntura, Terapia tradicional china, Kinesiología, Osteopatía, Shiatsu, Reflexología podal, Espinología, Diafreoterapia, Drenaje linfático, Quiromasaje, y Liberación holística de estrés con técnicas de kinesiología.

No obstante. parte de este Decreto está en suspensión cautelar por el Tribunal Superior de Justicia de Cataluña (julio 2007).

Tras estos breves apuntes legales, entremos en las diferentes definiciones, sobre las diferentes técnicas de salud.

"La **medicina complementaria, alternativa y integrativa** agrupa a diversos sistemas, prácticas y productos médicos y de salud que en la actualidad no se consideran parte de la medicina convencional, según definición del **Centro Nacional de Medicina Complementaria y Alternativa ("NCCAM")**. Este centro incluido en los **Institutos Nacionales de Salud** (NIH) del gobierno de los EE.UU. fue creado para *"dedicarse a la exploración de las prácticas complementarias y alternativas de salud en el contexto riguroso de la ciencia; el entrenamiento de los investigadores de las TCA y a la divulgación de información autorizada"*.

Las **terapias complementarias** (TCs) son definidas, por el NCCAM como un conjunto de terapias que se usan asociadas o no al tratamiento médico convencional. Por tanto, son terapias complementarias al tratamiento principal, es decir, son medidas de soporte para controlar síntomas, mejorar el estado general y contribuir a la salud global del paciente.

La **medicina complementaria** se utiliza junto con la medicina convencional; la **medicina alternativa** se utiliza **en lugar de** la medicina convencional. En cambio, la **medicina integrada** combina la medicina convencional con las prácticas de la medicina complementaria y alternativa que han demostrado ser eficaces.

Los términos **"medicina complementaria" o "medicina alternativa"**, utilizados indistintamente junto con **"medicina tradicional"** en algunos países, hacen referencia a un conjunto amplio de prácticas de *atención de salud* que no forman parte de la propia tradición del país y no están integradas en el sistema sanitario principal.

En los últimos años el uso de terapias complementarias por parte de los pacientes se ha incrementado. En un estudio de pacientes con neoplasia avanzada se les realizó una encuesta para saber si utilizaban las terapias complementarias y alrededor del 60-88% de los pacientes las habían utilizado en algún momento después del diagnóstico, con variaciones en el porcentaje dependiendo del área geográfica y el tipo de cáncer[2]. En otro estudio se apreció que las vitaminas y suplementos de hierbas son los más usados, 63%, seguidos de las terapias manuales, 60%, y el de dietas especiales, macrobióticas, vegetarianas..., entre el 9 y el 24% con la expectativa de mejorar la calidad de vida ante los efectos secundarios propios del cáncer y de su tratamiento.

Real Academia Española. DICCIONARIO DE LA LENGUA ESPAÑOLA - Vigésima segunda edición

Medicina: (Del lat. *medicína*). **1.** f. Ciencia y arte de precaver y curar las enfermedades del cuerpo humano.

Medicamento. (Del lat. *medicamentum*). **1.** m. Sustancia que, administrada interior o exteriormente a un organismo animal, sirve para prevenir, curar o aliviar la enfermedad y corregir o reparar las secuelas de esta.

Wikipedia, la enciclopedia libre.

Medicina: Ciencia de la prevención, el alivio y la curación de las enfermedades de las personas

Segun define el Instituto Nacional del Cancer.

Medicina alopática.- Sistema por el cual los médicos y otros profesionales de atención de la salud, por ejemplo, enfermeros, farmacéuticos y terapeutas, tratan los síntomas y las enfermedades por medio de medicamentos, radiación o cirugía. También se llama biomedicina, medicina convencional, medicina corriente, medicina occidental, y medicina ortodoxa.

Los siguientes términos se han extraído de las Pautas Generales para las *Metodologías de Investigación y Evaluación de la Medicina Tradicional (General Guidelines for Methodologies on Research and Evaluation of Traditional Medicine).*

Medicina tradicional.- La medicina tradicional es todo el conjunto de conocimientos, aptitudes y prácticas basados en teorías, creencias y experiencias indígenas de las diferentes culturas, sean o no explicables, usados para el mantenimiento de la salud, así como para la prevención, el diagnóstico, la mejora o el tratamiento de enfermedades físicas o mentales.

Medicamentos herbarios.- El concepto de medicamentos herbarios abarca hierbas, material herbario, preparaciones herbarias y productos herbarios acabados, que contienen como principios activos partes de plantas, u otros materiales vegetales, o combinaciones de esos elementos.

Hierbas: comprenden materiales vegetales brutos, tales como hojas, flores, frutos, semillas, tallos, madera, corteza, raíces, rizomas y otras partes de plantas, enteros, fragmentados o pulverizados.

Materiales herbarios: comprenden, además de hierbas, jugos frescos, gomas, aceites fijos, aceites esenciales, resinas y polvos secos de hierbas. En algunos países esos productos se pueden elaborar mediante diversos procedimientos locales, como el tratamiento con vapor, el tostado o el rehogado con miel, bebidas alcohólicas u otros materiales.

Preparaciones herbarias: son la base de los productos herbarios acabados y pueden componerse de materiales herbarios triturados, pulverizados, sincronizados o extractos, tinturas y aceites grasos de materiales herbarios. Se producen por extracción, fraccionamiento, purificación, concentración y otros procesos biológicos o físicos. También comprenden preparaciones obtenidas macerando o calentando materiales herbarios en bebidas alcohólicas o miel o en otros materiales.

Productos herbários acabados: se componen de preparaciones herbárias realizadas a partir de una o más hierbas. Si se utiliza más de una hierba, se puede utilizar también la expresión *«mezcla de productos herbários»*. Los productos herbários acabados y las mezclas de productos herbários pueden contener excipientes, además de los principios activos. Sin embargo, no se consideran herbários los productos acabados o en forma de mezcla a los que se hayan añadido sustancias activas químicamente definidas, incluidos compuestos sintéticos o constituyentes aislados de materiales herbários.

Uso tradicional de medicamentos herbários. Por uso tradicional de medicamentos herbários se entiende un empleo prolongado a lo largo de la historia. Su uso está bien establecido y ampliamente reconocido como inocuo y eficaz y puede ser aceptado por las autoridades nacionales.

Actividad terapéutica. La actividad terapéutica se refiere a la prevención, el diagnóstico y el tratamiento satisfactorios de enfermedades físicas y mentales, el alivio de los síntomas de las enfermedades y la modificación o regulación beneficiosa del estado físico y mental del organismo.

Principio activo. Los principios activos son los ingredientes de una formulación herbária que tienen actividad terapéutica. En el caso de las formulaciones herbarios cuyos principios activos hayan sido identificados, se debe normalizar su preparación, si se dispone de métodos analíticos adecuados, para que contengan una cantidad determinada de ellos. Si no se logra identificar los principios activos, se puede considerar que toda la formulación herbária es un solo principio activo.

La Organización Mundial de la Salud (OMS) reclamó que la medicina tradicional china se integre en los planes nacionales de salud, según informó la agencia oficial Xin-Hua.

En la clausura del congreso nacional de medicina tradicional china celebrado en Pekín, el organismo de Naciones Unidas publicó una declaración en la que insta a su establecimiento como **"uno de los recursos para incrementar la disponibilidad y hacer más asequible el servicio".**

El documento señala:

"La gente tiene el derecho y el deber a participar individual y colectivamente en las decisiones de su sistema de salud, incluido el acceso a la medicina tradicional".

Sin embargo, la OMS aclaró que los gobiernos nacionales deben establecer mecanismos de licencia y acreditación de estas prácticas, como "medicina alternativa o complementaria".

La **Dra. Carissa Etienne**, portavoz del departamento de Sistemas y Servicios de Salud de la OMS, señaló que la integración de la medicina tradicional en los planes de salud es *"una de las mejores maneras de asegurar su uso adecuado".*

Actualmente, la medicina tradicional ya está presente en varios sistemas nacionales, sobre todo entre los países en desarrollo, *"aunque poco a poco va creciendo su uso también entre los países más ricos",* apuntaron fuentes de la OMS.

"El conocimiento de la medicina tradicional, sus tratamientos y sus prácticas debe ser respetado, preservado, promovido y transmitido de manera adecuada en las circunstancias de cada país", concluye la mencionada declaración.

En el congreso de medicina tradicional china celebrado en Pekín participaron más de mil representantes procedentes de 70 países.

Fuente: Terra Actualidad – EFE (09/11/2008)

Vistos los datos anteriores es evidente que la palabra **"Medicina"** no es patrimonio de médicos reconocidos por haber realizados sus estudios en las diferentes Facultades y dicho esto dare a conocer en estas páginas hechos reales y publicados, de la existencia de una lucha encarnizada entre los practicantes de las diferentes *"medicinas"* algo incomprensible ya que el fin de todas ellas es la salud. Por ello no podemos entender que en **Real Decreto 1275/2003**, de 10 de octubre, relativo a los complementos alimenticios la normativa imponga por imperativo legal que *"no atribuirán a los complementos alimenticios la propiedad de prevenir, tratar o curar una enfermedad humana, ni se referirán en absoluto a dichas propiedades"* Aun siendo conocidas y reconocidas científicamente e internacionalmente como podríamos poner el ejemplo del **AJO, OMEGA-3** etc. etc..

Podríamos decir que **"cuando el dinero habla la verdad calla"**

El enfangoso mundo del cáncer.

Antes de adentrarnos en el enfangoso mundo de esa lacra de la sociedad denominada *"cáncer"* es conveniente conocer parte de las informaciones que han sido publicadas por la medicina convencional y sus laberintos lenguísticos para informar de sus logros siempre bajo la frase *"rigor científico"* pero omitiendo al mismo tiempo el contundente fracaso de sus tratamientos e investigaciones, recordemos que se encuentran señales de cáncer en los huesos de momias del antiguo Egipto y del Perú. Estas datan del año 3000 a.C. Los primeros casos clínicos se encontraron en el **papiro de Edwin Smith**, un documento histórico que recogió en 1.600 a.C. algunos detalles sobre esta enfermedad.

A mediados de los años 70, los científicos creían que finalmente habían entendido las bases moleculares del cáncer.

La hipótesis vigente era que el cáncer había sido causado por mutaciones secuenciales en los oncogenes clave, que entonces podrían ser enfocados de forma precisa a través de terapias basadas en genes. Esto marcó el comienzo de la era de la terapia focalizada.

Desafortunadamente, los medicamentos enfocados al cáncer han resultado se un amargo fracaso. Ningun avance, en relación a las tasas de mortalidad por cáncer.

A nivel mundial, en 2013 fueron gastados 91 billones de dólares en el tema de oncología. En 2014, no se aprobó ningún medicamento contra el cáncer que costara menos de 100.000 dólares, para un ciclo de tratamiento.

En 2015, fueron aprobados ocho medicamentos que costaron más de 120.000 dólares cada uno, para un ciclo de tratamiento. Como señaló Christofferson, esta trayectoria acabará por poner en bancarrota el sistema de servicios de atención médica. Para colmo, estos medicamentos tienen una eficacia marginal, en el mejor de los casos.

Por ejemplo, Tarceva. Este medicamento para tratar el cáncer, fue aprobado hace aproximadamente unos 10 años. Tiene efectos secundarios significativos, es costoso, y aumenta el promedio de supervivencia, de los pacientes que padecen cáncer de páncreas, en apenas 10 dìas.

INFORME SOBRE EL CÁNCER DE LA OMS

Este informe de la *Organización Mundial de la Salud (OMS)* se basa en estudios de investigación sobre el cáncer en todo el mundo y se puede encontrar en www.who.int .

En 2020 las tasas del cáncer a nivel mundial podrían aumentar un 50%.

World Cáncer Report ofrece una clara evidencia de que la acción de fumar, la dieta y las infecciones pueden prevenir un tercio de los cánceres, otro tercio puede ser curado.

Según el Informe Mundial sobre el Cáncer las tasas de cáncer podrían aumentar en un 50% a 15 millones de nuevos casos en el año 2020, se considera el estudio a nivel mundial más completo de la enfermedad hasta la fecha. El informe ofrece una clara evidencia de que los estilos de vida saludables y medidas de salud pública por los gobiernos y los profesionales de la salud podría frenar esta tendencia, y evitar uno tercio de los cánceres en todo el mundo.

El cáncer es la segunda causa de muerte en el mundo; en 2015, ocasionó 8,8 millones de defunciones. Casi una de cada seis defunciones en el mundo se debe a esta enfermedad. El informe también revela que el cáncer se ha convertido en un importante problema de salud pública en los países en desarrollo, igualando su efecto en las naciones industrializadas.

El Informe Mundial sobre el Cáncer nos dice que las tasas de cáncer tienden a aumentar a un ritmo alarmante a nivel mundial. Podemos hacer una diferencia por la adopción de medidas en la actualidad. Tenemos la oportunidad de detener este incremento. Este informe pide a los gobiernos, los profesionales de la salud y el público en general a tomar medidas urgentes. Acción que puede prevenir un tercio de los cánceres, curar otro tercio, y proporcionar buenos cuidados paliativos para el tercio restante que lo necesitan, dijo el **Dr. Paul Kleihues**, director de la *Agencia*

Internacional para la Investigación del Cáncer (IARC) y co-editor del Informe Mundial sobre el Cáncer.

El **Informe Mundial sobre el Cáncer** es un breve manual que describe la carga mundial, las causas del cáncer, los principales tipos de neoplasias malignas, la detección temprana y tratamiento. Las 351 páginas del informe global se emiten por la IARC, que forma parte de la **Organización Mundial de la Salud (OMS).**

Dra. Gro Harlem Brundtland, Directora General de la OMS, afirmó: *"El informe proporciona una base para la acción de salud pública y nos ayuda en nuestro objetivo de reducir la morbilidad y la mortalidad por cáncer, y para mejorar la calidad de vida de los pacientes con cáncer y sus las familias, en todas partes del mundo ".*

Algunos ejemplos de áreas en las que puede haber una diferencia para frenar el aumento de las tasas de cáncer y la prevención de un tercio de los casos son:

- **Reducción del consumo de tabaco.** Sigue siendo el más importante riesgo de cáncer evitable. En el siglo 20, aproximadamente 100 millones de personas murieron a nivel mundial de enfermedades asociadas al tabaco.
- **La dieta y un estilo de vida saludable.** El consumo frecuente de frutas y verduras y la actividad física puede marcar una diferencia.
- La detección precoz mediante cribado, especialmente para los cánceres de cuello uterino y de mama, permita prevenir y curar con éxito.

Las previsiones de aumento de los nuevos casos. 10 millones de nuevos casos a nivel mundial en 2000, a 15 millones en 2020.- se deberá principalmente al constante envejecimiento de la población en los países desarrollados y en desarrollo y también a las tendencias actuales en la prevalencia del hábito de fumar y la creciente adopción de estilos de vida poco saludables. En 2012 causó 8,2 millones de defunciones.

"Los gobiernos, los médicos y educadores de la salud en todos los niveles podría hacer mucho más para ayudar a las personas a cambiar su comportamiento para evitar los cánceres pueden prevenirse", dice **Bernard W. Stewart, Ph.D.**, co-editor del informe, el Director de Servicios de Cáncer, y Profesor de la Facultad de Medicina de la Universidad de New South Wales, Australia. *"Si el conocimiento, la tecnología y las estrategias de control descritas en el Informe Mundial sobre el Cáncer se aplicaran a nivel mundial, haríamos grandes avances en la prevención y el tratamiento del cáncer en los próximos veinte años y más allá ".*

ENTENDER EL PROBLEMA DEL CANCER

La larga trayectoria del cáncer no es un secreto para los cientificos, así como tampoco es un secreto, que la mayoría de todas las células cancerosas son **anaeróbicas** en su metabolismo. Las células cancerosas requieren de metabolismo anaeróbico si han de permanecer como células cancerosas, esta fue la gran aportación **Otto Warburg**.

Tampoco es un secreto que en un diagnostico cáncer normalmente los niveles de azúcar en la sangre pueden aumentar hasta tres veces el nivel normal, en cáncer de mama este aumento puede ser 5 veces el nivel normal. El nivel de glucosa es un terreno favorable para la fermentación que es el metabolismo de las células cancerosas. Estos altos niveles de azúcar se producen por la deficiencia de **magnesio y cromo**.

Podriamos decir que con estos datos el problema deberia estar resuelto, pero sigamos profundizando en el problema.

El diagnostico cáncer, podría parecer que aparece de la noche a la mañana; cuando en realidad, las células cancerígenas tardan años en desarrollarse. Lo primero que debemos hacer para resolver un problema es entenderlo, por lo tanto, debemos tener información sobre este.

¿Qué es el cáncer?

Una respuesta simple es "unas células que se han vuelto malas" pero **¿por que?** ayer no eran malas y hoy lo son, cual ha sido el detonante para que las células degeneren, algo ha hecho que estas células sufran una alteración. Que es lo que puede producir que la célula se vuelva mala.

Un sector de la comunidad medica se inclina hacia la **Acidosis metabólica** y **alqualosis tumoral**. Intentemos comprender como se genera este fenómeno. Que también eso permitirá abordar la enfermedad y provocar la apoptosis tumoral.

La enfermedad comienza al rededor de la célula. Es el entorno celular el responsable de que la célula se altere, en el espacio intersticial bien por fallo renal, epático, pulmonar o todos a la vez lo que se conoce como fallo multi-sistémico.

El sistema básico podríamos decir que consta de pulmón, hígado riñón, sistema vascular arterial, sistema vascular venoso, sistema intersticial, célula, piel y también podríamos decir mucosa.

Nuestros filtros naturales son el *hígado el riñón y el pulmón*, los cuales trabajan 24 horas al día, desde que nacemos hasta que morimos.

Por cada uno de estos filtros pasan como mínimo 5 litros de sangre por minuto, que es el volumen aproximado de sangre que el corazon de una persona en reposo mueve.

Estos órganos filtran, los residuos metabólicos del sistema celular de la sangre arterial que es la que lleva oxigeno, azucares, grasas, proteínas, minerales sustancias que nutren al sistema celular, estas células cada vez que respira, cada vez que recibe oxigeno generan residuos metabólico, el CO_2. Si enviamos grasa la célula la usara y cuando la grasa se degrade la elimina y a esto se le denomina **colesterol**, cuando enviamos proteínas nos devuelve **ácido úrico**

Centremosnos en 3 datos fácilmente comprensibles. **¿Que hace nuestro organismo con estos residuos o excrementos celulares?**

Los resíduos irán al sistema venoso y a través de este llegarán a pulmón, hígado y riñón, lo que anteriormente he denominado filtos naturales, para ser eliminados. Es evidente que si las células generan cierta cantidad de residuos y a su vez nuestro organismo los elimina no hay problema.

Esta científicamente demostrado que estos residuos son de carácter ácido: *ácidos grasos, acido úrico, acido carbónico* mientras que nuestro organismo tenga capacidad para eliminar estos residuos toda ira perfectamente.

Como hemos dicho anteriormente el corazón de una persona en reposo mueve 5 litros de sangre por minuto, lo que representa 300 litros a la hora. Por lo tanto, supone 7.200 litros al día.

Si asignamos a la sangre la misma densidad que al agua: "1", por cada uno de nuestros filtros naturales pasaría el equivalente a 7.200 litros al día.

Al trabajar las 24 horas del día, estos filtros se obstruyen como cualquier otro filtro y, por tanto, dejarán de eliminar los residuos metabólicos tales como: *Anhídrido carbónico CO2, Ácidos grasos o Colesterol y Acido úrico.*

Si carecemos de información de como limpiarlos, ya que, desafortunadamente nosotros no podemos cambiarlos comenzaran los problemas orgánicos.

Empezaremos por tanto a retener ácidos y el organismo para evitar que varíe el "pH" en sangre por el aumento de residuos, retendrá los radicales, ácidos libres en el espacio intersticial "entre la célula y el capilar venoso", a la espera de poder drenarlos.

Si el estancamiento de residuos metabólicos se prolonga en el tiempo y se incrementa, comenzaran los problemas en el interior de nuestro organismo, la célula acabara ahogada por sus propios residuos metabólicos, sus propios excrementos.

La interposición de residuos metabólicos "endo toxinas" entre capilares y las células determinará:

Una seria dificultad en la nutrición celular, ya la barrera de radicales ácidos libres, acumulados en un espacio intersticial, destruirán los nutrientes o impedirán que el oxigeno llegue a las celulas.

Una agresión sobre el propio sistema celular "los residuos ácidos", acido úrico, acido oxálico, acido carbónico, ácidos grasos, etc., con corrosivos y pueden quemar la propia célula.

La célula sana vive como en un lago de agua cristalina y transparente, si los filtros se obstruyen y el drenaje no se puede llevar al 100% y trabajan por ejemplo solo al 90% resulta evidente que parte de los residuos metabólicos se quedaran atascados en los filtros, parte en sangre y parte se acumulara en el espacio intersticial, si esto se prolonga en el espacio tiempo el entorno celular estará saturado de residuos ácidos altamente corrosivos, si el oxigeno tiene que ir del capilar hasta la célula ha de atravesar una barrera de ácidos que reaccionaran con el eliminándolo, de la misma forma pasara con cualquier nutriente, luego la célula quedara aislada sin oxigeno, sin nutrición y atacada por un entorno extremadamente acido y corrosivo.

¿Bajo estas condiciones que opciones tiene la célula?

1.- Morir por falta de oxigeno quemadas químicamente por los radicales libres acumulados en su alrededor.
2.- Defenderse para sobrevivir.

Si la célula no se defiende, se queda en ese medio y muere, se acabo nuestra vida. Si en otro supuesto, mueren la célula del cerebro nos quedaremos sin células cerebrales **"Alzheimer"**.

Si mueren células de la base del cerebro: **"Parkinson"**

Los nervios que envían impulsos e información son como los cables electricos estos forrados con plástico y los nervios forrados con mielina. Si a un cable lo rociamos con acido el plástico se quemará por la acción corrosiva del acido provocando un cortocircuito y dejaría de funcionar. Esto mismo pasara en el caso de un entorno acido que degrada la mielina, sin mielina nos encontraríamos con ***"esclerosis múltiple"***.

Cuando una célula muere en un tejido fibroso como por ejemplo el pecho hablaremos de fibroma, fibroma mamario, fibroma uterino, fibrosis prostática. Un fibroma son células muertas y no es preocupante para la medicina convencional, ya que las células muertas no matan.

Pero diferente es cuando hablamos de fibrosis en cualquier órgano vital como por ejemplo el pulmón entonces hablamos de una fibrosis pulmonar idiopática ya que se desconoce porque se produce, si no se encuentra virus o bacterias ya se desconoce

Pero es tan sencillo como que al pulmón le llega más residuos metabólicos de los que puede eliminar, basura de carácter acido y esto mismo pasa en el hígado y el el riñón las llamadas enfermedades esclerosantes.

¿Que sucede cuando la célula decide sobrevivir?

1.- Reteniene líquidos en el espacio intersticial para diluir los ácidos y permitir el paso de los nutrientes desde el capilar a la célula. Si todas las células reaccionan igual **"Obesidad"**

2.- Secuestrando Ca+, Na+, K+, de las estructuras óseas para formar sales que precipiten los ácidos en los tejidos blandos. **"Osteoporosis, artrosis, artritis".**

3.-Drenando los ácidos por la piel o mucosas: **"Dermatitis Eczemas, Psoriasis"**

En las mucosas **"colitis ulcerosas"**

4.- Mutando, o lo que es igual a **"cáncer"**

¿En qué consiste la mutación?

La célula sana vive en un medio alcalino, con oxigeno, con poco sodio y utiliza proteínas Levogiras.

La célula mala en un medio ácido, sin oxígeno "Anaeróbica" con mucho sodio y utiliza proteínas Dextrógiras

Ante un diagnostico tumoral la medicina convencional propone:

1. **Cortar la cabeza al tumor:** Cirugía
2. **Envenenar al tumor:** Quimioterapia
3. **Quemar al tumor:** Radioterapia

Pero omiten o olvidan una cuarta via que empleando el mismo argot belico denominariamos: Asedio al tumor. Y de que forma podemos asediar al tumor

1.-Alcalinizando al paciente

a) Recuperando las funciones de nuestros filtros naturales.

b) Eliminando las toxinas acomuladas en el espacio intersticial.

Como: Con una dieta alcalinizante. Una dieta cárnica es acidificante de la orina y la dieta vegetariana es alcalinizante de la orina.

DIETA VEGETARIANA:

el 95% de la frutas y verduras es agua. Con la dieta vegetariana se lavan muestros filtros naturales. Entendamos que un filtro sucio no es un filtro roto y por consiguiente se puede lavar.

FITOTERAPIA

a) plantas diureticas que mejoran la función renal al limpiar los riñones y favorecer así la eliminación de ácidos.

b) Plantas hepaticas que mejoran la función colerética al limpiar el higado y favorecer así la eliminación de bilis.

c) Plantas pulmonares que mejoren la eliminación de CO_2 del organismo.

d) Plantas inmuno estimulantes que mejoren el sistema inmunologico y activen las células NK.

OLIGOTERAPIA

a) oligoelementos que reactiven las funciones catalíticas para mejorar la actividad de los filtros naturales.

b) oligoelementos inmunoestimulantes.

HIDROTERAPIA:

Si tomamos baños de aguas "termales saladas" que dilatan nuestros poros tendremos un elemento dializador per-cutáneo. En las agua termales hay una concentración salina de 20 gr. de sal por litro de agua.

El plasma de nuestro organismo tiene una concentración salina de 9,4 gramos de sal por litro.

Esto determina un gradiente osmótico que provoca una extracción de los ácidos retenidos en el interior del organismo a través de la piel, ya que en el agua del baño hay más del doble de concentración salina.

Acudir a un balneario no está al alcance de todos, pero si está a nuestro alcance la bañera de nuestro domicilio 100 litros de agua (1/2 bañera) y 2 kilos de sal.

2.- **Dieta Hiposodica.** La célula tumoral necesita mucho sodio para alcalinizar su citoplasma y poder así contrarrestar el ataque ácido extremo.

Se tenemos obstruido el riñón tendré un exceso de acido úrico que quemara las arterias. Si se obstruye el hígado, no podremos eliminar el colesterol se acumula en las arterias infarto y muerte. Si se obstruye el pulmón no podremos eliminar el CO_2 un fitotoxico que nos mata. En definitiva, los ácidos nos matan.

3.- **Se puede matar a la célula tumoral.** Con enzimas proteolíticos de acción selectiva que destruyen solo proteínas dextrógiras.

4.- **Hiper oxigenar el sistema**, el oxigeno mata el cáncer. El simple drenaje de toxinas de los tejidos hará llegar oxigeno a los tejidos.

OZONO TERAPIA.

Suministrando al paciente enzimas peroxidasas. Todo ello nos conduce a la apoptosis de la célula cancerígena.

Si nos hubieran informado que una vez a la semana hay que hacer dieta vegetariana, tomar un baño con 2 kilos de sal y tomar una infusión de Alcachofa, Tomillo y Te Verde nuestros filtros funcionarían siempre perfectamente.

Pero resulta imposible aplicar terapias no concencionales ya que nos encontramos con los grandes problemas sobre el tema, la medicina convencional no quiere entender porque la quimioterapia no funciona en paciente cuando in vitro si funciona. La quimioterapia en un paciente con función tumoral no es efectiva porque la acidez del organismo elimina la función de esta, desencadenando mucha toxicidad y poca efectividad.

Para no entrar en detalles, solamente limitarnos a **señalar lo obvio**: La *quimioterapia acidifica el organismo* a tal extremo, que este debe recurrir a las reservas alcalinas de forma inmediata para neutralizar tanta acidez, sacrificando bases minerales como *Calcio, Magnesio, Potasio*, depositadas en huesos, dientes, uñas, articulaciones, uñas y cabellos. Es por ese motivo que se observa semejante degradación en las personas que reciben este tratamiento, y entre tantas otras cosas, se les cae a gran velocidad el cabello.

Para el organismo no significa nada quedarse sin cabello, pero un PH acido significaría la muerte. Cuando se limpia el organismo el paciente entra en remisión completa en muy pocas sesiones

Una vez que se conocen los factores principales que causan el cáncer sigamos.

Desde una perspectiva global, hay una justificación sólida para centrar las actividades de prevención del cáncer en particular en dos principales factores causantes de cáncer, *el tabaco y la dieta*. También tenemos que continuar los esfuerzos para reducir las infecciones que causan el cáncer.

El **Dr. Rafael Bengoa, Director de Gestión de las enfermedades no transmisibles en la OMS.** dijo *"Estos factores fueron responsables de 43% de las muertes por cáncer en 2000, que es de 2,7 millones de muertes, y el 40% de los casos nuevos, es decir cuatro millones de casos nuevos de cáncer".*

Como parte de un esfuerzo para frenar esta tendencia, la **OMS** está participando en los esfuerzos para frenar tanto el consumo de tabaco, y para mejorar la dieta, la nutrición y la actividad física. *El consumo de tabaco sigue siendo la más importante el riesgo de cáncer evitable.* El informe recomienda diversas estrategias para reducir el consumo de tabaco a nivel mundial, que requiere la participación coordinada de gobierno y de organizaciones de la salud de la comunidad, profesionales de la salud y los individuos.

En la *Convención Marco sobre el Control del Tabaco*, los *Estados Miembros de la OMS* acordaron someter a la *Asamblea Mundial de la Salud* a representar un innovador tratado de salud pública y una poderosa herramienta para garantizar la aplicación de dichas estrategias.

La OMS también participó en la preparación de una *Estrategia Mundial sobre Régimen Alimentario, Actividad Física y Salud*, en virtud de un mandato en mayo de 2002 de los Estados miembros para hacer frente a la creciente carga mundial de enfermedades crónicas, incluyendo cáncer, enfermedades cardiovasculares, la diabetes y la obesidad. La OMS realizo amplias consultas a los Estados Miembros, otros organismos de las Naciones Unidas, el sector privado y la sociedad civil sobre la estrategia, que se presentó a la *Asamblea de la Salud en mayo de 2004.* La estrategia incluiría recomendaciones para los gobiernos sobre la nutrición y la actividad física y los objetivos de las intervenciones poblacionales para reducir la prevalencia de enfermedades crónicas como el cáncer.

Factores de riesgo del cáncer.

Tabaco, y la prevención primaria. El consumo de tabaco sigue siendo la más importante riesgo de cáncer evitable. En el siglo XX, aproximadamente 100 millones de personas murieron en todo el mundo de las enfermedades asociadas al tabaco, cáncer, enfermedad pulmonar crónica, enfermedad cardiovascular y accidente cerebrovascular. La mitad de los fumadores habituales mueren a consecuencia del hábito. Una cuarta parte de los fumadores morirán prematuramente en la edad madura, 35 a 69 años.

El riesgo de cáncer de pulmón en fumadores habituales en relacción a los no fumadores (riesgo relativo, RR) es entre 20 y 30 veces. En países con una alta prevalencia del tabaquismo, aproximadamente el 90% de los cánceres de pulmón en hombres y mujeres son atribuibles al consumo de cigarrillos. Para la vejiga y pelvis renal, el *riesgo relativo,* (RR) es cinco a seis, podriamos decir que más del 50% de los casos son causados por la adicción al tabaco.

Involuntaria (pasiva) el humo del tabaco es cancerígeno y puede aumentar el riesgo de cáncer de pulmón en un 20%.

Es un hecho que, la juventud mundial comienza a fumar a una edad temprana, algo que preocupa en continente Europeo, ya que dicho habito predisponen a los jóvenes a riesgos importantes en su salud.

Esta preocupación por el habito de fumar de los jóvenes europeos se hace incomprensible para el ciudadano de a pie. Cualquier Ministerio de Salud Publica puede retirar a su criterio un *"complemento alimenticio"* o una planta por el presumible hecho de poder afectar a la salud. **¿Cual es el motivo por el cual no se aplican los mismos criterios en la retirada el tabaco?** Si la OMS reconoce un hecho científicamente probado el perjuicio que supone para el ser humano, al igual que en los complementos alimenticios y otros productos de consulo humano **¿por que?** no aparecen los ingredientes completos y aditivos del tabaco. O mejor aun **¿por que?** no se prohibe la venta y consumo del tabaco **¿Quien responde a las preguntas?**

La infección y el cáncer. En los países en desarrollo, hasta el 23% de los cánceres son causados por agentes infecciosos, incluidos, riesgo relativo, (RR) cáncer de hígado, papilomavirus humanos, de cuello uterino y de cáncer ano-genital, y **Helicobacter pylori**, cáncer de estómago. En los países desarrollados, los cánceres causados por infecciones crónicas representan aproximadamente el 8% de todos los tumores malignos. Esta diferencia es particularmente evidente para el cáncer de cuello uterino. En los países desarrollados con una excelente infraestructura de salud pública y un alto cumplimiento de las revisiones ginecológicas en las mujeres, la detección precoz del cáncer de citología cervical (Papanicolau) ha dado lugar a una notable reducción de la mortalidad, mientras que, en otras regiones del mundo, incluida América Central, el sud-este de África y la India, tasas de incidencia y de mortalidad siguen siendo muy altos. En la actualidad, más del 80% o de todas las muertes por cáncer cervical se producen en países en desarrollo.

En el tracto gastrointestinal, cualquier daño tisular crónico con necrosis y regeneración conlleva un riesgo de cáncer, por ejemplo, el consumo de bebidas muy calientes, carcinoma de células escamosas del esófago, reflujo gastro-esofágico, adenocarcinoma de esófago, gastritis crónica inducida por la infección por **Helicobacter pylori**, cáncer de estómago, enfermedad de Crohn, cáncer del intestino delgado, y la colitis ulcerosa, cáncer de colon.

Estatus sociales. En los países desarrollados, la probabilidad de un diagnostico cáncer es dos veces más alta que en los países en desarrollo. Sin embargo, en los países ricos, un 50% de los pacientes con cáncer mueren de la enfermedad, mientras que, en los países en desarrollo, el 80% de las víctimas del cáncer es en la última etapa de los tumores incurables cuando se diagnostican, señalando la necesidad de programas de detección mucho mejor.

Las principales razones de la mayor carga de cáncer de las sociedades opulentas son la aparición más temprana de la epidemia del tabaco, exposición a agentes carcinógenos, la nutrición y estilo de vida occidental.

El informe destaca que más del 50% de la carga del cáncer en el mundo, tanto en términos de números de casos y muertes, ocurre en los países en desarrollo. En palabras del **Dr. Paul Kleihues**, director de la IARC y co-editor del Informe Mundial sobre el Cáncer.*"El cáncer se ha convertido en* *un importante problema de salud pública en los países en desarrollo, por primera vez, igualando su efecto en las naciones industrializadas. Este es un problema mundial, y es cada vez mayor. Sin embargo, podemos tomar medidas para frenar este crecimiento ".*

El estilo de vida occidental y sus riesgos para la salud. El estilo de vida occidental se caracteriza por una dieta altamente calórica, rica en grasas, carbohidratos refinados y proteínas animales, combinada con la escasa actividad física, lo que resulta un desequilibrio global de energía. Se asocia a multitud de condiciones de la enfermedad, incluida la obesidad, diabetes, enfermedades cardiovasculares, hipertensión arterial y cáncer.

Neoplasias malignas típicas de las sociedades opulentas son los cánceres de mama, de colon y recto, útero, carcinoma de endometrio, la vesícula biliar, el riñón y el adenocarcinoma de esófago. El cáncer de próstata también está fuertemente relacionado con el estilo de vida occidental. Estilos de vida similares se asocian con una carga tumoral similar. Debido a que tienen una causa común, estos tumores suelen ir juntos. No hay ninguna región del mundo que tiene una alta incidencia de cáncer de mama sin una carga simultánea de cáncer de colon.

La obesidad se propaga como una epidemia en todo el mundo. Se visualiza un desequilibrio energético crónico y es un predictor independiente de un mayor riesgo de cáncer, especialmente para los carcinomas de endometrio, riñón y vesícula biliar.

Nutrición y cáncer. El cáncer de estómago es uno de los más comunes en todo el mundo, con unos 870.000 casos cada año, y 650.000 muertes. Alrededor del 60% de los casos ocurren en países en desarrollo, con las mayores tasas de incidencia próximos en Asia oriental, las regiones andinas de América del Sur y Europa del Este. La buena noticia es que el cáncer de estómago está disminuyendo en todo el mundo. En Suiza y los países europeos vecinos, la mortalidad disminuyó en un 60% dentro de una generación. Si esta tendencia continúa, el cáncer de estómago puede en algunas regiones del mundo convertido en una enfermedad rara en los próximos 30 años. La razón principal de esta evolución positiva es el invento del frigorifico, permitiendo la conservación del pescado y de la carne sin salar. La caída en la incidencia y las tasas de mortalidad tanto, es particularmente impresionante en los países nórdicos en los que el consumo de pescado es tradicionalmente alto. En las poblaciones que todavía prefieren el consumo de ensaladas y pepinillos en vinagre, por ejemplo, Portugal y Brasil (bacalao), Japón y Corea, las tasas de cáncer de estómago son todavía elevadas, pero también han empezado a disminuir significativamente. Un factor adicional que contribuye a esta tendencia es la disponibilidad en muchos países de frutas y hortalizas frescas durante todo el año.

Una dieta saludable puede ayudar a prevención del cáncer. Los estudios epidemiológicos indican que el consumo frecuente de frutas y verduras pueden reducir el riesgo de desarrollar cáncer de origen epitelial, incluyendo los carcinomas de faringe, laringe, pulmón, esófago, el estómago, colon y cuello uterino. Según datos del estudio prospectivo europeo sobre cáncer y nutrición (EPIC), sugiere que un consumo diario de 500 gr. de frutas y vegetales puede disminuir la incidencia de los cánceres del tracto digestivo hasta en un 25%.

El informe también dice que, dadas las múltiples facetas del impacto de la dieta sobre el cáncer, muchos países deberían fomentar el consumo de hortalizas de producción local, frutas y productos agrícolas, y evitar la adopción de hábitos de alimentación de estilo occidental. IARC dice que las acciones de ese tipo tendrían beneficios para la salud más allá del cáncer, ya que no comunes a otras enfermedades transmisibles, en particular las enfermedades cardiovasculares y la diabetes, la participación del mismo estilo de vida, factores de riesgo relacionados.

La detección temprana.

La segunda mejor estrategia para la prevención primaria la mejor prevención posible contra el cáncer sigue siendo evitar la exposición a agentes cancerígenos: esto se llama prevención primaria, por ejemplo, el tabaco, carcinógenos industriales, etc.

Hay pruebas sólidas de que la reciente disminución de la mortalidad por cáncer en varios países, es en gran medida debido a la detección temprana.

Cáncer, los números. El cáncer de pulmón es el cáncer más común en todo el mundo, lo que representa 1,2 millones de casos nuevos cada año, seguido por el cáncer de mama, algo más de 1 millón de casos; colorrectal, 940.000; estómago, 870.000, hígado, 560.000; cuello uterino, 470.000; esófago, 410.000; cabeza y cuello, 390.000; vejiga, 330.000; linfomas malignos no Hodgkin, 290.000; leucemia, 250.000; de próstata y de testículos, 250.000; páncreas, 216.000; ovario, 190.000; riñón, 190.000; endometrio, 188.000; sistema nervioso, 175.000; melanoma, 133.000; tiroides, 123.000; faringe, 65.000, y la enfermedad de Hodgkin, 62.000 casos.

Los tres tipos de cáncer mas comunes y letales son: cáncer de pulmón responsable de 17,8% de las muertes, el de estómago, el 10,4% y en el de hígado, el 8,8%.

Cáncer de pulmón en mujeres. E cáncer de pulmón lo padecen entre 900.000 hombres y 330.000 mujeres al año. Entre los hombres, el tabaquismo causa más de un 80% de los casos de cáncer de pulmón. En las mujeres, el tabaquismo es la causa del 45% del total de cáncer de pulmón en todo el mundo, pero más del 70% en América del Norte y Europa del Norte. Tanto hombres y mujeres, la incidencia de cáncer de pulmón es baja antes de 40 años de edad, y aumenta hasta la edad de 70 o 75 años.

El aumento de la prevalencia del tabaquismo femenino es un importante problema de salud pública. En los EE.UU., más mujeres mueren de tabaquismo para el cáncer de pulmón que de cáncer de mama y en algunos países nórdicos, entre ellos Islandia y Dinamarca, las muertes por cáncer de pulmón han empezado a superar a las víctimas de tabaco entre los hombres. Teniendo en cuenta que en varios países europeos hasta el 50% de las mujeres jóvenes son fumadoras habituales, esto provocará una carga de enfermedad que reduce significativamente la salud de la mujer en las próximas décadas.

Cáncer de colon. Los cánceres de colon y el recto son poco frecuentes en los países en desarrollo, sino que son el segundo tumor maligno más frecuente en las sociedades opulentas. Más de 940.000 casos se registran anualmente en todo el mundo, y cerca de 500.000 mueren cada año.

Una causa importante es una dieta rica en grasas, carbohidratos refinados y proteínas animales, combinada con la escasa actividad física. La susceptibilidad genética parece estar implicada en menos del 5% de los casos. Los estudios epidemiológicos sugieren que el riesgo puede reducirse al disminuir el consumo de carne, especialmente carnes procesadas, y el aumento de la ingesta de verduras y frutas. Las poblaciones migrantes alcanzar rápidamente el nivel de riesgo del país de adopción, otra señal de que los factores ambientales juegan un papel importante.

Con estos datos, está meridianamente claro la importancia de la investigación pero ha de estar aun más claro los logros obtenidos para la curación, algo que creó y crea controversia y disputas contínuas entre la medicina convencional y la Naturopatia o Téncicas Naturales de Salud.

Los problemas no se ven hasta que aparecen y existen muchos y sobre todos aquellos que son causados a profesionales por el simple hecho de intentar ayudar a las personas afectadas con esta deficiencia organica con sistemas no aceptados por la nedicina convencional, lo que se conbierte en una persecución brutal no solo a nivel médico. A lo largo de estas páginas, aunque no son el objetico primordial, hare un breve repaso a algunos casos y cuya calificacion la dejare a la elección del lector.

"Life Extension Fundation" institución en Estados Unidos declara que: *"Aunque las terapias oficiales de quimioterapia, radiación y cirugía frecuentemente reducen el volumen de los tumores, estas terapias no cambian las causas fundamentales que le dieron origen a la enfermedad. Dado el estrepitoso fallo de las terapias convencionales contra el cáncer, es imperativo que examinemos terapias alternativas y complementarias para ayudar a los crecientes números de pacientes de cáncer. Estas terapias necesitan ser consideradas mas tempranamente, en vez de cómo ultimo recurso de los pacientes que cursan con cáncer"*

Vinculan posible relación entre desodorante y cáncer de mama.

Se debe dejar muy claro que el aluminio es un veneno que no aporta ningún beneficio al organismo por lo tanto debe ser evitado.

La teoría de que el uso de antitranspirantes estaría relacionado directamente con el cáncer de pecho, ha sido refutada por varias entidades médicas internacionales.

Existen explicaciones científicas sobre el tema en las páginas de la *American Cancer Society, Cancer Research Campaign, CTFA (Cosmetic, Toiletry and Fragrance Association e FDA) y la Food and Drug Administration de los Estados Unidos.*

La **American Cancer Society**, por ejemplo, expresa que *"no hay ninguna evidencia científica que los antitranspirantes acusen o aumenten el riesgo de una mujer para contraer el cáncer de mama. Ha habido muchos estudios epidemiológicos extremadamente minuciosos de riesgos de cáncer de pecho y éstos no han encontrado que el uso de los antitranspirantes sea un factor de riesgo para contraer cáncer, mucho menos la 'causa principal' de la enfermedad"*. **Fuente:** http://www2.cancer.org/zine/index.cfm?fn=001_05211999_0

Según el **Dr. Mervyn Elgart**, profesor clínico de dermatología en la *Universidad George Washington de Estados Unidos, "No hay ningún peligro de acumular toxinas si usan antitranspirantes. Si no sudan lo suficiente, la materia tóxica saldrá básicamente por el riñón, es decir se eliminarán por la orina".*

A este respecto podríamos decir: Si como hemos visto anteriormente uno de nuestros filtros naturales son los riñones, **¿que pasa si nuestros riñones no están suficientemente limpios?**

No podemos poner en duda la opinión del **Dr. Mervyn Elgart**, pero nunca está de más el prevenir. La evidencia demuestra que el área mas frecuente en el desarrollo de tumores cancerígenos en el pecho es cerca de la axila. **¿porqué?** Es un hecho que la concentración de toxinas conlleva a la mutación de las células.

Analicemos la teoría de los antitranspirantes. El cuerpo humano tiene solo algunas áreas por donde desalojar toxinas: detrás de las rodillas, detrás de las orejas, el área de la ingle y las axilas, además de otras zonas del cuerpo, y no necesariamente en las mencionadas.

Las toxinas también se eliminan por la transpiración. Los antitranspirantes como su nombre claramente indica, evita la transpiración; por lo tanto, inhibe al organismo de desalojar sus toxinas a través de las axilas. Estas toxinas no desaparecen de la noche a la mañana. Todo lo contrario, el organismo las deposita en las glándulas linfáticas que se encuentran debajo de los brazos, en la medida que no se sudan. La mayoría de los tumores cancerígenos de seno, ocurren en este cuadrante superior del área de la mama. Precisamente donde se encuentran las glándulas.

A los hombres parece ocurrirles en menor proporción, pero no estamos completamente exentos de desarrollar cáncer de mama por causa de los antitranspirantes. La diferencia esta en que los antitranspirantes usados por los hombres se queda mayormente en los vellos y no se aplica directamente sobre la piel. Las mujeres que se aplican antitranspirantes enseguida, después de afeitarse incrementan el riesgo debido a pequeñas heridas en la piel que hacen que los químicos penetren mas rápidamente en el cuerpo.

El cáncer de mama sé ha convertido en algo tremendamente común, y esta advertencia podría salvar algunas vidas. Si se sienten escépticos de esta información pueden hacer sus investigaciones, y sacar sus propias conclusiones.

Un antitranspirante generalmente también tiene un efecto desodorante, pero su objetivo principal es el de evitar que se produzca la salida del sudor, manteniendo la piel seca, evitando situaciones incómodas a los usuarios de estos productos.

Un antitranspirante tiene como ingrediente principal alguna sal metálica que es la encargada de bloquear los poros de la piel. La sal más utilizada es el *"cloruro de aluminio"*. Otros productos utilizan complejos que contienen otras sales de aluminio y glicina.

Una revisión de las fuentes comunes de exposición al aluminio en los seres humanos encontró que el uso de antitranspirantes puede aumentar significativamente la cantidad de aluminio que absorbe su cuerpo. De acuerdo con la revisión, después de una sola aplicación de antitranspirantes en las axilas, puede absorber alrededor de 0,12% de aluminio. Estudios realizados indican que la piel es permeable a este elemento

Como el cáncer es una enfermedad trágica, realmente imparte temor el hecho de tener la idea de contraerlo. Según la *Sociedad Americana del Cáncer,* el cáncer de mama en las mujeres es el segundo tipo más común después del cáncer de piel y es la segunda causa de muerte por cáncer después del cáncer de pulmones.

Hasta ahora no se ha encontrado la cura definitiva del cáncer de mama y tampoco se conoce con certeza sus causas. Los investigadores en el campo han logrado identificar algunos factores de riesgo como ser la edad, dieta, uso de cigarrillos o alcohol, historia familiar y otros, pero hasta ahora nada específico o concreto.

No es mi intencion desde estas páginas pronunciarme sobre la posible vinculación de los antitranspirantes y el cáncer, pero de igual forma que no ponemos en duda las opiniones del **Dr. Mervyn Elgart,** tampoco podemos poner en duda el resultado de un estudio publicado en la revista científica *Journal of Inorganic Biochemistry*, fruto de una investigación que los expertos llevaron a cabo con 17 mujeres a las que se les había sometido a una mastectomía *en el hospital de Wythenshawe, en la localidad inglesa de Manchester.*, donde "si" dan crédito a la hipótesis vinculando la posible relación entre desodorante y cáncer de mama.

El estudio de científicos de la ***Universidad de Keele*** (centro de Inglaterra) apunta la posibilidad de que el uso frecuente de antitranspirante propicie la aparición de casos de cáncer de mama. Los científicos hallaron en los tejidos mamarios elevados niveles de aluminio, sustancia que compone el 90% de los agentes antitranspirantes de la mayoría de los desodorantes que tratan de evitar la sudoración. Además, los expertos observaron que las mayores concentraciones de aluminio, sustancia que estudios anteriores han relacionado con el cáncer de mama, se encontraban en la zona del pecho próxima a las axilas, en la que generalmente se aplica este tipo de productos y donde se detectan la mayoría de tumores de esta clase.

Aunque el estudio se llevo a cabo con *"sólo 17 pacientes, los datos que muestran una mayor concentración de aluminio en la zona cercana a las axilas son estadísticamente significantes. No puede haber ocurrido por casualidad"*, asegura ***Chris Exley***, responsable de esta investigación.

"La mayor concentración de aluminio en la parte exterior del seno se puede explicar por la proximidad de esta región a la axila, donde se suele aplicar la mayor parte de las sustancias antitraspirantes".

Los científicos, que por el momento no han conseguido esclarecer del todo la relación entre antitranspirantes y cáncer de mama, analizan la posibilidad de que el tejido que ya ha desarrollado el tumor actúe como una especie de "coladero" para el aluminio y de ahí la alta concentración de esta sustancia. **Fuente:** EFE.- El universal 03 septiembre 2007

Nos encontramos con otra nueva polémica, otra nueva incognita **¿verdadero o falso?** y a este respecto tendremos que adoptar una forma de contrarrestar la propagación de pseudociencia, adoptando una manera crítica de pensar. El escepticismo es el primer paso. El segundo es obtener toda la información disponible del tema para luego poder decidir. Tal vez nos equivoquemos, pero al menos tendremos la satisfacción de haber pensado por nuestra cuenta.

Lo que no han contado sobre el cáncer de mama.

La "prevención" más vale no prevenir con tamoxifeno. En abril de 1998, todos los grandes medios de comunicación del planeta, desde el *New York Times* hasta *Le Monde* pasando por los diarios nacionales, lanzaban al unísono una misma noticia: *"Se puede prevenir el cáncer de mama con el tamoxifeno".*

La noticia iba apoyada por un estudio donde el tamoxifeno era presentado como reductor de la incidencia de cáncer de mama. Ninguno mencionaba que se trataba de una vieja molécula, ni los múltiples estudios sobre su toxicidad confirmada como inductora de enfermedades cardiovasculares e incluso, de cáncer. Este es un ejemplo más del control que la industria médica posee sobre los medios de comunicación, que obedecen como la voz de su amo.

En septiembre de 1999, el tamoxifeno fue aprobado para su uso en mujeres sanas con riesgo de contraer cáncer de mama. Con esta expansión del mercado, el uso del tamoxifeno podría dispararse a 7 mil millones de dólares sólo en los EE.UU. Y este es un ejemplo más del control que la industria médica posee sobre las instituciones gubernamentales. Un ensayo sobre los efectos a largo plazo del fármaco tamoxifeno como preventivo del cáncer de mama fue interrumpido al poco de comenzar. Los investigadores descubrieron que no proporcionaba prácticamente ningún beneficio extra si se administraba a las mujeres durante más de cinco años.

Son muchos los estudios sobre la toxicidad del tamoxifeno. En un estudio escocés, los investigadores han descubierto que las mujeres que han tomado este fármaco durante 14 años tienen un riesgo más alto de desarrollar tromboembolismo. El grupo sin tamoxifeno, mostró un índice inferior de tromboembolismos: 2,2 %, contra 2,8 % en el grupo que tomaba el tamoxifeno.

Se han observado casos de una "revisita de la radiación", una reacción inflamatoria en una localización anteriormente irradiada en pacientes que tomaban tamoxifeno después de que se les extrajese un tumor y se les hubiese irradiado.

Se han descrito casos de daño hepático fatal y agranulocitosis, supresión de la médula ósea, tras tomar tamoxifeno. Los médicos del City Hospital en

Nottingham, Inglaterra, descubrieron casos similares de fallo hepático, tres de ellos fatales, y otros cinco casos de hepatitis, uno fatal. Además, el Comité para la Seguridad de las Medicinas (Committee of Safety in Medicines) ha recibido otros 11 informes de complicaciones hepáticas, y 15 casos de problemas sanguíneos. Pero hay cosas peores.

El tamoxifeno es cancerígeno y no recomendable como tratamiento.

El tamoxifeno es un anólogo estructural del dietilstilbestrol (DES). Al igual que el DES, induce modificaciones del ADN, lo que hace que "este fármaco sea poco recomendable en el tratamiento preventivo crónico del cáncer de mama". Existen varios informes de un aumento del cáncer de útero en las mujeres que fueron tratadas con tamoxifeno.

Un estudio sueco demostró que el riesgo de desarrollar cáncer de endometrio era mayor de lo que las investigaciónes iniciales habían indicado. El estudio, que siguió a las participantes durante nueve años, revela que 23 de las 1.372 pacientes seleccionadas al azar para tomar tamoxifeno, desarrollaron cánccr dcl útcro cn comparación con sólo 4 de 1.375 en el grupo de control. Esto representa un aumento del riesgo de cinco veces.

Otro estudio sueco de 1994 reveló que el fármaco podía provocar cáncer del útero tras un largo uso. El ensayo de Estocolmo, documentó un aumento en 6.4 veces de riesgo relativo. El riesgo fue, no obstante, descartado como "sin importancia".

Un ensayo del **National Surgical Adjuvant Breast and Bowel Project** (Proyecto Nacional de Cirugía Adyuvante de la Mama y Intestino) en los

EE.UU. ha mostrado resultados similares tras cerca de siete años de seguimiento.

Stuart Nightingale, el comisario asociado para asuntos sanitarios en los EE.UU. afirma que existen nuevos datos que indican una posible relación con cánceres del tracto gastrointestinal 128. Investigaciones posteriores de 1995 también han revelado una relación con el cáncer gastrointestinal .

Desde principios de los años 90 como mínimo, se sabe que el tamoxifeno es *"un carcinógeno tremendamente agresivo para el hígado"*. Induce tumores hepáticos altamente malignos en el 15% de las ratas a dosis equivalentes a una dosis diaria de 20 mg, y en un 71% a la dosis más alta de 40 mg.

El estudio realizado por **G.M. Williams** encontró cáncer de hígado en el 43% de las ratas tras 6 meses tomando el fármaco. Si bien la dosificación (45.2 mg./kg. de peso corporal y por día) fue muy superior a la que sería administrada a las mujeres (0.8 mg/kg/día), el estudio encontró que las dosis más bajas resultaron carcinógenas cuando se administraron durante períodos largos.

Los estudios iniciales han mostrado que las dosis equivalentes a las administradas a las mujeres producen tumores en el 11.5% de las ratas. Esta evidencia experimental de su potente carcinogenicidad se ha confirmado por informes de casos de cáncer hepático entre 931 mujeres que recibieron 40 mg. de dosis de tamoxifeno en los ensayos de Estocolmo

Debe hacerse hincapié, además, en que el seguimiento medio en los siete ensayos de tamoxifeno reportados fue sólo de 80 meses, aunque hubo mujeres sanas que tomaron el fármaco durante más de cinco años. La ecuación riesgo/beneficio es particularmente negativa si una mujer está sana y le ofrecen el fármaco "por si acaso".

Por lo tanto, el tamoxifeno parece ser un carcinógeno humano muchisimo más potente de lo que admite actualmente el NCI. Como concluye el **Dr. Epstein**: *"El Proyecto Tamoxifeno es una parodia de la ciencia y de la prevención del cáncer"*

A pesar de todas estas evidencias sobre la toxicidad del tamoxifeno, el Instituto Nacional del Cáncer norteamericano califica en su informe como: *"ensayo de quimioprevención con tamoxifeno"* de *"prevención esencial del cáncer"*. Este ensayo fue iniciado en mayo de 1992 por el NCI sobre 16.000 mujeres sanas con riesgo aumentado de cáncer de mama.

Debemos preguntarnos **¿Cómo no se ha informado de todo esto?**

Como en muchos otros casos desde hace décadas se están denunciando, la información sobre los efectos secundarios de los medicamentos es muy distinta en España que en otros países. Un buen ejemplo es el del tamoxifeno, cuya posibilidad de producir cánceres ha sido púdicamente omitida y disfrazada en los prospectos españoles. Si pensámos que nuestra entrada en la UE nos otorga los mismos derechos que a los consumidores de otros países europeos estámos equivocados.

El **tamoxifeno**, del laboratorio Zeneca, es comercializado como Nolvadex en España, al igual que en Inglaterra.

En el *"British National Formulary"*, vademecum publicado por las muy ortodoxas y oficiales Asociación Médica británica y Real Sociedad Farmacéutica de Gran Bretaña en su edición nº 28 de septiembre de 1994, en la página 341 se reconoce que el tamoxifeno *"aumenta los cambios en el endometrio (mucosa del útero), incluyendo hiperplasias, pólipos y cáncer,"* además de otros efectos secundarios como hepatitis, hígado graso, retinopatías, etc. Esta información no figura en los prospectos españoles del mismo producto y del mismo laboratorio.

A pesar de todo esto, ***Fernand Sauer*, ex-ministro de Sanidad francés y director de la Agencia Europea del Medicamento**, y que dirige a un equipo de 2.300 personas, tiene el cinismo de afirmar que *"los ciudadanos pueden estar tranquilos en cuanto a la seguridad de los fármacos que consumen"*, que *"la Agencia conserva toda su independencia a la hora de aprobar las nuevas medicinas, a pesar de las presiones de los laboratorios"*, y que *"los técnicos de la Agencia Española del Medicamento tienen una altísima cualificación, que enriquece al órgano comunitario"*

¡Menos mal que están tan cualificados!

Podemos y debemos preguntaros: **¿Cómo es posible que un mismo medicamento que supuestamente previene el cáncer, pueda ser vendido en dos países de la Comunidad Económica Europea ignorando en unos sus efectos cancerígenos reconocidos en otro?**

Podemos seguir preguntando **¿Cúal es el grado de irresponsabilidad de los diferentes Ministerios de Sanidad y de todos los organismos que pagamos, supuestamente para que se encarguen del control y de la seguridad de los medicamentos que ingerimos? ¿Qué hay detrás de todo esto?**

Las mujeres también comenzaron a hacerse esa pregunta sobre el disparate de la prevención del cáncer de mama en los años 80. Examinaron la "ortodoxia" de la investigación científica y encontraron que estaba dominada por hombres que tenían estrechas relaciones con industrias productoras de agentes carcinógenos. La investigación médica del cáncer se ha convertido en una poderosa industria.

La primera vez que me engañes, será culpa tuya; la segunda vez, la culpa será mía.

Veamos algunos ejemplos. Las investigaciones sobre el origen químico del cáncer iniciadas en 1962 fueron boicoteadas en Estados Unidos por el proyecto de *"hallar el origen vírico del cáncer"*, al que se desvió el dinero de los contribuyentes, conduciéndolo hacia nada.

Este cambio se efectuó bajo la administración de Nixon en 1964. El proyecto gasto millones de dólares para no producir nada. Bueno, no exactamente. No produjo la cura del cáncer ni encontró su origen vírico, como algunos sabemos hoy. Pero todo el complejo industrial de investigación que se creó, incluyendo los investigadores, fueron reciclados en la nueva y floreciente industria del sida. La invención del origen vírico del sida en los años 80 revitalizó las inversiones y les dió además un sentido político y estratégico. Muchos de los cazadores de virus, como *Robert Gallo o Antony Fauci,* de ese programa son ahora los magnates de la nueva industria del sida.

En los años 80, el consejo de inspectores del ***Memorial Sloan Kettering Cancer Center*** se componía de banqueros e industriales. Antes de convertirse en el director del Sloan Kettering Center, **Leo Wade** tuvo una extensa carrera como director médico de la Standard Oil de Nueva Jersey, y era miembro del American Petroleum Institute, la National Association of Manufacturers y la Manufacturing Chemists Association. Bajo el liderazgo de Wade, el Sloan Kettering Cancer Center nunca tomó partido por la prevención.

En 1990 y unos años antes, el Panel Consultivo Nacional del Cáncer, un influyente grupo formado por tres miembros con acceso directo al Presidente, ahora llamado el Panel del Cáncer del Presidente, del Instituto Nacional del Cáncer de los EE.UU. estaba dirigido por ***Armand Hammer***. Hammer, por las mismas fechas, también era presidente de Occidental Petroleum, una de las principales compañías contaminantes y productoras de sustancias químicas carcinógenas. Hammer anunció que iban a proporcionar una inversión de mil millones de dólares, *por supuesto del dinero de los contribuyentes*, al presupuesto del Instituto Nacional del Cáncer; el objetivo era, como siempre, *"encontrar una cura para el cáncer en los próximos diez años"*. Como siempre, no se destinó ninguna cantidad a la prevención.

Durante años, la investigación del cáncer de mama, concentrada en el **National Cancer Institute de Bethesda, Maryland, EE.UU.**, ha insistido no en la prevención, sino en la terapia y el tratamiento, detección temprana, más quimioterapia, más radiación, y más cirugía. Este enfoque ha permitido a muchas mujeres sobrevivir a la enfermedad, la mayoría de ellas sin sus pechos, pero ha hecho poco o nada para prevenir la plaga que sigue aumentando.

El Mes de Concienciación del Cáncer de Mama fue inventado por Imperial Chemical Industries, Zeneca, una multinacional que produce productos contaminantes y como se ha indicado anteriormente, fabrica el tamoxifeno. Una compañia transnacional con ganancias de 14 mil millones de dólares que está entre los más grandes fabricantes de pesticidas, plásticos, productos farmacéuticos y papel del mundo.

Por una parte, una compañía produce, y vende, productos cancerígenos, por otra, produce campañas de falsa prevención contra el cáncer para ocultar sus causas, de las que son en parte responsables, y vendernos un medicamento que se supone nos protegerá del cáncer de mama, pero que puede producir cáncer de útero y de hígado.

En conclusión, el Mes de Concienciación del Cáncer de Mama revela la existencia de una evidente relación entre la industria químico-farmacéutica multinacional y las más prestigiosas instituciones de la investigación del cáncer.

Por lo tanto, no es aventurado concluir que la falta de alternativas de prevención real, no ha sido accidental. Las 17 agencias médicas y gubernamentales patrocinadoras del evento han aceptado el programa y el mensaje de los que mandan.

Destaquemos que dentro de estas agencias está el propio Instituto Nacional de Cáncer de los EE.UU., lo cual es una buena prueba más de su "independencia" prostituida.

El cáncer de mama es sólo un ejemplo de cómo funciona la medicina industrial. El problema general es **¿Quién dirige la política del cáncer, la política médica y la política en general? ¿Cómo y por qué se toman decisiones a nuestras espaldas? ¿Cómo no se combate una epidemia, que en cualquiera de sus formas afecta a una persona de cada dos en algún momento de su vida?**

Es evidente que algo va mal en una política que no invierte en la prevención del cáncer a pesar de su aumento.

El cáncer es una deficiencia orgánica que, en su mayor parte, debería poderse prevenir si las investigaciones e inversiones se centrarán adecuadamente. Pero eso implica un cambio radical del modelo de sociedad predominante.

El que podamos decidir depende, en primer lugar, de que tengamos la contrainformación necesaria sobre las mentiras que se pretende hacernos creer. Pero aún queda mas.

Sobre la prevención del cáncer de mama el profesor Janssens, presidente de la *Organización Europea de Prevención del Cáncer, en Bélgica*, que está de acuerdo en que, tomar una dieta equilibrada ayuda a evitar el cáncer. Destaca también la importancia de eliminar hábitos perjudiciales para la salud.

La mamografía ha aumentado la mortalidad en lugar de prevenir el cáncer de mama.

Es muy frecuente oir a los médicos sobre las bondades de las mamografías para la detección del cáncer de mama. Aunque tanto la ciencia como algunos médicos cuestionan tales bondades. Un texto publicado en **Archives of Internal Medicine**, de **H. Gilbert Welch**, sobre el escaso-nulo impacto del cribado con mamografía. También ha sido comentado el **New York Times**: El cribado (*screening*) del cáncer de mama es absurdo, produce **más daños que beneficios**.

Especialmente por los medicamentos que se utilizan en los casos de **sobre-diagnóstico**, más del 40%; es decir, casi la mitad de las mamas extirpadas con cáncer de mama **nunca darían metástasis** y se sobretratan con cirugía, anestesia, radioterapia y quimioterapia.

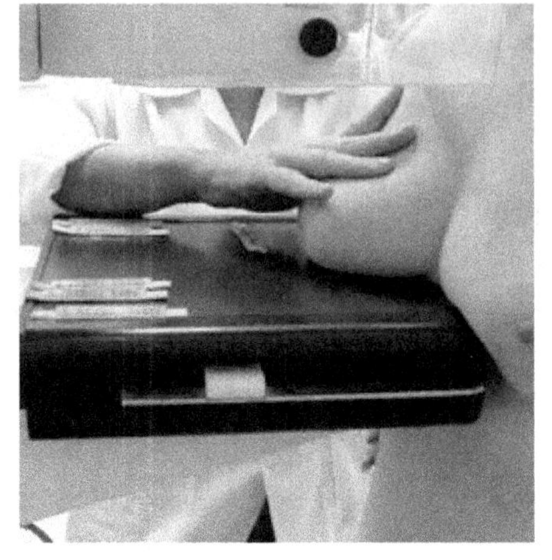

La prevención del cáncer de mama mediante mamografía **carece de fundamento científico** y puede producir más daño que beneficios. Además, como ya ha sido publicado el **40% del cáncer de mama no necesita quimioterapia.**

La mamografía ha dado como resultado un aumento de la mortalidad en lugar de prevenir el cáncer de mama, asi lo informo ***preventdisease.com***. "A pesar de que no existe evidencias que se apoyen en las recomendaciones formuladas para la detección periódica regular y la mamografía a cualquier edad, ahora la Sociedad de Imagenología Mamaria (SIM,) y el Colegio Americano de Radiología (CAR) sobre el escaneado del cáncer de mama, sugieren que la exploración debería empezar a los 40 años y sólo antes si son pacientes de alto riesgo.

De hecho, las mamografías dañan a diez mujeres por cada una que ayudan, y el número de falsos positivos en la industria del cáncer es increíblemente alto. Cada año, a través de países donde la industria del cáncer es un crimen organizado que ha invadido el cuidado de la salud, se vienen sacrificando vidas en nombre de las ganancias a favor del cáncer.

Es importante entender que la radiación ionizante utilizada para distinguir los tumores en la mamografía es un *factor de riesgo* de desarrollar cáncer de seno. Además, si se tiene un tumor maligno, comprimir y aplastar el seno podría ocasionar que se éste se extienda.

Las causas de muerte ocasionadas por el uso de quimioterapia se registran como causadas por el cáncer, es la forma que tiene la industria para de ocultar la evidencia. La industria entierra la verdad sobre el número de mujeres que está matando sistemáticamente, y elude las penas por la comisión de un fraude masivo de atención médica.

Fuente: https://macyca.wordpress.com/2015/02/16/la-utilizacion-de-la-salud-por-parte-de-criminales/

¿Cuánto cuesta tratar a un cáncer de mama metastásico?

La revista **"British Jornal of Cancer"** se hacía eco de un cruce de cartas entre un grupo de científicos británicos y otros españoles que trataban de llegar un acuerdo en este sentido.

Tomando como punto de partida un estudio llevado a cabo en el *Hospital Doce de Octubre de Madrid*, (España) los doctores **Antonio Jimeno, de la Universidad Johns Hopkins (Estados Unidos), Hernán Cortés-Funes, del Doce de Octubre, y Ramón Colomer, del Instituto Catalán de Oncología (ICO)**, concluían que este coste rondaba los 30.000 euros por paciente, para una supervivencia media de 25 meses.

"El tema económico ha sido muy poco tratado hasta ahora", reconoce el ***Dr. Colomer,*** *"pero la gente debe ser consciente de lo que vale. Los médicos tenemos la obligación de conocer las repercusiones de nuestras decisiones, y eso no quiere decir que recetemos en función de lo que valen los medicamentos, pero sí que los conozcamos".*

Y es que la aparición en las farmacias hospitalarias de productos como los taxanos, de momento únicamente administrados en tumores de mama con metástasis, y no como tratamiento complementario a la cirugía en casos no avanzados, **Herceptin** o los inhibidores de la aromatasa para evitar recaídas, ofrecen todo un arsenal terapéutico para luchar contra la enfermedad; eso sí, a un precio muy alto.

Sólo el gasto en quimioterapia, tanto para los tratamientos de oncología como para la hematología, por cada millón de habitantes, puede rondar unos **siete millones de euros al año.**

De los cuales aproximadamente, dos millones de euros mensuales en medicamentos, incluyendo la quimioterapia y el resto de tratamientos para combatir vómitos, anemia, bajada de defensas y otros efectos colaterales.

Quimioterapia y Radioterapia con licencia para matar.

En declaraciones a Discoveri Salud en el numero 107 el oncólogo Javier Herráez, dijo *"No se justifica que la quimio y la radioterapia sean aún los tratamientos de referencia en cáncer"*

La quimioterapia y la radiación, dos de los tres principales métodos comprobados para el tratamiento del cáncer, aparentemente entran dentro de la definición de la OTA como métodos no demostrados, charlatanería potencialmente peligrosa, por lo menos en gran parte de su uso actual en los Estados Unidos. La quimioterapia, la radiación, y la cirugía son todas nocivas para el organismo, así como para el tumor y todas éstas causan sufrimiento físico y trauma emocional que frecuentemente constituyen una experiencia insoportable. Cada uno de estos métodos merece un análisis más profundo.

La quimioterapia. Ha tenido éxitos dramáticos en el tratamiento de cánceres de la linfa y las células de la sangre: las leucemias, los linfomas, y la enfermedad de Hodgkin, un tipo de cáncer de la linfa. Estos cánceres se tratan mediante la quimioterapia combinada en la que se utiliza un "cocktail" de varias drogas tóxicas diferentes al mismo tiempo. Estos cocktails, cuando han sido precedidos por la cirugía y la radioterapia, han alcanzado índices de curación significativos, principalmente en el caso de tipos raros de tumores sólidos tales como el coriocarcinoma. La clínica *Janker en Bonn, Alemania*, es famosa por sus tratamientos con quimioterapia de corto plazo, alta dosificación, normalmente administrada durante un período de una o dos semanas. Los informes publicados, aunque no científicos, adjudican a la clínica un índice increíble del 70% en remisiones y curas en pacientes que tenían cánceres con una amplia metástasis.

Esta cifra parece cuestionable porque la mayoría de los pacientes se dirige a esta clínica como último recurso, con sus sistemas ya devastados por los tratamientos convencionales.

Los médicos americanos escépticos dicen que las remisiones duran muy poco tiempo y que cuando el cáncer vuelve, resulta rápidamente fatal. Virtualmente todas las drogas contra el cáncer aprobadas por la FDA son tóxicas en las dosificaciones aplicadas y resultan notablemente immunodepresivas, destruyendo la resistencia natural del paciente a muchas enfermedades, incluso el cáncer. La mayoría de estas drogas aprobadas por la FDA resultan también cancerígenas, es decir, que tienen una alta probabilidad de producir cáncer en animales de laboratorio y capaces de causarlo también en los seres humanos.

Todas estas drogas resultan venenosas no como efecto colateral sino como efecto primario, puesto que estos venenos no pueden distinguir entre las células cancerosas y las células normales, destruyen o matan a las células normales, saludables de todo el cuerpo además de atacar al tumor. Atacan la médula ósea, destruyendo a la vez a los glóbulos blancos cuya función es combatir la infección; los glóbulos rojos que llevan el vital oxígeno a los órganos del cuerpo; y las plaquetas que permiten la coagulación de la sangre. Desafortunadamente, estas células del sistema inmunológico constituyen una parte importante de la defensa propia del cuerpo contra el cáncer.

Los pacientes sometidos a la quimioterapia, con sus sistemas inmunológicos debilitados, frecuentemente mueren de pulmonía o infecciones comunes. La muerte por intoxicación también es bastante común. En un estudio, el 10% de los 133 pacientes que usaron la droga oncológica 5-FU (fluorouracilo-5) murieron como consecuencia directa de la toxicidad de la droga. Los doctores se refieren jocosamente a esta conocida droga oncológica como "Cinco pies abajo". Los pacientes sometidos a la quimioterapia llegan con todo tipo de enfermedades de la sangre, tales como la anemia aplásica, en que la médula del hueso ya no puede producir las células de la sangre; la leucopenia, una disminución anormal en la cantidad de glóbulos blancos; y trombocitopenia, una reducción anormal de las plaquetas. Los efectos a largo plazo de la quimioterapia pueden incluir lesiones al corazón semanas, meses, o años después del tratamiento; la pérdida de fertilidad; y un mayor riesgo de reincidencia del cáncer.

La mayoría de las drogas oncológicas producen cánceres secundarios, sobre todo del tracto gastrointestinal, ovarios, y pulmones. Éstos se encuentran entre los cánceres más difíciles de tratar y pueden aparecer cinco, diez, quince años después del tratamiento "exitoso" con quimioterapia. En un estudio se observó que el 18% de los sobrevivientes desarrollaron cánceres no relacionados quince años más tarde. Los siguientes informes son bastante habituales: *"Se sabe que los cánceres secundarios son complicaciones causadas por la quimioterapia y la irradiación empleada para tratar linfomas y linfomas de Hodgkin además de otros cánceres primarios",*

New England Journal of Medicine, 21 septiembre de 1989. Las drogas oncológicas que se usaban hace tiempo para tratar el cáncer ovárico pueden haber resultado tan nocivas como beneficiosas al incrementar enormemente el riesgo de padecer leucemia... Entre las mujeres tratadas desde 1960 hasta 1985, el riesgo de leucemia era 12 veces superior en aquellas pacientes que recibieron quimioterapia que en aquellas que sólo fueron sometidas a cirugía" *(Associated Press, 5 de enero de 1990).* Entre 5 y 10% de todos los pacientes que sobreviven a la quimioterapia, luego mueren de leucemia durante los primeros diez años posteriores al tratamiento, según el microbiólogo regresado de Harvard, ***Dr. John Cairns***. Cuando la quimioterapia y la radiación se aplican conjuntamente, los tumores secundarios se dan en una proporción aproximadamente 25 veces mayor que lo esperable. Esta determinación tan contundente fue realizada por el **Dr. John Laszlo**, vicepresidente superior de investigación de la *Sociedad Americana contra el Cáncer.* [15].

La quimioterapia puede ser uno de los tratamientos más devastadores física y emocionalmente. La mayoría de las cuarenta drogas oncológicas en el mercado aprobadas por la FDA producen calvicie; el cabello puede tardar años en regresar a la normalidad. Entre otros efectos colaterales comunes se incluyen náuseas extremas y vómitos, encías sangrantes, llagas alrededor de la boca, sangrado y ulceración del tracto gastrointestinal, y cándida (aftas). Muchos pacientes comentan que sienten que los efectos colaterales les resultan peores que la propia enfermedad. Numerosas autopsias han demostrado que muchos pacientes mueren a causa del tratamiento normal que reciben antes de que el tumor en sí tenga oportunidad de matarlos.

Los cánceres que causan la muerte de la mayoría de los pacientes, los grandes asesinos tales como el cáncer de mama, colon, y pulmón no responden a la quimioterapia. La quimioterapia tiene apenas una efectividad limitada en los tumores grandes o expandidos; generalmente tiene éxito con los tumores pequeños, muy tempranos. Diversos estudios indican que la quimioterapia no posibilita la supervivencia en el cáncer de mama. *"La quimioterapia puede incluso llegar a acortar la supervivencia de algunos pacientes, con cáncer de mama, sometidos a este tratamiento"*, según seis especialistas oncológicos británicos que escriben para el prestigioso periódico médico británico *The Lancet*.

"Los médicos son intimidados a usar regímenes que saben que no funcionan. Uno de los ejemplos más evidentes es la quimioterapia, la cual no funciona con la mayoría de cánceres" decía **el Dr. Alan Levin,** en una conferencia nacional sobre los abusos en la medicina realizada en 1985. Profesor distinguido de inmunología en *la Universidad de California, Facultad de Medicina de San Francisco*, Levin agregaba: *"A pesar de que la mayoría de los médicos está de acuerdo con que la quimioterapia resulta en gran medida ineficaz, se ven coaccionados a usarla por grupos de interés especiales que tienen intereses creados en las ganancias que produce la "industria de las drogas".* La prescripción de la quimioterapia, cuando ésta tiene pocas o ninguna posibilidad de funcionar, "es en el mejor de los casos estúpido y en el peor de los casos criminal", advierte el **Dr. Robert Atkins**, conocido médico dedicado a la medicina complementaria. A pesar de ello, los oncólogos lo hacen a diario.

Un importante estudio publicado por la revista ***Clinical Oncology***, revela nuevamente la poca ineficacia de la quimioterapia. Este meta-análisis, titulado *"La contribución de la quimioterapia citotóxica a la supervivencia de 5 años en adultos con tumores"* (*The Contribution of Cytotoxic Chemotherapy to 5-year Survival in Adult Malignancies*) ha sido realizado para cuantificar cuidadosamente los beneficios del tratamiento quimioterapéutico en adultos afectados por los cánceres más comunes. A pesar de que el estudio ha despertado algo de atención en Australia, país de origen de los autores del mismo, ha sido acogido con un silencio total en el resto del mundo.

Los tres autores del estudio son oncólogos. **Grame Morgan**, profesor asociado y autor principal, es radiólogo en el Hospital Royal North Shore de Sydney. La profesora **Robyn Ward**es oncóloga en el Hospital de St. Vincent, de la Universidad de New South Wales. El tercer autor el Dr. **Michael Barton** es radiólogo y miembro del Collaboration for Cancer Outcomes Research and Evaluation, del Servicio Sanitario de Liverpool, en Sydney.

El estudio ha concluido que la quimioterapia no contribuye más allá de un 2% a mejorar la supervivencia de los pacientes con cáncer.

En resumen, lo que los autores declaran es:

"La introducción de quimioterapia citotóxica para tumores sólidos, y el establecimiento de la sub-especialidad de oncología médica, han sido

aceptados como un avance en la gestión del cáncer. Sin embargo, a pesar de las reivindicaciones del principio señalando a la quimioterapia como la panacea en la curación de todos los cánceres, el resultado de la quimioterapia citotóxica queda limitado a pequeños sub-grupos de pacientes y ocurre principalmente en los tumores menos habituales. "

Contrastando con esta cobertura desbordante de entusiasmo por tan diminuta mejora en el índice anual de mortandad por cáncer está el silencio casi total de los medios informativos sobre este estudio crítico australiano. Y sin embargo, nada puede empañar el hecho de que la quimioterapia, para más indicaciones, tiene mucha menos efectividad de lo que se hace creer al público. El Dr. Morgan y sus colegas merecen la gratitud de todos los lectores por haber sacado esto a luz para sus colegas de todo el mundo.

Medicos, Cientificos e Investigadores denuncian el escandalo de la Quimioterapia.

Se han escrito ríos de tinta sobre la mafia farmacomédica actual que ha convertido la enfermedad en un **negocio lucrativo sin escrúpulos**. Sin duda, el **cáncer** es uno de esos multimillonarios negocios y los caros tratamientos que aplican a los enfermos quizás sean para fines mucho más oscuros que sanar a la persona.

Desgraciadamente, esta información no es el delirio, la idea, suposicion o un simple comentario de bar. Estas informaciones han sido avaladas por testimonio y afirmaciones de numerosos **médicos, científicos e investigadores** que se atreven a denunciar la quimioterapia y la radioterapia como **instrumentos criminales** que son de la mafia médica moderna.

Estas paginas, tiene por objetivo demostrar una realidad permanentemente ignorada y censurada, por medios de comunicación y órganos oficiales de cada país.

Denuncias que afirman que la controvertida medicina convencional contra el cáncer no cura a los enfermos, sino que solo les quita el dinero para luego abandonarlos a su suerte. Y que reclaman que muchos médicos lo saben y otros simplemente están ciegos por sus intereses.

Existen **pruebas y denuncias** de cada vez más médicos contra lo que podría ser, según afirman, la mayor barbarie cometida contra la población mundial a lo largo de todo el siglo XX y comienzos del XXI. Exponen que **ninguna pastilla ha demostrado funcionar** contra el cáncer y que la quimioterapia tarde o temprano podría ser vista como **el mayor crimen contra la humanidad** con resultado de millones de muertos (datos del 2012), al superarse con creces los 8 millones de fallecidos cada año, que no consiguen superar el cáncer con los tratamientos oficiales.

Dicho de otra manera, afirman que las autoridades sanitarias y políticas que han impuesto e imponen la **quimioterapia, radioterapia y cirugía** como únicos tratamientos del cáncer; podrían ser tarde o temprano procesados, como los ejecutores de crímenes deliberados en pro de una impresionante y faraónica industria de la muerte, en el que se encontrarían implicados tanto órganos médicos y científicos, como farmacéuticos y políticos.

Otro tema no menos importante es que los mismos médicos, reclaman que existen cientos de **tratamientos efectivas** pero **boicoteadas y prohibidas** tanto para el cáncer como para otras enfermedades graves.

Pero quizás lo mas complicado radica en que **los medios de comunicación no colaboran nunca**, sino que por el contrario solo se pronuncian deliberada y sentenciosamente para dañar la imagen de los tratamientos naturales o alternativos

La quimioterapia es uno de los tratamientos médicos oficiales, que nunca llegó a pasar por un estudio clínico mínimo de viabilidad y seguridad **¿Te parece imposible?**

Algunas opiniones de médicos que se atreven a denunciar

Dr. Alan Levin, profesor de Inmunología en la Facultad de Medicina de San Francisco.

"La mayoría de los pacientes de cáncer en este país mueren a causa de la Quimioterapia. La quimioterapia no elimina el cáncer de mama, colon, o pulmón. Este hecho ha sido documentado durante décadas y existen mayores probabilidades que las mujeres que padecen cáncer de pecho, mueran más rápidamente con la quimioterapia que sin ella"

Dr. Linus Pauling, dos veces Nobel y autor de libros sobre la curación del Cáncer con vitamina C intravenosa.-

"Todos deberían saber que la "Guerra contra el Cáncer" es un gran fraude y que la mayoría de las organizaciones de investigación del cáncer, son dejadas en manos de las personas que las financian"

Dr. John Cairns, Escuela de Salud Pública de Harvard.

"La quimioterapia supuestamente salva la vida de solamente entre el 2% y el 4% de los pacientes. A pesar de la inmensa inversión en investigación, este tratamiento no es capaz de vencer a ninguno de los cánceres más comunes"

Dr. Li ChuanChen-Ph.D, ex investigador del NCI entre 1991 y 1997

"Instituto Nacional del Cáncer o la entidad oficial asignada para probar cualquier terapia alternativa contra el cáncer, siempre altera los protocolos para provocar que dicha terapia falle y así desacreditar aquellas terapias a las que ellos llaman alternativas"

Dr. Stanislaw Burzynski: *"La campaña de desprestigio de la Sociedad Americana del Cáncer contra los buenos médicos; continúa"*

Dr. J. C. Bailar III (Ph.D.) Editor de la Revista del Instituto Nacional del Cáncer, y miembro del Departamento de Bioestadísticas de la Escuela de Salud Pública de Harvard

"Los intentos crecientes e intensos de mejorar el tratamiento del cáncer durante los últimos 35 años, han tenido muy poco efecto sobre el parámetro más fundamental del resultado clínico: la muerte. A grandes rasgos, los esfuerzos para controlar el cáncer han fracasado"

Dr. Ulrich Abel, epidemiólogo alemán y experto en bioestadística oncológica de la National Center for Tumor Diseases (NCT) Heidelberg y director del mayor estudio clínico llevado a cabo sobre la Quimioterapia

"Un análisis sobrio y desprejuiciado de la literatura, revela que los regímenes de medicamentos en cuestión, raramente tienen algún beneficio

terapéutico. Para la gran mayoría de los cánceres epiteliales avanzados, no hay evidencia que el tratamiento con estas drogas extienda o mejore la vida", "Las opiniones personales de muchos oncólogos difiere de manera significativa con lo que se comunica al público, de hecho, muchos oncólogos sostienen que no utilizarían quimioterapia si ellos mismos tuvieran cáncer"

Dr. Hardin Jones, profesor de física y fisiología médicas en la Universidad de California

"Mis estudios han demostrado de manera concluyente que los pacientes que no reciben ningún tratamiento, viven de hecho hasta cuatro veces más que los que sí lo reciben. Y que, para un tipo típico de cáncer, las personas que no aceptaron el tratamiento vivieron un promedio de 12 años y medio, mientras que los que aceptaron la cirugía y otros tratamientos, vivieron un promedio de apenas 3 años"

Dr. Alan Levin, profesor de Inmunología en la Facultad de Medicina de San Francisco

"Los médicos generalistas son intimidados para seguir protocolos que se sabe que no funcionan. Uno de los ejemplos más evidentes es la quimioterapia, que no funciona en la mayoría de cánceres. A pesar de que la mayoría de los médicos está de acuerdo con que la quimioterapia resulta en gran medida ineficaz, se ven coaccionados a usarla por grupos de presión de la industria farmacéutica"

Dr. Jorge Barros

"En lo que se refiere a la radioterapia, a pesar de que mueve miles de millones de dólares al año, los resultados son más bien escasos. Una

información que no me sorprendió en absoluto ya que, según los expertos que previamente he consultado, la radioterapia es absolutamente ineficaz en un alto porcentaje de cánceres. Según estadísticas oficiales, la radioterapia no extiende la vida de los pacientes con cáncer y, más aún, puede causar la proliferación del cáncer, ya que las dosis que se utiliza en la radioterapia oncológica, es mucho mayor que la de las radiografías comunes"

*"Si tiene un tumor o un bulto y es maligno, pero usted todavía no lo sabe, hacerse una biopsia le puede causar una metástasis, que es algo gravísimo. ¿**Qué porcentaje de las biopsias a tumores malignos causan metástasis?** No se sabe, pero por las dudas yo nunca me la haría. Dado que los tratamientos convencionales no tienen beneficios en la gran mayoría de los casos, lo que yo haría si tuviera un tumor es investigar el tema de las terapias naturales hasta encontrar la que me parezca más convincente y eficaz. Investigaría las muchas maneras de fortalecer mi sistema inmunitario y me informaría sobre las muchas clínicas que brindan tratamientos no tóxicos"*

"No puedo dejar de denunciar que el problema del cáncer está siendo manipulado vergonzosamente, porque en ningún lugar de Occidente se está atendiendo a consideraciones sanitarias sino políticas. Hay una orden no escrita que hace que las autoridades de todo el mundo intenten minimizar el problema ocultando la verdad. Por eso no se hacen estadísticas oficiales y constatables de los índices de supervivencia en los tratamientos convencionales con quimioterapia, cirugía y radioterapia. Y sólo eso explica también que desde las asociaciones de oncólogos y desde el poder se persiga como charlatanes y estafadores a quienes pretendan tratar a los enfermos de cáncer de otra manera. Por ello a los médicos que tratan a los pacientes de otra forma se les persigue legalmente y se les

impide ejercer su profesión. La gente tiene derecho a saber la verdad, a estar informada y, sobre todo, a poder elegir tratamientos distintos a la quimioterapia y radioterapia; porque los hay. Aunque las autoridades lo nieguen y persigan a quienes los practican"

Dr. Kevin Murphy, oncólogo de Vancouver, Adjuvant Chemotherap

"La Quimioterapia es un tratamiento difícil de entender. Tal y como un paciente me dijo: "¿Me está usted sugiriendo que me someta a un tratamiento que me va a enfermar temporalmente, para tratar un cáncer que no puede usted encontrar y encima, ni siquiera sabe si hacerlo me servirá de algo?"

Dr. Martin F. Shapiro, Chemotherapy: Snake-Oil Remedy? (Los Ángeles Times 01-11-1987)

"Mientras algunos oncólogos informan a sus pacientes de la falta de evidencias reales de los tratamientos, otros se dejan llevar por los estudios científicos que manifiestan un optimismo injustificado sobre la quimioterapia. Y algunos más responden sencillamente a los incentivos económicos. Los médicos pueden ganar mucho más dinero practicando la quimioterapia de lo que pueden ganar proporcionando solaz y alivio a los pacientes agonizantes y a sus familias"

Dr. Nicholas González, director del programa federal de tratamiento del cáncer de páncreas con terapia nutricional en EEUU

"Los oncólogos pueden ingresar hasta 20.000 dólares con un tratamiento de quimioterapia para el cáncer pancreático... aunque no funciona. Pero es el tratamiento normal y está cubierto por el seguro. No obstante, si

recomendaran a sus pacientes entrar a formar parte de nuestro estudio de tratamiento del cáncer solamente con nutrición, el enfermo dejaría de ser tratado con fármacos y ellos perderían esos ingresos. Ese es el problema. Algunos llevan además sus propios estudios con quimioterapia y no están dispuestos a dejarnos los pacientes a nosotros"

Revista Business Week, 22 de septiembre de 1986

"La cirugía, la radiación y la quimioterapia tienden a fracasar por una razón verdaderamente simple: un tumor del tamaño de un dedo pulgar contiene mil millones de células malignas. Aunque el tratamiento eliminara el 99.9% de ellas, un millón de células permanecerán y volverán a reproducirse"

Dr. Robert Sharpe

"En nuestra cultura, tratar las enfermedades es algo sumamente rentable, pero prevenir no. El hecho de prevenir la enfermedad no beneficia a nadie salvo al paciente"

Robert Houston y Gary Null, informe sobre medicina

"La industria del cáncer se halla apoyada por una política de ir deliberadamente en dirección contraria. Una solución al cáncer significaría:

- *el fin de los programas de investigación...*
- *el fin de los sueños de gloria personal...*

- *podría ahogar las contribuciones a las instituciones de supuesta caridad que se auto perpetúan en el tiempo sin encontrar jamás una cura...*
- *cortar las financiaciones multimillonarias del Congreso...*
- *amenazar de muerte a los centros clínicos actuales al tornar obsoletos los tratamientos quirúrgicos, radiológicos y quimioterapéuticos, en los que se invierte tanto dinero además de capacitación y equipamiento...*

Dicho temor se traduce en resistencia y hostilidad hacia los enfoques alternativos que se presentan como prometedores desde el punto de vista terapéutico. Traducido en que no se debe creer en el nuevo tratamiento, hay que negarlo, desalentar su uso y prohibirlo a toda costa, sin considerar los resultados actuales de prueba y, preferentemente, sin efectuar ninguna prueba. Como veremos, este patrón se ha producido en forma repetida en la actualidad y en forma consistente. En verdad, cada vez más personas en todo el mundo consideran que han sido curados por tratamientos que "formaban parte de las listas negras" de las principales organizaciones del cáncer"

Hans Ruesch, historiador médico

"A pesar del reconocimiento general de que el 85% de todos los tipos de cáncer son provocados por influencias ambientales, menos del 10% del presupuesto del Instituto Nacional del Cáncer se asigna a causas ambientales. Y a pesar del reconocimiento de que la mayoría de las causas ambientales están relacionadas con la nutrición, menos del 1% del presupuesto del Instituto Nacional del Cáncer se dedica a estudios sobre nutrición. E incluso esa pequeña suma tuvo que ser incluida bajo presión y

por la fuerza en el Instituto Nacional del Cáncer por medio de una enmienda especial de la Ley Nacional del Cáncer de 1974"

Dr. Ralph Moss, Ph.D

"El médico dice índice de respuesta de un 60 o 75% pero el paciente oye cura. Estos pacientes y sus familias pueden ponerse furiosos al darse cuenta que por lo general la respuesta no significa más tiempo de vida ni una mejor calidad de vida. Aunque la creencia de que la reducción del tumor extiende la vida se acepta casi universalmente, esta creencia es totalmente falsa"

Andreas Moritz, escritor e investigador

"La contribución de la quimioterapia a la supervivencia de los enfermos de cáncer, que apenas es del 3 %, no justifica el enorme gasto que supone y el tremendo sufrimiento que genera"

Dr. Warner, M.D. dijo:

"La quimioterapia es un negocio sumamente lucrativo para los médicos, hospitales y empresas farmacéuticas ... .El médico quiere que todos sigan el mismo protocolo exacto. No quieren que la industria vaya en virtud de la quimioterapia, y ese es el obstáculo número uno para todo progreso en oncología ".

La altamente inefectiva Quimioterapia. La Encuesta Confidencial Nacional para Resultados y Muerte de Pacientes The National Confidential Enquiry into Patient Outcome and Death (NCEPOD) demostró que más de cuatro de diez pacientes que recibieron quimioterapia, hacia el final de su vida sufrieron efectos fatales provocados por las drogas, y el tratamiento era totalmente inapropiado para la quinta parte de los casos.

En un estudio de más de 600 pacientes de cáncer que murieron dentro de los siguientes 30 días después de recibir el tratamiento, la quimioterapia causó o aceleró la muerte probablemente en 27% de los casos, como la investigación encontró. **Fuente:** Times Online November 12, 2008

Sin embargo, a pesar de la creciente evidencia de que la quimioterapia no prolonga de hecho la supervivencia del enfermo, los oncólogos continúan presentando el tratamiento como una aproximación racional y prometedora contra el cáncer.

LA MODA DE LOS CÓCTELES

Ante la evidencia de que los fármacos anticancerígenos utilizados en Quimioterapia no sólo no curan el cáncer, sino que ni siquiera prolongan la vida de los enfermos, se ha instaurado la moda de aplicar "un protocolo de quimioterapia combinada".

Es decir, la utilización de "cócteles", como en el caso de los enfermos de SIDA, con varios productos que se toman al mismo tiempo. Según la versión oficial, cuando esos cócteles se toman tras una intervención quirúrgica para extirpar el tumor y además se ha sometido al paciente a Radioterapia se logran "índices de curación significativos".

Claro que lo que eso significa realmente es que la "supervivencia" en los cinco años siguientes es algo mayor estadísticamente, no que el cáncer se cure porque el paciente desgraciadamente termina muriendo en la mayor parte de los casos. Y es que cuando los oncólogos hablan de "curación" no se refieren a la eliminación del cáncer, ellos hablan de "curación clínica", término aplicado a todo paciente que sigue vivo cinco años después de ser diagnosticado de cáncer. Aunque al día siguiente se muera. Un sarcasmo.

Es también evidente que aun cuando cada persona es un mundo, la respuesta a la Quimioterapia varía en función de las dosis, el tipo de fármaco que se da, la duración del tratamiento y el grado de evolución en que está la enfermedad. En realidad, sólo existe una certeza sobre el asunto: todos los fármacos químicos que se utilizan para tratar el cáncer son tóxicos y, además, claramente immunodepresores, es decir, bajan las defensas naturales del enfermo. Y, por si fuera poco, la mayoría son también cancerígenos.

Los efectos de la quimioterapia podríamos decir que son dos: efecto Primario, puesto que no distinguen entre las células cancerosas y las células sanas. Destruyen ambas. Y efecto secundario.

Es más, la mayoría atacan la médula ósea destruyendo a la vez los glóbulos blancos cuya función es combatir las infecciones, los glóbulos rojos que llevan el vital oxígeno a los órganos del cuerpo y las plaquetas que permiten la coagulación de la sangre.

Consecuentemente, todo enfermo sometido a Quimioterapia termina con su sistema inmunitario destruido o comprometido quedando expuesto a otras enfermedades por lo que no es extraño que puedan fallecer de una simple pulmonía o de una infección común.

En resumen, la Quimioterapia es uno de los tratamientos más devastadores, física, psíquica y emocionalmente, a los que puede someterse a un paciente. Y el daño interno producido se comprueba rápidamente.

La mayoría de los fármacos oncológicos provocan, entre otros efectos indeseables, calvicie, el cabello puede tardar años en regresar a la normalidad, náuseas extremas, vómitos, encías sangrantes, debilidad extrema, llagas alrededor de la boca, aftas y sangrado y ulceración del tracto gastrointestinal. Muchos pacientes aseguran que los "efectos colaterales" son incluso peores que la propia enfermedad. Una dramática realidad que no es negada por la medicina convencional. ¿Cómo iban a negar las evidencias?

Si se sabe que los productos que se usan son tóxicos, auténticos venenos para el organismo, ¿cómo se mantiene la idea de que la quimioterapia es beneficiosa en el tratamiento del cáncer?

Solo se sustenta en la creencia de los oncólogos, no demasiado avalada por los resultados finales, de que el cáncer es un mal localizado, por eso hablan de muchos tipos de cáncer distintos, que se combate de forma específica y localizada. Con lo que en la práctica han reducido en general la lucha contra el cáncer a la lucha contra los tumores.

En pocas palabras, confunden el tumor con el cáncer utilizan medicamentos tóxicos para intentar reducir su tamaño creyendo que eso implica vencer al cáncer. Según la teoría oficial, reducir el tamaño de un tumor proporciona al paciente una mayor expectativa de vida. Una teoría, que la experiencia ha demostrado ser falsa.

La Quimioterapia puede estimular el crecimiento del Cáncer.

Rereulta imperativo revisar los tratamientos actuales del cáncer y cambiar la visión acerca de la prevención. La quimioterapia es el tratamiento convencional contra el cáncer, cortar, envenenar y quemar, a pesar de las evidencias en su contra.

Según las investigaciones publicadas en la revista *Nature Medicine*,[5] la quimioterapia podría dañar las células saludables. Según el estudio, estas células saludables comienzan a secretar una proteína (WNT16B) que protege las células cancerígenas y promueve su sobrevivencia, al mismo tiempo ocasiona que los tumores sean resistentes a los tratamientos futuros con quimioterapia.

De lo que hablamos es del cáncer, que debido al tratamiento inicial de quimioterapia se vuelve resistente a esta. Este es un descubrimiento "completamente inesperado", ya que el estudio solo pretendía determinar por qué las células cancerígenas pueden eliminarse fácilmente en el laboratorio y sin embargo son resistentes en el organismo.

El coautor Peter Nelson del Centro Fred Hutchinson de Investigación contra el Cáncer, en Seattle, dijo para AFP:[6]

"El aumento de la WNT16B fue completamente inesperado... Cuando se secreta la WNT16B interactuaría con las células tumorales cercanas y causaría que crecieran, invadieran y, de forma importante, resistieran la terapia subsecuente...".

La raíz del problema

El aumento de los índices de cáncer está en aumento debido a que no se trata la causa subyacente de ellos. Las investigaciones están dirigidas hacia los medicamentos costosos que tratan las etapas terminales de la enfermedad y que enriquecen a la Industria Farmaceutica, pero que simplemente no previenen el cáncer.

La industria farmaceutica hace todo los posible para que todos creamos que hacen todo lo posible por encontrar una solución. Sin embargo, lo único que vemos son investigaciones acerca de nuevas terapias con medicamentos.

Avances sobre el cáncer que no han sido aceptados por la medicina convencional.

Número 1: Vitamina D. Existen evidencias irreputables que apuntan hacia el hecho de que la deficiencia de vitamina D representa un papel fundamental en el desarrollo del cáncer. Los investigadores dentro de este campo han estimado que, cada año, cerca del 30% de las muertes debido al cáncer podrían prevenirsc simplcmente al optimizar los niveles de vitamina D en la población general.

Número 2: Optimizar los niveles de insulina. Normalizar los niveles de insulina es una de las formas más poderosas de reducir el riesgo de cáncer. Otto Warburg recibió el Premio Nobel por su investigación acerca de la fisiología de las células del cáncer, la cual demostró claramente que las células de cáncer requieren más azúcar para desarrollarse. Desafortunadamente, muy pocos oncólogos aplican actualmente este conocimiento.

Los niveles altos de insulina pueden ocasionar grandes daños en el organismo. El más reconocido de estos es la diabetes, pero está lejos de ser el único. Como dijo el **Dr. Ron Rosedale** en uno de sus artículos más populares, La insulina y sus efectos metabólicos:

"No importa de qué enfermedad estemos hablando, ya sea que hable de un resfriado común de una enfermedad cardiovascular, osteoporosis o cáncer, la raíz siempre estará a un nivel molecular y celular y le diré que la insulina tendrá que ver con ella, si no es que tiene el control completo sobre ella".

La buena noticia es que es relativamente sencillo controlar sus niveles de insulina. Primero, eliminando el consumo de alimentos procesados, granos y azúcares/fructosa, para evitar que se eleven en primer lugar los niveles de insulina. Reemplázando las grasas trans por grasas saludables, como mantequilla, grasa animal, aceite de coco, aguacate, semillas y nueces.

Número 3: Ejercicio — Existen evidencias convincentes de que el ejercicio puede disminuir su riesgo de cáncer.

Una de las formas principales a través de las cuales el ejercicio disminuye su riesgo de cáncer es al reducir los niveles elevados de insulina, lo que ocasiona un ambiente bajo en azúcar que disminuye el crecimiento y la propagación de las células cancerígenas. Además, el ejercicio mejora la circulación de las células inmunes en la sangre.

Fuentes

- Nature 2012 Oct 3
- Cancer Prevention Coalition Dirty Dozen List

Radioterapia.

La terapia con radiación, o radioterapia, empleada en la mitad de los pacientes con cáncer utiliza rayos X de alta intensidad para debilitar la capacidad reproductiva de las células del cáncer. También se utiliza radioactividad emanada de implantes artificiales, tales como las semillas de cobalto-60 o radio insertadas directamente en el cáncer.

El problema con la radiación es que, como en el caso de la quimioterapia, daña también a las células sanas eliminando a su vez las células del cáncer. La radiación deprime severamente la inmunidad y puede causar daños cromosomáticos graves tanto a nivel de las dosis de diagnóstico como terapéuticas. La radioterapia es un poderoso cancerígeno; provoca cánceres secundarios en muchos pacientes expuestos a esta terapia. En un estudio, el 17% de los pacientes tratados con radioterapia desarrollaron cánceres secundarios, en el curso de 20 años, en los sitios expuestos a la radiación.

La radiación puede lograr la remisión en 5 años en el 80% de los pacientes con la enfermedad de *Hodgkin* detectada muy tempranamente y además resulta efectiva en el tratamiento del Linfosarcoma, el cáncer de próstata localizado no operable, y tumores localizados en la cabeza, cuello, y cervix. Este tratamiento probablemente resulte preferible antes que la cirugía en algunos cánceres, como el de laringe o próstata. En el caso del tratamiento del cáncer de mama, la lumpectomía combinada con la radioterapia parece disminuir las posibilidades de reincidencia en la mama afectada, aunque esto está en disputa ya que pueden aparecer cánceres posteriores diez años después de la exposición.

A pesar de estos éxitos, la radiación parece tener un valor limitado en el tratamiento del cáncer y a menudo resulta más nocivo que beneficioso.

Varios estudios han demostrado que las personas que han sido sometidas a la radioterapia son más propensas a desarrollar metástasis en otros sitios del cuerpo. Esto es lo que menciona el Oncólogo **Lucien Israel**, consultor del Instituto Nacional contra el Cáncer, en su libro Conquering Cancer *"La Conquista del Cáncer"*. La radioactividad usada para matar las células del cáncer también puede activar el proceso de mutación que crea nuevas células de cáncer de otros tipos.

La radioterapia causa daños y trastornos en los órganos y tejidos del cuerpo. Diversos estudios han demostrado que no ofrece posibilidades de supervivencia en la mayoría de los cánceres. ***John Cairns*** *profesor en la Facultad de Salud Pública de la Universidad de Harvard. en Scientific American,* en su número de noviembre de 1985, escribe: *"La mayoría de cánceres no se puede curar mediante la radiación porque la dosis de rayos de X necesaria para matar a todas las células de cáncer también podría matar al paciente".*

La radioterapia aplicada luego de la cirugía en el cáncer de mama incrementa el índice de mortandad, según varios ensayos clínicos y un estudio publicado en The Lancet. A pesar de ello, el 50% de los radiólogos continúan aplicando radiación a mujeres luego de la cirugía de mama. "Las complicaciones resultantes por altas dosis de radioterapia en el cáncer de mama son: pechos fibrosos, reducidos, fracturas de costilla, cicatrización pleural y/o pulmonar, lesiones en nervios, cicatrización alrededor del corazón, la supresión de todas las células de la sangre, inmunosupresión", según mencionaba el Dr. ***Robert F. Jones****, en el Seattle Times* en su publicación del 27 de Julio de 1980. *"Muchas de las complicaciones ocasionadas por la radiación no se hacen evidentes durante varios años posteriores al tratamiento, dando al terapeuta y al paciente un falso sentido de seguridad por uno o dos años después de la terapia .... La médula ósea, donde se generan las células de la sangre, resulta considerablemente obliterada en el campo de irradiación .... Éste es un efecto irreversible".*

No hay mucho acuerdo dentro de la fraternidad médica acerca del papel apropiado de la quimioterapia combinada con la radioterapia en el tratamiento de tumores malignos. Las opiniones de los oncólogos varían entre la aprobación entusiasta y la fuerte oposición. Como se mencionó anteriormente, las personas sometidas tanto a la quimioterapia como a la radiación experimentan cánceres posteriores con una frecuencia veinticinco veces superior a la de la población en general.

Los efectos colaterales de la terapia con radiación incluyen a la inmuno-deficiencia severa y prolongada, además de daños cromosómicos que producirán cáncer más tarde. *"Incluso la amplicación de dosis muy moderadas de radiación en los testículos y ovarios pueden causar la esterilización o inducir a mutaciones genéticas"*, advierte el **Dr. Israel**. La radioterapia puede impedir de manera permanente el crecimiento de los niños. Entre sus otros efectos colaterales se incluyen: Náuseas, vómitos, excesiva debilidad y fatiga, a veces ocasionando a los pacientes *"lesiones o úlceras en la boca, garganta, intestinos, áreas genitales y otras partes del cuerpo"*, Sociedad Americana del Cáncer, Cáncer Book, 1986. Las heridas en la boca pueden dificultar la alimentación del paciente.

Necrosis de huesos de la boca luego de la irradiación de la lengua, boca, o encías. Pérdida de pelo temporal o permanente, dependiendo de la dosificación. Ronchas y quemaduras extensas de la piel y las membranas mucosas.

Dilatación permanente de pequeños capilares y arterias debajo de la piel en pacientes que presentan una amplia área de irradiación, como en el caso del cáncer de mama.

Amenorrea en las mujeres próximas a la menopausia expuestas a apenas 400 rads de radiación. Rad significa *"dosis de radiación absorbida"* la cual constituye la unidad básica de radiación ionizante.

"Ulceras rectales, fístulas, ampollas ulceradas, diarrea, y colitis" en mujeres sometidas a la radiación de la cavidad pelviana. (ACS, Cáncer Book, 1986.)

Hinchazón de tumores después de una sola dosis grande de radiación. Esto es especialmente peligroso en los tumores cerebrales. Los pacientes pueden recibir corticoesteroides a fin de prevenir este efecto.

Muchos médicos creen que la radioterapia es relativamente inofensiva, de modo que siguen recomendando a sus pacientes este tratamiento *altamente lucrativo*, como un paliativo. Pero aún los niveles seguros de radiación son sospechosos. Los primeros estudios realizados en el *Memorial Sloan-Kettering Cancer Center de Nueva York* demostraron que la radioterapia era mortal y que los pacientes que no recibieron radiación vivieron mucho más tiempo que aquéllos que sí fueron irradiados.

Estos y otros hallazgos similares fueron presentados al Congreso en 1953 en el famoso Informe Fitzgerald donde se acusaba al colectivo médico de conspirar activamente para eliminar terapias alternativas prometedoras contra el cáncer. Pero estos importantes estudios fueron ignorados, y la industria de la radioterapia siguió su camino. *"Durante 30 años los radiólogos de este país han estado involucrados en una mala praxis masiva"* acusaba el **Dr. Irwin Bross** en 1979. Bross, ex director de bioestadística del *Roswell Park Memorial Institute,* no logró conseguir los fondos necesarios para investigar el encubrimiento realizado durante treinta años de lo que él denomina *"cáncer médico por radioterapia".*

Michael Link Presidente del XII reunión de la Sociedad Americana de Oncología Clínica ha reconocido que una de cada cinco personas tratadas con quimioterapia o radioterapia por los oncólogos, vuelven a padecer cáncer.

Mark Levine de la Universidad McMaster, reconoció que la quimioterapia daña los genes de los pacientes.

Andrea K. Ng del Hospital de Mujeres Brigham de Boston reconoció que el riesgo en caso de Radioterapia es mayor y de ahí que haya que plantearte reducir la intensidad de la radiación.

Creo que alguien debe responder a la pregunta:

¿Por qué la radioterapia y la quimioterapia, ambos tratamientos demostradamente agresivos, caros y de escasa eficacia, siguen siendo indiscutidos y mantenidos a ultranza, mientras se silencia y se hace de hecho boicot sobre otras terapias y tratamientos alternativos que tienen ya tras de sí una gran evidencia y documentación, científica y rigurosamente fundamentada, de ser más eficaces, inocuos y económicos?

En este tiempo, más que nunca, los profesionales de la salud, asi como los cientificos están obligados a exponer sus criterios con claridad, sin rodeos, y decidir si están realmente por la salud, la ética y la ciencia, o "cerrando los ojos "a la indecencia, el negocio de la enfermedad y el genocidio resultante.

La cirugía. A veces es un requisito vital en el tratamiento del cáncer. Resulta eficaz como cura de tumores tempranos, pequeños que no se han extendido a otras partes del cuerpo. Por ejemplo, la cirugía logra una sobrevida de cinco años en aproximadamente el 70% de los cánceres uterinos, en el 85% en los cánceres de piel, el 60% de los cánceres de mama, y en el 40% de los cánceres de colon. Pero una vez que el tumor ha crecido más allá de cierto tamaño o se ha extendido a otros sitios, resulta frecuentemente inoperable. No existe una manera confiable de decir si un tumor está localizado o ha producido metástasis. En el cáncer de mama en su fase temprana, el 30% o más de las mujeres que han recibido un pronóstico favorable después de la cirugía experimentan la reincidencia del cáncer, según las últimas cifras proporcionadas por el Instituto nacional contra el Cáncer.

Los cirujanos habitualmente dicen a sus pacientes oncológicos, "lo extirpé todo", pero muchos estudios han demostrado que algunas células de cáncer quedan en 25 a 60% de los pacientes, permitiendo de este modo la reincidencia de crecimientos malignos.

Según numerosos médicos, la cirugía es a menudo responsable de la expansión del cáncer. Un error microscópico o un descuido en la manipulación del tejido del tumor por parte del cirujano puede esparcir literalmente millones de células cancerosas en el torrente sanguíneo. La biopsia quirúrgica, un procedimiento utilizado para detectar el cáncer en su fase temprana, puede también contribuir a la expansión del cáncer. "A menudo durante la biopsia de un tumor maligno se lo corta transversalmente lo cual tiende a extender o acelerar su crecimiento. Los mismos resultados trágicos se pueden observar en las biopsias realizadas con agujas," observaba el **Dr. William Kelley**.

La cirugía debilita el sistema inmunologico, produce una enorme tensión sistémica al paciente, y puede causar la muerte súbita. Muchos pacientes de cáncer han fallecido en el quirófano, o poco después de salir de la operación, a causa de las complicaciones de la cirugía. Algunas operaciones quirúrgicas se realizan inútilmente. "Aunque se ha demostrado de manera concluyente que la excisión del nodo linfático después de la radiación no previene la expansión del cáncer cervical, habitualmente se siguen realizando linfadenectomias en todo el país. Esto a pesar del hecho de que las linfadenectomias hacen que las mujeres se sientan tan mal que prefieren la muerte, y de que se ha demostrado que constituyen un procedimiento probadamente inútil.

El dolor, la desfiguración, y la restricción de la función acompañan frecuentemente a la cirugía. Muchos pacientes de cáncer quedan debilitados, lisiados o traumatizados después de la operación. Un número sorprendente de pacientes oncológicos "curados" ha visto sus vidas estropeadas a causa de una cirugía "exitosa". Por todos estos motivos, cortar el cuerpo no es la respuesta final al cáncer.

Referencias

1. Gary Null "Medical Genocide Part 16," Penthouse, 1987, citado en Barry Lynes, The Healing of Cancer (Queensville, Ontario: Marcus Books, 1989), p. 10.

2. John Cairns, The Treatment of Diseases and the War Against Cancer," Scientific American, noviembre 1985.

3. W.H. Cole, "Opening Address: Spontaneous Regression of Cancer and the Importance of Finding Its Cause," Conferencia sobre Regresión espontánea del cáncer, EEUU. Ministerio de Salud Educación y Bienestar Social, Servicio de Salud Pública, Institutos de Salud Pública, monografía 44, Ministerio de Salud Educación y Bienestar Social Pub. No. (NIH) 76-1038, 1976, pp. 5-9.

4. Judith Glassman, The Cancer Survivors (Garden City, NY: Dial Press, 1983), pp. 323-324. 5. Harold D. Foster, "Lifestyle Changes and the 'Spontaneous' Regression of Cancer: An Initial Computer Analysis," Publicación Internacional de Investigación Biosocial Research, vol. 10, no. 1, 1988, pp. 17-33, reimpreso en Healing Newsletter, vol. 5, no. 3, disponible en el Instituto Gerson .

6. Peter Barry Chowka, "The National Cancer Institute and the Fifty Year Cover Up,. East West Journal, January 1978, citado en Lynes, op. cit. .

7. Hardin B. Jones, "A Report on Cancer,. speech delivered to the American Cancer Society's 11th Annual Science Writers' Conference, Nueva Orleans, Louisiana, 7 de marzo 1969, publicado en The Choice, mayo1977. .

8. Barrie Cassileth et al., "Contemporary Unorthodox Treatments in Cancer Medicine," Anales de Medicina Interna, vol. 101, 1984, pp. 105-112.

9. Robert Houston, Repression and Reform in the Evaluation of Alternative Cancer Therapies, Proyecto CURE, Washington, D.C., 1987, p. 13. .

10. Ralph Moss, The Cancer Industry (New York: Paragon House, 1989), p. 98. .

11. Houston, op. cit., p. 7. .

12. "Assessing the Efficacy and Safety of Medical Technologies," Congreso de EEUU, Oficina de Evaluación Technológica, PB 286-929, 1978, p. 7. .

13. Ken Wilber, Grace and Grit: Spirituality and Healing in the Life and Death of Treya Killam Wilber (Boston: Shambhala, 1991), cap. 15. .

14. Revista de Medicina del estado de Nueva York, Mazo 1971, p. 554. .

15. John Laszlo, Understanding Cancer (NewYork:~ Harper and Row, 1987). . 16. Dick Richards, The Topic of Cancer: When the Killing Has to Stop (Oxford, Inglaterra y Nueva York: Pergamon Press, 1982).

17. T.J. Powles et al., "Failure of Chemotherapy to Prolong Survival in a Group of Patients With Metastatic Breast Cancer," The Lancet, 15 de marzo 1980, p. 580. .

18. Dissent in Medicine: Nine Doctors Speak Out (Chicago: Contemporary Books, 1985). .

19. Robert C. Atkins, Dr. Atkins' Health Revolution: How Complementary Medicine Can Extend Your Life (Nueva York: Bantam Books, 1990), p. 332. .

20. Lucien Israel, Conquering Cancer (Nueva York: Random House, 1978), p. 95. .

21. Jan Stjernsward, "Decreased Survival Related to Irradiation Postoperatively in Early Operable Breast Cancer," The Lancet, 30 Noviembre 1974; y Mark Fuerst, "Doctors Persist With Outmoded Cancer Therapies," Foro sobre Cáncer, vol. 9, no. 7-8, Winter 1988-1989, p. 11. .

22. Israel, op. cit., p. 95. .

23. Ben Fitzgerald, Congressional Record, 28 de agosto 1953; y ver Lynes, op. cit. .

24. Citado en Moss, op. cit., p. 72. .

25. "Primary Treatment Is Not Enough for Early Stage Breast Cancer," Actualización, Instituto Nacional del Cáncer, Oficina de Comunicaciones sobre cáncer, 18 de mayo 1988. .

26. William D. Kelley, Dr. Kelley's Answer to Cancer (Winthrop, WA: Wedgestone Press, 1986), p. 11. .

27. Patrick McGrady, Jr., "The Cancer Patient's Quandary," Townsend Letter for Doctors, no. 16, Junio 1984, p. 99.

Tratamiento alternativo a la quimioterapia y la radioterapia.

Después de muchos años de engañar a la gente diciendo que, la quimioterapia y la radioterapia es la única manera de tratar y eliminar el cáncer, John Hopkins está finalmente empezando a mostrar alternativas.

Toda persona tiene células cancerígenas en el cuerpo. Estas células no se ven en los chequeos regulares hasta que se han multiplicado a unos pocos billones. Cuando los doctores dicen a los pacientes de cáncer que no hay mas células cancerígenas después del tratamiento, solo significa que los chequeos no las detectan porque ellas no han llegado a un tamaño detectable.

Cuando el sistema inmunológico de una persona es fuerte, las células cancerígenas serán destruidas y se prevendrá la multiplicación y formación de tumores.

En un diagnostico cáncer, la persona tiene muchas deficiencias nutriciónales. Esto puede ocurrir por diferentes motivos como genéticas, de medio ambiente, alimenticios y por modo de vida.

Un cambio de alimentación e incluir complementos alimenticios resulta imprescindible para reforzar el sistema inmunológico, al mismo tiempo que eliminamos las deficiencias de nutricion.

Como he dicho anteriormente, la quimioterapia en realidad envenena las células de cáncer pero también destruye las células sanas de la médula espinal como así también del intestino y eso produce daño en los órganos como el hígado, riñones, corazón y pulmones.

La radiación cuando destruye las células cancerígenas también quema y daña a las células sanas, y los órganos al igual que los tejidos.

Cuando el organismo tiene muchas toxinas debido a la quimioterapia y la radiación el sistema inmunológico esta debil o destruido, por eso los pacientes sufren diferentes tipos de infecciones y complicaciones. La Quimioterapia y la Radiación pueden causar la mutación de las células cancerígenas, que se hacen resistentes dificultando su destrucción total.

La medicina no permite que Cancer se cure

A pesar de las enormes cantidades de dinero destinado para la investigación del cáncer, dos de cada tres pacientes diagnosticados con cáncer morirán dentro de los cinco años después de recibir la totalidad o parte del tratamiento estándar contra el cáncer, cirugía, radioterapia y quimioterapia. Esto no es demasiado sorprendente si tenemos en cuenta que dos de los tres son cancerígenos en sí. Un estudio calculó que la quimioterapia beneficia a una de cada 20 personas que lo reciben.

Millones de personas son diagnosticadas con cáncer cada año y una de cada tres personas experimentara un diagnóstico de cáncer en algún momento de su vida, a pesar de los enormes avances tecnológicos en el último medio siglo.

La medicina convencional no está más cerca de encontrar una "cura contra el cáncer", mientras que el cáncer se ha convertido en una epidemia mundial de proporciones asombrosas. Las estadísticas hablan por sí solas:

- En el año 1900, una de cada 20 personas desarrolló cáncer
- En la década de 1940, una de cada 16 personas desarrolló cáncer
- En la década de 1970, era uno de cada 10
- Hoy en día, es uno de cada tres

De acuerdo con el CDC, en el año 2013[1] cerca de 1.660.290 millones de nuevos casos de cáncer fueron diagnosticados. Si las tasas de mortalidad general están disminuyendo, **¿por qué las tasas de incidencia siguen aumentando?** La respuesta es simple: la guerra contra el cáncer ha sido una farsa durante 40 años.

En el "top ten" de los fármacos, destacan:

Iressa (cáncer de pulmón): 1.400 dólares al mes. Aunque no está autorizado en Europa se usa con mucha frecuencia solicitándolo como fármaco extranjero.

Glivec (GIST, leucemia mieloide...): 375 euros al mes. Hoy por hoy parece bastante claro que el tratamiento debe de mantenerse toda la vida del paciente; incluso cuando la enfermedad se hace resisente, la progresión se acelera al retirar el medicamento. Lo usual es que se trate de años de tratamiento.

Erbitux, que se administra combinado con Irinotecan para el cáncer colorrectal: unos 3.000 euros al mes (el tratamiento suele durar seis meses).

Combinación de **seis ciclos de quimioterapia** (taxol y carboplatino, por ejemplo, o bien taxotere junto a cisplatino) para el cáncer de pulmón avanzado: 12.000 euros.

Inhibidores de la aromatasa: 180 euros al mes. Estos nuevos fármacos permiten reducir la tasa de recaída en mujeres postmenopáusicas que ya han tenido un cáncer de mama. Se administran durante cinco años, lo que supone unos 12.000 euros por paciente.

En esta lista no se incluyen otros medicamentos de apoyo pero que, a menudo, suman cifras mayores que la propia quimioterapia. Un hospital madrileño de tamaño medio, por ejemplo, puede gastar **más de 50.000 euros mensuales** en fármacos para combatir los vómitos (antieméticos) causados por la 'quimio', unos 35.000 euros en eritropoyetinas (que combaten la anemia de estos pacientes) y casi 7.000 en factores de crecimiento medular, que fortalecen el sistema inmunitario.

Lamentablemente los medicamentos indicados para la cura del cáncer, avalados por las compañías farmacéuticas como el único método "científico" para combatirlo junto con la quimioterapia, han sido encontrados no eficaces y, no solo no curan, sino que realmente empeoran el cáncer y matan a los pacientes con mayor rapidez.

Los resultados vinieron después de llevarse a cabo una investigación sobre los medicamentos contra el cáncer en el **Centro Médico del Beth Israel Deaconess en Boston**. Estos medicamentos, vendidos a un precio máximo a los enfermos de cáncer, resultaron no solo ineficaces, sino altamente peligrosos.

Algo conocido como "antiangiogénesis" es la función principal detrás de muchas de esas drogas de cáncer ampliamente utilizadas que fueron analizadas en el estudio.

Los investigadores examinaron medicamentos, tales como,

• **Imatanib** (un medicamento para la leucemia que lleva el nombre de marca Gleevec)

• **Sunitinib** (un fármaco para los tumores gastrointestinales - marca Sutent),

...encontrando que, si bien estos fármacos pueden reducir el tamaño inicial del tumor, después causan que los tumores agresivamente produzcan metástasis, que los tumores vuelven mucho más fuertes y crecen mucho más que su tamaño original.

Medicamentos contra el cáncer conducen a tumores de metástasis. Como resultado de la ingesta de algunos medicamentos, los pacientes desarrollan tumores que amenazan la vida, que a menudo matan a los pacientes más rápidamente.

Cuando los investigadores indujeron anti-angiogénesis en ratones, se observó una disminución inicial del 30% en el volumen del tumor en el transcurso de más de 25 días. Sin embargo, posteriormente los tumores que habían sufrido metástasis en los pulmones se triplicaron.

Los investigadores publicaron los hallazgos en de la revista **Cancer Cell.**

"Cualquiera que sea la manipulación que estamos haciendo a los tumores puede inadvertidamente hacer algo para aumentar el número de tumores que se vuelven más metastásicos, que es lo que mata a los pacientes al final del día", dijo el autor del estudio, el **Dr RaghuKalluri**.

Según lo expuesto anteriormente, está claro que estos fármacos para el cáncer son prácticamente ineficaces en el tratamiento del cáncer, incluso provocando la muerte a pacientes.

Por otro lado, existen un número de sustancias naturales contra el cáncer, que han resultado ser en gran medida eficaces para reducir el tamaño del tumor y lo que es más importante en combatir la aparición de cáncer. Como es normal estas sustancias están prohibidas, perseguidas y silendiadas.

Nuevamente una cita de **Molière,** nos hará entender mejor *"Médicos. Hombres de suerte. Sus éxitos brillan al sol... y sus errores los cubre la tierra".*

"No te atrevas a curar a nadie"

Durante los últimos cien años, una serie de tratamientos naturales contra el cáncer se han desarrollado y utilizado exitosamente para tratar a los pacientes. Todos han sido descartados, silenciados, y escondidos debajo de la alfombra por el monopolio médico, además, se ha atacado, difamado y encarcelado a médicos e investigadores, arruinando y desacreditando a estos profesionalmente por atreverse a desafiar el establecimiento médico.

Hoy en día, con respecto a la credibilidad en la medicina, un "curandero" es sinónimo de "competencia".

¿Por qué la medicina convencional no acepta los tratamientos alternativos? Debido a que no están aprobados por las autoridades sanitarias del país. No es legal para los médicos en cualquier país las prácticas deterapias lternativas que no están aprobadas, y no son aprobadas por cientos de razones.

El motivo de la falta de investigación en terapias alternativas para el cáncer es que muchos se ofrecen como parte de un programa integrado. Por ejemplo, el estudio laetrilo el Instituto Nacional del Cáncer produjo resultados negativos. Sin embargo, los defensores del punto laetrilo que el estudio del NCI ignorando dieta, suplementos nutricionales y otras sustancias que están implicadas en la producción de forma sinérgica los efectos positivos de laetrilo.

El cáncer, como las deficiencias cardiovasculares, es una enfermedad multidimensional. Es casi imposible estudiar los efectos de la dieta, los agentes terapéuticos, y otras influencias en el marco de la investigación tradicional. La investigación de estas terápias y sus variables llevarian docenas de experimentos haciendo imposible la investigacion por la falta financiación.

No se puede diseñar un estudio doble ciego para determinar si la combinación procedimientos como: *la limpieza de colon, limpieza de los riñones, el hígado, limpiar la vesícula biliar, la "dieta del cáncer", suplementos dietéticos, psicoterapia, actividad física, que se extiende, la terapia espiritual, la meditación y la visualización, masajes, acupuntura, terapia de oxígeno, Essiac.* Pero si podemos comparar los resultados de las terapias multidimensional con las terapias que ofrece el establecimiento médico, y está claro que el tratamiento sería más eficaz.

Las terapias alternativas son a menudo de forma individual adecuadas para cada paciente. Al igual que la dieta de cáncer, ha de ser personificada para cada paciente, además estas dietas no pueden ser evaluados como un tratamiento único. Hay estudios que han demostrado los efectos positivos de ciertas terapias alternativas basadas en suplementos dietéticos (Selenio, germanio, el beta-caroteno, H2O2)

Generalmente los profesionales en terapias no convenionales para el cáncer, se oponen a los estudios doble ciego, ya que lo consideran como inmoral tatrar la mitad de los pacientes con píldoras de azúcar inactiva o inyecciones de agua destilada, cuando estas personas tienen una necesidad desesperada de ayuda real.

La escusa o crítica que la medicina convencional manifiesta hacia los tratamientos alternativos del cáncer es la falta de pruebas científicas y la poca de documentación. Una de las razones de la ausencia de investigación general sobre las terapias alternativas, es que las instituciones gubernamentales solo financian las investigaciónes "medicas" decidiendo no apoyar la investigación de terapias alternativas. Tambien existen terapias alternativas con extensa documentacio, datos y pruebas científicas, que tampoco son aceptadas.

La pescadilla que se muerde la cola. Se les critica por no haber una investigación adecuada para documentar su eficacia, pero la financiación no está disponible para los estudios. Y cuando se aportan las investigaciones correspondientes, son rechezadas o ignoradas.

Las compañías farmacéuticas, que financian muchos de los estudios de nuevos medicamentos, tienen poco interés en la búsqueda de tratamientos alternativos, ya que son generalmente baratos y no pueden ser patentados. El dinero sólo se puede ganar con las drogas que puedes ser patentadas.

Tratamientos como la psicoterapia, visualización, y grupos de apoyo reciben muy pocos fondos para la investigación debido a que no son drogas, y la comunidad médica tradicional tiende a desconfiar de todo lo que identifica a un aspecto mental a una enfermedad.

Generalmente el médico esta contra las terapias complementarias.

La mayoría de los médicos opinan que la medicina complmentaria es una charlatanería, y que, si alguna terapia natural realmente funciona, ya habría pasado por las Universidades de medicina. En otras palabras, el médico cree que ya han aprendido todo lo que debe saber sobre las enfermedades y las terapias. Si él no sabe nada de una terapia alternativa, significa que no existe.

Desafortunadamente, sólo tienen conocimientos de los medicamentos patentados, medicamentos artificialcs con gran cantidad tóxicos y de efectos secundarios, aquellos que las compañías farmacéuticas quieren que se conozcan.

No todos los médicos están en contra. En su libro, *"Revolución de la Salud"*, el **Dr. Atkins** dice, *"No puedo volver a practicar la medicina ortodoxa. Sé que es demasiado limitado, hay demasiadas zonas que no pueden entrar.*

El **Dr. Atkins** trata el cáncer con todo aquello que puede pensar en el camino de los potenciadores de la salud, los estimulantes de inmunidad, y los agentes de apoyo.

"Los tratamientos alternativos a los que yo y mi equipo de médicos habíamos tenido que recurrir, fueron los que más éxitos dieron a nuestros pacientes."

Pero no es posible tomar decisiones inteligentes en la terapia del cáncer sin tener la mejor información disponible sobre todos los enfoques, como las terapias alternativas.

Dr. Robert Mendelsohn, MD *"Yo ya no creo en la medicina moderna. ... El mayor peligro para la salud es el médico que practica la medicina moderna. Creo que los tratamientos de la medicina moderna para este tipo de enfermedades, rara vez son eficaces, y son a menudo más peligroso que la enfermedad que están diseñados para tratar. Creo que más del 90% de la medicina moderna puede desaparecer de la faz de la tierra --- médicos, hospitales, medicamentos y equipos --- y el efecto en nuestra salud sería inmediata y beneficioso ... ... la medicina moderna no puede sobrevivir sin nuestra fe, porque la medicina moderna no es ni un arte ni una ciencia. Es una religión*

"La guerra contra las terapias naturales es una acción cuidadosamente orquestada, campañas muy bien dotadas, patrocinadas por los extremistas que ocupan puestos de poder en la jerarquía de la medicina ortodoxa ..... La campaña multimillonaria contra estas terapias nunca tuvo la intención de erradicar los médicos incompetentes, sino que eran, y estan , diseñadas específicamente para destruir a la medicina alternativa ... Los millones recaudados y gastados por la medicina ortodoxa ve la

medicina alternativa, sin drogas, como una amenaza real a su poder económico. Y tienen razón ... la mayoría de las farmaceuticas no podrán sobrevivir. "- Dr. Atkins, MD

Medicina convencional sigue siendo un Monopolio

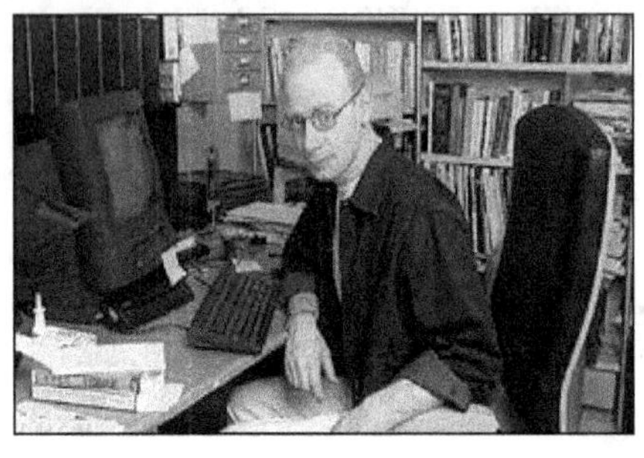

"El campo de la atención de cáncer se organiza alrededor de un monopolio médico que asegura un flujo continuo de dinero para las empresas farmacéuticas, las empresas de tecnología médica, los institutos de investigación y agencias gubernamentales tales como la Food and Drug Administration (FDA) y el Instituto Nacional del Cáncer (NCI) y organizaciones cuasi-públicos, tales como la Sociedad Americana del Cáncer (ACS)." **John Diamond, MD, y Lee Cowden, MD.**

Es ilegal que un homeópata o naturópata, trate el cáncer, o anunciar cualquier remedio para el cáncer. Sólo un médico, se le permite tratar el cáncer. Esto efectivamente hace que sea ilegal tratar el cáncer con hierbas. Usted podrá disfrutar, pero no puede utilizar legalmente el consejo de un médico a base de hierbas. Usted puede ir a cualquier hospital y obtener medicamentos, pero si desea el tratamiento de cáncer con hierbas o nutrientes mucho más barato primero tiene que encontrar a un médico, asumiendo que siquiera saben acerca de las alternativas, poco probable, y luego pagarle, junto con todos los medicamentos.

"Sabemos la respuesta al cáncer" ... Sin embargo, las autoridades, del Reino Unido aplicando su ley, no permitirá que el libro *"Las buenas noticias sobre el Cáncer"* pueda se leido por cualquier persona interesada, no está permitido, incluso se les puede decir donde encontrar la información que pueda ayudarles. Las editoriales pequeñas tambien temen ya que temía que podía ser encarcelada por violar la Ley de cáncer, ofreciendo el libro para el público. **Dr. Richards y Frank Hourigan**.

Hasta la fecha el libro *"Food for Thought"* sigue prohibido por Advertising Standards Authority de Gran Bretaña porque el libro contiene consejos sobre qué tipo de dieta para comer a fin de reducir la probabilidad de desarrollar cáncer. Realmente, para mi no es ninguna sorpresa, pues este libro lleva mas de 10 años sin haberse podido editar.

El 17 de Diciembre de 2008, tuvo lugar en Noruega un acontecimiento que pasará a la historia de la humanidad. El Gran Rabino **Dr. Esra Iwan Götz,** firmò un documento en el que reconoce públicamente que los Doctores judíos y especialmente todos los Oncólogos, mayoritariamente judíos, efectúan a sabiendas dos tipos de tratamiento.

A los judíos se les trata según la *Nueva Medicina Germánica®* y a los no judíos se les da el tratamiento oficial de tortura con quimioterapia y morfina.

Un boletín del 9 de agosto coloca en relieve, de cómo un hombre llamado **Dr. Richard Day**, Jefe de la Eugenesia controlado por **Rockefeller** organización Planned Parenthood, se dirigió a una reunión de los médicos en Pittsburgh en 1969 para hablar acerca de la próxima transformación de la sociedad global.

Pidió a los médicos desactivar los equipos de grabación y no tomar notas antes de que él detallara una larga lista de cambios que estaban previstos.

Un médico tomó notas, y más tarde habló públicamente sobre lo que se dijo. Ahora, 50 años después, podemos ver y leer el boletín.

Juntos podemos realizarlo, pero no si se trata de las compañías farmacéuticas. Son enormes las cantidades de dinero que se plantean a través de organizaciones benéficas cada año para financiar la búsqueda de una "cura" cuyo establecimiento no tiene la intención de encontrar.

La razón por lo que lo menciono de nuevo aquí es por lo que él dijo a los médicos en 1969:

- "Podemos curar casi todos los cánceres en estos momentos".
- "La información está archivada en el Instituto Rockefeller".
- Day dijo, que permitir que la gente muera de cáncer, significaba frenar el crecimiento de la población.
- "¡Igual pueden morir de cáncer como algo más!".

Podria opinarse que muchas de las Multinacionales Farmacéuticas, no tiene ningún deseo de curar el cáncer, mientras están haciendo grandes fortunas con tratamientos de los síntomas , utilizando medicamentos devastadores que matan las células, o los que matan con venenos, como la quimioterapia.

Por eso cuando alguien, fuera de la camarilla de las grandes farmacéuticas, descubre una manera eficaz de tratar el cáncer es inmediatamente dirigido por el establecimiento médico y agencias gubernamentales.

Uno de estos casos es el **Dr. Tullio Simoncini**, del que hago numerosas referencias a lo largo de estas páginas sobre su negación a ceder ante las presiones.

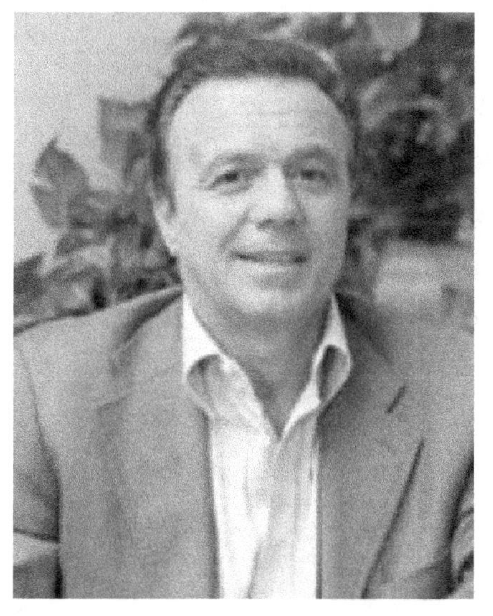

El "delito" del **Dr. Simoncini,** fué divulgar que el cáncer es causado por el hongo Cándida, una levadura, que vive en el organismo en cantidades pequeñas, incluso en personas sanas. El sistema inmunológico normalmente lo mantiene bajo control, pero cuando se transforma en un hongo poderoso, activa algunos problemas graves de salud, incluyendo el cáncer.

El **Dr. Mike Lambert**, de la *Clínica Shen* **en la Isla de Wight**, dice de la Cándida: *"Los hongos en general, la Cándida en particular, prosperan por comer el cuerpo de su huésped (el suyo) por disolución de él. No es de extrañar que produzca fatiga crónica, que en muchos casos puede atribuirse a la colonización por el hongo Cándida, la víctima se siente tan mal, tanto física como psicológicamente".*

El Dr. Simoncini dice que el cáncer: *es la infección fúngica por el Hongo-Cándida y que la explicación médica convencional del cáncer lo colocan como un mal funcionamiento celular y esta definición es simplemente errónea.*

Lo que supuso una verdadera persecución para el Dr. Simoncini, en 2012 **Martyn Plummer** Director del equipo de invertigación de la Internacional Agency for Research on Cancer con sede en Lyon (Francia) resalto en su estudio:

"Las infecciones de determinados Virus, bacterias y parássitos dan lugar a uno de cada seis cánceres y por tanto esta enfermedad puede prevenirse y tratatse en muchos casos"

Otro miembro de esta misma Agencia, el Investigador **Paul Brenman**, tras dirigir un trabajo de evaluación sobre el Estudio de Investigación Prospectiva Europea del cancer y Nutrición indicaba:

"Las personas que tienen en sangre un buen nivel de vitamina B6 y Metionina, un aminoacido asencial, tienen menor riesgo de padecer cáncer de pulmón"

 El mencionado estudio se realizo con 519.978 europeos de diez paises entre 1992 y 2000.

Cada vez más profesionales de la medicina denuncian que el cáncer es un gran negocio.

La industria del cáncer no invierte absolutamente nada de sus recursos de miles de millones de dólares en estrategias de prevención eficaces, como las directrices alimentarias, ejercicio, educación y obesidad. En cambio, invierte su dinero en *el tratamiento del cáncer,* no en la prevención o curación del mismo.

Si son capaces de mantener en buen funcionamiento la máquina del cáncer, continuarán generando enormes beneficios con los medicamentos de quimioterapia, radioterapia, procedimientos de diagnósticos y cirugías.

Esta y otras enfermedades se han convertido en un gran negocio para aquellos que supuestamente se dedican a combatirla. Hoy en día la salud de las personas ha dejado de importar, lo único que importa es la cuenta de resultados de las multinacionales farmacéuticas que han logrado hacernos cuestionar si hay medicinas para las enfermedades, o enfermedades para las medicinas.

El típico paciente de cáncer gasta aproximadamente 50.000 euros para combatir la enfermedad. Los medicamentos de quimioterapia se encuentran entre los más caros de todos los tratamientos, oscilando desde los 2500 hasta 6.000 euros por un suministro de un mes.

Durante los últimos cien años, una serie de tratamientos naturales contra el cáncer se han desarrollado y utilizado exitosamente para tratar a los pacientes. Todos han sido descartados, silenciados, y escondidos debajo de la alfombra por el monopolio médico.

Con el fin de proteger el monopolio médico, cualquier tratamiento natural viable se enfrentará a la oposición masiva de las industrias medico-farmacéutica. Las compañías farmacéuticas no tienen interés en los agentes naturales que no pueden patentar, debido a que interfiere con su flujo de ingresos. Emplearan, y de hecho ya han estado empleando, medidas extremas para evitar que la verdad sobre los tratamientos naturales eficaces lleguen al público.

Este es un asunto controvertido, que provoca reacciones airadas y muchas veces irreflexivas.

Podríamos considerarlo casi como un tema tabú en nuestra sociedad, pues nos enfrenta con unas "verdades inviolables" y comúnmente aceptadas que mantienen el Sistema en pie.

Y todo comienza cuando hacemos una normal y simple pregunta...**¿Cómo gana dinero un médico o un farmacéutico?** no existiría ninguna controversia cuando la pregunta se dirige a un arquitecto u cualquier otro profesional. La respuesta a esta pregunta nos lleva directamente a una absurda paradoja.

Tanto el médico, el farmacéutico y la industria farmaceutica ganan dinero gracias a la enfermedad.

Llegados a este punto, es normal hacerse otra pregunta: si la medicina y la farmacia ganan dinero con la enfermedad **¿qué interés pueden tener estas industrias en nuestra salud?**

Es un argumento tan lógico y obvio que nadie quiere aceptarlo como una realidad. Para comprender mejor las implicaciones de este razonamiento, profundicemos un poco más, utilizando la lógica más simple.

Si relacionamos el negocio de la medicina y la farmacia con el estado de los pacientes, veremos que sus ganancias se dirimen a través de 3 ecuaciones básicas:

ENFERMEDAD = DINERO

SALUD = POSIBLE GANANCIA FUTURA

MUERTE = GANANCIA NULA

Dos esquemas de negocio básicos:

En el primero, se gana dinero gracias a los diagnosticos de enfermedad cíclica de los pacientes. La mayor frecuencia de un estado de enfermedad, supone mayores ingresos. En estado de enfermedades crónicas, continuadas en el tiempo, aún mejor.

En ambos casos, es esencial ofrecer la suficiente calidad de vida al paciente para que siga sufragando el tratamiento y ante todo, evitar o posponer su muerte, pues ésta significaría el fin de los ingresos. Queda claro pues, que la salud completa, en ningún caso implica beneficios. En cambio, la enfermedad, siempre los garantiza. Una verdad que no queremos reconocer, pero por más vueltas que le demos, es la pura realidad.

Quizás ha llegado el momento de recalificar a la medicina y a la farmacia como **"ciencias de la enfermedad"** substituyendo la actual calificación de **"ciencias de la salud"**

Bajo ningún concepto digo que los médicos no se interesen por la salud de sus pacientes o que promuevan la proliferación de enfermedades. Los médicos, como profesionales de la salud quieren lo mejor para los pacientes y aplican sus conocimientos, procedentes de la enseñanza recibida. Y esa es precisamente la clave. En la enseñanza recibida por parte de los médicos. Es decir, cómo le han sido transmitido los conocimientos.

Los medicos, desde su acceso a la facultad de medicina, son entrenados y educados para formar parte de la industria médico-farmacéutica, adaptandose a sus lógicas de funcionamiento.

La industria farmacéutica se relaciona con los médicos a través de múltiples vías: visitadores médicos, exhibiciones comerciales en congresos médicos y reuniones, promoción y financiación de actividades educacionales, entrega de documentación científica, material publicitario e invitación a participar en ensayos clínicos, con el objetivo legítimo de informar de sus productos y estimular su utilización. En algunas de estas situaciones se pueden producir violaciones del comportamiento ético al que están obligados los médicos.

Siguiendo estas mismas lógicas, la industria farmacéutica gana inmensas cantidades de dinero gracias a la enfermedad, de la misma manera que la industria armamentística gana inmensas cantidades de dinero gracias a la guerra.

Y llegados hasta este punto, **¿no resulta ingenuo pensar que la industria farmacéutica promueve la salud? ¿O es que acaso alguien imagina a un fabricante de armas promoviendo la paz en el mundo?**

La relación y la influencia que ejerce la industria armamentística sobre el mundo militar, es análoga a la que ejerce la industria farmacéutica sobre el mundo de la medicina.

No es disparatado pensar que utilizarán parte de su inmenso poder económico en influir en la educación o programación de los médicos y los farmacéuticos, aquellos que el día de mañana deberán seguir garantizando que el esquema de negocio continúe.

Así pues, es lógico pensar que todo el conocimiento relativo a la medicina y a la farmacia está orientado para adaptarse a la lógica de negocio **"enfermedad=dinero".**

El mundo de la ciencia no está formado por seres superiores, sino por personas normales, tan corruptas, codiciosas e inconscientes como lo pueda ser cualquier otro colectivo humano.

Pero volvamos a la perversa lógica "enfermedad=dinero" y a los argumentos que pueden esgrimirse en contra de esta afirmación.

Sin duda, habrá muchas personas que afirmarán que: *"la enfermedad forma parte de la vida y a la naturaleza y que la medicina consiste, en activar la luchar contra la enfermedad"*

En conclusión, que el cometido de la industria médico-farmacéutica es luchar contra las enfermedades y que, por lo tanto, de forma lógica y natural, la inevitable aparición de la enfermedad reporta beneficios a ambas industrias, sin que ellas tengan la culpa de ello.

*¿Sería posible que la medicina y la farmacia centren sus esfuerzos y su negocio en la **salud** y no en la enfermedad?*

La consecución de este modelo solo seria factible cuando, el médico fuera retribuido solo mientras el paciente estuviera sano. Un modelo utilizado en la antigua China. El mantenimiento de la salud en los pacientes repercutía en su prestigio profesional al mismo tiempo que en sus ganancias.

Las 3 anteriores ecuaciones del negocio médico-farmacéutico se transformarían en las siguientes:

ENFERMEDAD = GANANCIA NULA
SALUD = DINERO
MUERTE = GANANCIA NULA

El médico imprescindiblemente, centraría sus esfuerzos en mantener la salud de sus pacientes, previniendo la aparición de enfermedades y por lo tanto estudiando y atacando sus **causas** y no sus **consecuencias**.

El papel del farmacéutico sería complementario y consistiría, básicamente, en suministrar aquellos productos necesarios para fortalecer y prolongar la salud del paciente, y en su caso, los necesarios para combatir la enfermedad cuando ésta apareciera.

Como podemos deducir, según este modelo, el farmacéutico estaría más relacionado con el mundo de la nutrición que con el de la química.

Muchos seguramente calificaran esto de un modelo absurdo. Pero no más absurdo una industria médico-farmacéutica que sólo aumenta sus ingresos cuando estamos enfermos.

Es evidente que, tal y como está estructurada nuestra sociedad actual, este modelo resulta muy difícil de aplicar, a pesar de resultar mucho más lógico y potencialmente beneficioso para el paciente.

Llegados a esta encrucijada, quizás deberíamos preguntarnos: **¿porqué desde sus inicios la medicina optó por un modelo en el que la ganancia se asocia a la enfermedad y no a la salud?**

Particularmente creo que la respuesta no puede ser más triste: todo gira alrededor del **poder**, hoy, con tal capacidad que puede comprar no solo a la clase médica, también a la política.

La enfermedad es un período excepcional de crisis en la vida, en la que el enfermo, desesperado, está dispuesto a ceder o pagar lo que sea necesario para salvar su vida y el médico se presenta como la única figura con capacidad para conseguirlo.

Por esa razón la medicina centra su actividad en la enfermedad, porque es la situación crítica que implica mayor acaparamiento de poder y autoridad, fluyendo desde el paciente hacia el médico.

A lo largo de la historia, incluso reyes y emperadores se han inclinado ante sus medicos. La medicina no ha evolucionado alrededor del concepto de salud; lo ha hecho alrededor de la autoridad y el prestigio social, y lógicamente de las ganancias que éstos acarrean. Y estos beneficios solo se pueden obtener a través de la **enfermedad**. Un funcionamiento completamente opuesto al que debería ser. Ésta es la gran contradicción de la medicina. Basa en mecanismos tan simples que cualquier persona puede entenderlos.

Sin embargo y a pesar de tenerlo enfrente de nuestras narices, el mundo sigue cerrando los ojos a esta realidad tan obvia. Y es que el mundo no está lleno de ciegos, sino de personas que no quieren ver la realidad.

En muy pocas ocasiones aparece alguna persona relacionada con la industrian medico-farmaceutica, de forma directa o indirecta, y reflexiona sobre el tema y nos quedamos helados de sus escalofriantes declaraciones

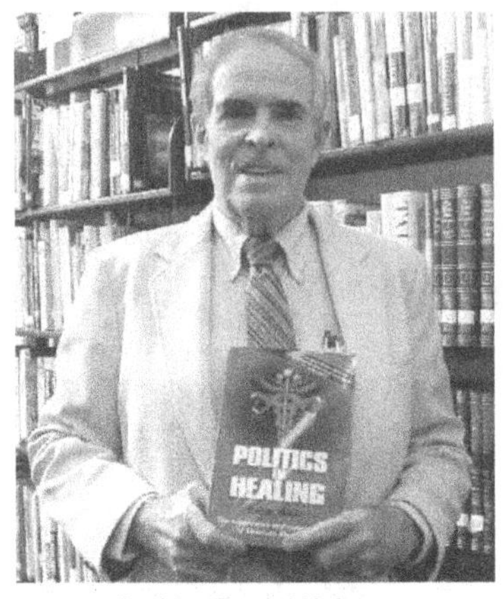
Author: Daniel Haley

*En 2001, un ex asambleísta del estado de Nueva York, **Daniel Haley**, escribió una critica denuncia de cómo la Food and Drug Administration (FDA), le cerró sistemáticamente la puerta a productos eficaces y no tóxicos, muchos de ellos para el cáncer.*

Como he dicho anteriormente, la FDA es la principal agencia encargada de la protección de la salud y la seguridad de los medicamentos. Sin embargo, el relato de 10 historias impresionantes en su libro, *"The Politics of Healing,"* Haley describe cómo la FDA ha suprimido y prohibido curas naturales para la salud, *ocho de ellas para el cáncer.* Más tarde escribió sobre dos curas para el cáncer adicionales que fueron eficaces y que la FDA tampoco permitió.

La FDA llegó a admitir que uno de estos tratamientos, descubierto por el **Dr. Stanislaw Burzynski**, tuvo éxito con algunas de las formas más incurables de cáncer. Historias como esta son muy comunes, y nadie puede hacer nada, mientras tanto, miles de personas mueren, mientras que la FDA niega tratamientos eficaces contra el cáncer.

Daniel Haley calificó a la FDA como una agencia deshonesta y fuera de control que ha mentido en testimonios ante el Congreso, ha falsificado datos deliberadamente destruzendo evidencia para prohibir la entrada al mercado a curas como la de Burzynski. Haley dijo. *La FDA le es leal a la industria de los medicamentos y no a las personas,*

Sus afirmaciones son similares a las del **Dr. David Graham**, quien una vez trabajó en la Oficina de Seguridad de Medicamentos de la FDA. En el 2004, el Dr. Graham hizo la denuncia de seis fármacos que eran perjudiciales para las personas, entre ellas el Vioxx, pero en lugar de actuar, los superiores del Dr. Graham lo suspendieron de su puesto de trabajo. Él se defendió a través de un programa especial de televisión PBS cuando mencionó la manera en que había sido castigado por la FDA por pensar que el objetivo de esta era servir al público. Aunque según el Dr. Graham sus supervisores dijeron:

"El objetivo de la "FDA es servir a la industria de los medicamentos"

Desafortunadamente, la FDA todo poderosa, continúa sirviendo a sus clientes, las grandes compañías farmacéuticas, asegurándose de que la **quimioterapia tóxica, junto con la cirugía y la radiación**, sean las únicas opciones legalmente disponibles para tratar el cáncer. Hablamos de una Industria con una enorme capacidad económica y política, con 139 medicamentos para el tratamiento del cáncer sólo en mujeres. Y más de 900 terapias experimentales contra el cáncer que están siendo investigadas. No es extraño que muchas compañías farmacéuticas estén aumentando su investigación en los medicamentos contra el cáncer.

Según el New York Times: *"Prácticamente todas las grandes compañías farmacéuticas parecen que han descubierto el cáncer, y una parte sustancial de las compañías de biotecnología más pequeñas también se enfocan en el. En conjunto, las empresas están invirtiendo miles de millones de dólares en el desarrollo de medicamentos contra el cáncer."*

Si analizamos bien dijeron "desarrollo de *medicamentos*", no curas. Esto es porque esta industria no está establecida para curar, aunque supuestamente ese es su objetivo. Esa es también la razón por la que las previsiones económicas pronosticaron 20 millones de nuevos casos de cáncer para el 2025, representando un negocio de 50 mil millones de dólares al año en el tratamiento contra el cáncer, con un aumento del 15%.

La FDA es ahora, gracias a la PDUFA, financiada principalmente por las compañías farmacéuticas y es cómplice de este proceso. Restringen la competencia con el pretexto de proteger al público, cuando la realidad es que están protegiendo las ganancias de las compañías farmacéuticas.

No es difícil comprender que el cáncer es un gran negocio. La industria del cáncer no invierte absolutamente nada de sus recursos de miles de millones de dólares en estrategias de prevención eficaces, como las directrices alimentarias, ejercicio, educación y obesidad. En cambio, invierte su dinero en *el tratamiento del cáncer,* no en la prevención o curación del mismo.

Si la industria farmacéutica permitiera una cura del cáncer, sus mensualidades disminuirían extrepitosamente. Es mejor mantener un flujo constante de pacientes con cáncer con vida, pero enfermos y que regresen por más.

" La actual clínica y la evidencia científica no es compatible con las demandas de la industria del cáncer. Tratamientos convencionales del cáncer están en su lugar como la ley de la tierra, ya que pagar, y no curar, es mejor. Décadas de esta política de cáncer como siempre se han mantenido sabiéndose esto y seguirá haciéndolo a menos que usted se despierte a esta realidad. (John Diamond, MD & Lee Cowden, MD)

Como dijo **Molière**: *"El médico es el hombre que se mantiene a la cabecera del enfermo hasta que la medicina lo mate o la naturaleza lo cure".*

La política del cáncer siempre a impedido y, seguirá haciéndolo, que se conozcan las alternativas que han obtenido éxito.

Las manifestaciones del **Dr. John Diamond y Dr. Lee Cowden**, resultan

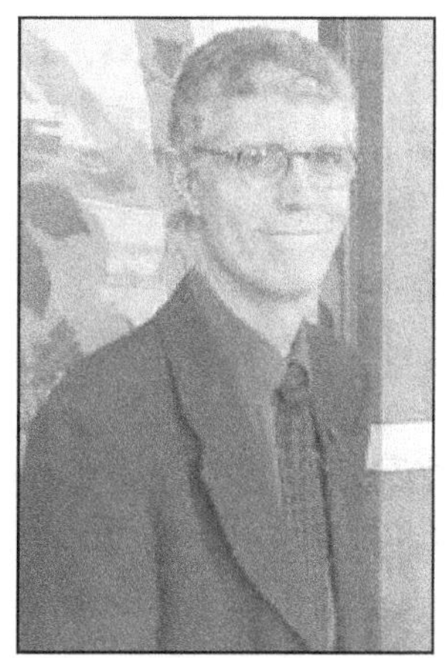

asombrosas dentro del entorno del càncer, aunque como iremos viendo a lo largo de estas páginas, no serán las únicas. En esta ocasión también realizan acusaciones a los diferentes organismos que al parecer son los que en cierta forma están pagados por las grandes farmacéuticas o las grandes coorporaciones.

"Para un poderoso conglomerado de agencias gubernamentales, empresas farmacéuticas internacionales, y grandes centros de tratamiento oncológico, las ganancias están primero. No quieren que el público conozca y utilice alternativas efectivas.

El resultado es que la quimioterapia, la radiación y la cirugía son la ley como tratamientos oncológicos, por motivos políticos, no terapéuticos.

La mayor parte de lo que usted ha aprendido en su vida sobre el cáncer no es la verdad. Como mínimo, le han dado información parcial. Si cree en la propaganda que le han vendido y le aparece un cáncer, le puede costar la vida.

En los EE.UU. los intereses económicos se disfrazan de regímenes terapéuticos y de interés científico. Su objetivo es poseer y controlar completamente una enfermedad "el cáncer" como si fuera una mercancía, y anular a la competencia, como lo son las terapias alternativas o complementarias, para mantener un monopolio en el mercado terapéutico.

*El dinero lleva a la política de la nariz. Los intereses financieros de las compañías farmacéuticas, los oncólogos convencionales, los hospitales, las HMO´s * y otros en lo que se conoce como el establecimiento del cáncer, han eclipsado la integridad del juramento hipocrático; el dinero y la política han proclamado que los tratamientos convencionales son científicamente válidos y por lo tanto obligatorios por ley. La terrible falta de este conveniente arreglo financiero es que las ganancias del establecimiento del cáncer se derivan de vidas perdidas al cáncer porque los tratamientos alternativos exitosos están prohibidos o no se dan a conocer.*

Para el establecimiento del cáncer, un paciente con cáncer es un centro de ganancias. Las evidencias clínicas y científicas no apoyan las afirmaciones de la industria del cáncer. Los tratamiento convencionales para el cáncer son ley porque son los que más pagan, no porque sean los que más curan.

Décadas de políticas del cáncer como de costumbre han impedido que usted se entere de esto, y lo seguirán haciendo, a menos que usted abra los ojos a esta realidad.

Aunque el aumento de la incidencia del cáncer es una mala noticia para los pacientes, es una noticia excelente para la industria del tratamiento del cáncer - Cáncer Inc. (Cáncer S.A.), como la han llamado algunos críticos. En este ambiente, palabras que suenan científicas y muy médicas, con frecuencia ocultan otros planes. La frase "tratamiento exitoso" puede significar lucrativo, mientras que tratamiento "peligroso" o "cuestionable" puede referirse a terapias que amenazan las ganancias de la industria del cáncer. Cuando uno empieza a descubrir las motivaciones y el contexto económicos del tratamiento del cáncer, esto ayuda a entender por qué se impide que el público conozca las terapias alternativas para el cáncer.

Ayuda a entender por qué tratamientos tan peligrosos y que fracasan tan sistemáticamente, como la radiación y la quimioterapia, siguen dominando el mundo de la oncología.

El motivo por el que los tratamientos alternativos para el cáncer no son los tratamientos de uso habitual ó mayoritario tiene poco que ver con su alegada inefectividad terapéutica y mucho que ver con el control político del mercado terapéutico. La política del cáncer tiene una influencia fundamental en la ciencia del cáncer, y, por último, en lo que el público piensa y cree sobre el cáncer y en lo que es capaz de esperar en cuanto a opciones terapéuticas. Los médicos que brindan tratamientos y los científicos que llevan a cabo investigaciones no son los que controlan el mundo del cáncer. Es la estructura de poder a gran nivel del estableimiento del cáncer la que controla de manera efectiva la forma y la dirección de la prevención, el diagnóstico y el tratamiento del cáncer. El campo del cáncer en los EE.UU. está organizado alrededor de un monopolio médico que resulta en un continuo flujo de dinero para las compañías farmacéuticas, empresas de tecnología médica, institutos de investigación y agencias gubernamentales tales como la Administración de

Medicamentos y Alimentos (FDA), el Instituto Nacional del Cánce (NCI), y organizacones cuasi-públicas tales como la Sociedad Norteamericana del Cáncer (ACS). Esta es la "industria del cáncer", dice Ralph Moss, Ph.D., cuyas extensiones incluyen a la prensa corporativa, expertos en relaciones públicas, industrias nucleares y petroquímicas, científicos corporativos, y médicos que se especializan en "matar" al cáncer.

Fuente: "Alternative Medicine: The Definitive Guide to Cancer", páginas 643-647. * HMO: Organizaciones para el mantenimiento de la salud (EE.UU.); Whale.

¿La codicia de las farmacéuticas detiene la cura del cáncer?

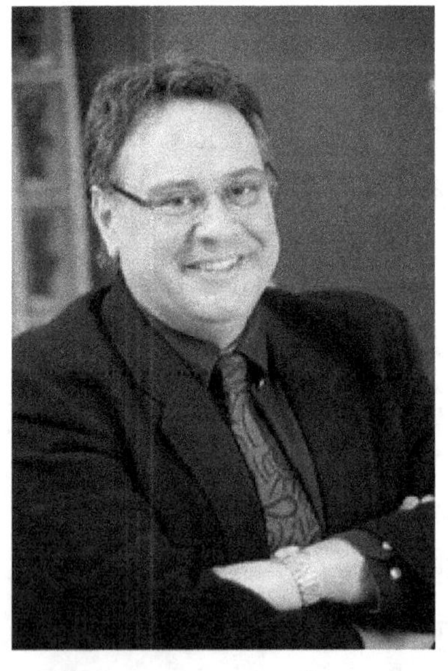

Científicos de la Universidad de Alberta, en Canadá, aseguran haber descubierto una sustancia que elimina las células afectadas por tumores. Estas sustancias carentes de patentes, impide conseguir los fondos necesarios para proseguir sus pruebas.

Investigadores de la Universidad de Alberta han logrado curar el cáncer utilizando un medicamento llamado dicloroacetato, sin embargo, como esta sustancia no requiere patente y es barata a comparación con los medicamentos usados para combatir el cáncer por las grandes farmacéuticas, está investigación no ha recibido mucho apoyo ni está haciendo eco en los medios.

Los profesores de la Universidad mencionada comprobaron que el Dicloroacetato ayuda a la regresión de los cánceres de pulmón y de mama, así como los tumores cerebrales, entre otros. Los resultados del estudio fueron publicados en la revista Cancer Research por los investigadores de la UA, incluyendo al cardiólogo, Dr. Evangelos Michelakis y doctor Bonnet Sebastien.

El **Dr. Evangelos Michelakis, profesor de la Universidad de Alberta,** probó el dicloroacetato en células humanas y notaron que mata las células de cáncer en los pulmones, en el cerebro y en el pecho, dejando solamente las células sanas. En ratas con severos tumores sus células se encogieron al ser alimentadas con agua con esta sustancia. El dicloroacetato detona una acción en la mitocondria para que esta acabe de forma natural con el cáncer en las células, tradicionalmente se enfoca en la glucólisis para combatirlo.

Como actua. El Dicloroacetato es absorbido por el organismo restableciendo el normal funcionamiento de las mitocondrias, catalizando la apoptosis , generalmente inhibida pero todavía funcional, en algunos tipos de células cancerosas.

Los cambios clínicos pueden tardar 2-3 semanas en hacerse notar.

Un metabolismo glicolítico está asociado con un estado antiapoptótico y pro-proliferativo que caracteriza a las células de muchos tumores sólidos. El aumento de la entrada de piruvato a la mitocondria, ya sea por la acción del DCA , por la expresión de PDH o por inhibición de la LDH incrementa la apoptosis y disminuye la capacidad proliferativa y el crecimiento tumoral.

Dosis Dicloroacetato

Se recomienda llevar a cabo el tratamiento de manera continuada durante 3 semanas y 1 semana de descanso de forma ininterrumpida, verificando con su médico habitual su evolución positiva.

La dosis depende del peso de paciente, estando establecida una dosis entre 10 y 35 Mg por día y kilo de peso, siendo la dosis más habitual de 25 Mg / Kg por día.

El Dr. Michelakis sugiere la dosis mínima detección en el tejido canceroso en 10 Mg/Kg/Día. Se recomienda la ingesta al mismo tiempo de vitamina B1, entre 1.000 mg-1.500 mg por día.

De la misma forma se recomienda la ingesta de entre 6 y 12 bolsitas al día Te Verde, que ayuda en el metabolismo como agente oxidativo, necesario para promover la apoptosis y facilitar la eliminación de toxinas de lisis tumoral debido a su efecto diurético.

Imagine que el Dicloroacetato es la llave de un motor, la cafeína es el pedal del acelerador con el que el médico regula la velocidad de apoptosis celular.

No se debe de consumir café durante el tratamiento, contiene una dosis excesiva de cafeína y podría ser peligroso en caso de cáncer de cerebro, por otro lado, eleva el nivel de acidez del organismo.

Se puede repartir la dosis en dos tomas diarias. Ingerir disuelto en zumo o agua.

Es importante conocer que el Dicloroacetato había sido utilizado antes por los hombres de la ciencia y la medicina, habiendo también sido utilizado con éxito en el tratamiento de los defectos congénitos relacionados con el metabolismo. Marcadose como relativamente no tóxico.

Durante casi 80 años los investigadores han sabido que el cáncer tiene una influencia negativa en las mitocondrias. Durante todo este tiempo, la opinión más extendida era que no era posible que las mitocondrias funcionaran con normalidad después de que hayan sido afectadas por el cáncer.

El **Dr. Michelakis** minó esta tesis y declaró que el Dicloroacetato puede restaurar la mitocondria destruida. Los resultados superaron sus expectativas: El Dicloroacetato no sólo impidió la devastación de la mitocondria, sino que también disminuyó el crecimiento del tumor en tubos de ensayo y en modelos animales.

El **Dr Michelakis** manifestó su preocupación de no encontrar fondos para hacer pruebas clínicas con dicloroacetato ya que no representaría fuertes ganancias para inversionistas privados al no estar patentado.

Esto pareciera una nueva confabulación de la industria farmacéutica para ignorar o silenciar este descubrimiento. La razón aducida para dicho **silenciamiento** radica en la falta de beneficio **al no ser un compuesto patentable**.

¿Se repite la historia una vez más?, constantemente se encuentran nuevas y más que probables curas contra muchas enfermedades, entre ellas el cáncer, pero la Mafia en el poder que nos rodea LO OCULTA, LO TAPA y LO ENTIERRA sistemáticamente.

Esto encaja exactamente con las declaraciones del Premio Nobel de Medicina **Richard J. Roberts** en una entrevista sobre como los fármacos que curan no son rentables y por eso no son desarrollados por las farmacéuticas que en cambio sí desarrollan medicamentos cronificadores que sean consumidos de forma serializada.

" la medicina que cura del todo no es rentable y por eso no investigan en ella".

El Premio Nobel de medicina de 1993 Richard J. Roberts pone de manifiesto que muchas de las enfermedades que hoy son crónicas tienen cura, pero para los laboratorios farmacéuticos no es rentable curarlas del todo, los poderes políticos lo saben, pero los laboratorios compran su silencio financiando sus campañas electorales.

Algunas de sus declaraciones que se transcriben podemos calificarlas como verdaderamente escalofriantes, apoyando estas a lo que desde hace muchos años se viene opinando sobre "el negocio de la Salud".

Dr. Richard J. Roberts: *"La investigación en la salud humana no puede depender tan sólo de su rentabilidad económica. Lo que es bueno para los dividendos de las empresas no siempre es bueno para las personas".*

"...estamos hablando de nuestra salud y nuestras vidas y las de nuestros hijos y millones de seres humanos".

"Si sólo piensas en los beneficios, dejas de preocuparte por servir a los seres humanos".

"Porque las farmacéuticas a menudo no están tan interesadas en curarle a usted como en sacarle dinero, así que esa investigación, de repente, es desviada hacia el descubrimiento de medicinas que no curan del todo, sino que cronifican la enfermedad y le hacen experimentar una mejoría que desaparece cuando deja de tomar el medicamento".

El Dr. Richard J. Roberts en sus declaraciones realiza una grave acusación.

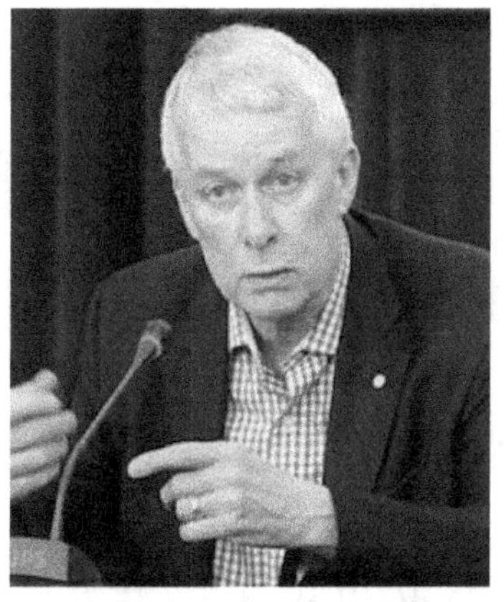

"Pues es habitual que las farmacéuticas estén interesadas en líneas de investigación no para curar sino sólo para cronificar dolencias con medicamentos cronificadores mucho más rentables que los que curan del todo y de una vez para siempre. Y no tiene más que seguir el análisis financiero de la industria farmacológica y comprobará lo que digo".

"Hay dividendos que matan".

"Por eso le decía que la salud no puede ser un mercado más ni puede entenderse tan sólo como un medio para ganar dinero. Y por eso creo que el modelo europeo mixto de capital público y privado es menos fácil que propicie ese tipo de abusos".

"Se han dejado de investigar antibióticos porque son demasiado efectivos y curaban del todo. Como no se han desarrollado nuevos antibióticos, los microorganismos infecciosos se han vuelto resistentes y hoy la tuberculosis, que en mi niñez había sido derrotada, está resurgiendo y ha

matado este año pasado a un millón de personas". **Fuente:** http://es.globedia.com/farmaco-cura-rentable

El Dr. Thomas Steiz denuncio a los Laboratorios Farmaceuticos.

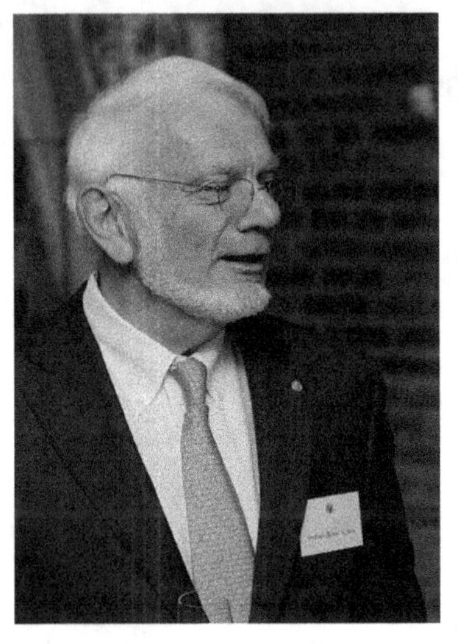

El Dr. **Thomas Steiz** premio Nobel de Quimica en 2009, denunció, que los laboratorios farmacéuticos no invierten en investigar en antibióticos, que puedan curar definitivamente, sino que prefieren centrar el negocio en medicamentos que sea necesario tomar durante "toda la vida".

"Muchas de las grandes farmacéuticas han cerrado sus investigaciones sobre antibióticos porque curan a la gente y lo que estas empresas quieren es un fármaco que haya que tomar toda la vida. Puede sonar cínico, pero las farmacéuticas no quieren que la gente se cure".

Es un grave error dejar el "negocio de la salud" a empresas privadas ya que siempre, en sus grandes objetivos, está la rentabilidad económica y el paciente es un mero cliente que no deben perder bajo ningún concepto.

En el caso de la tuberculosis, Steitz ha averiguado el funcionamiento que debería seguir un nuevo antibiótico para combatir cepas resistentes a esta enfermedad, que surgen sobre todo en el sur de África. El desarrollo de este medicamento precisa una gran inversión económica y la colaboración de una farmacéutica para avanzar en la investigación, ha comentado en rueda de prensa. *"Nos resulta muy difícil encontrar una farmacéutica que quiera trabajar con nosotros, porque para estas empresas vender antibióticos en países como Sudáfrica no genera apenas dinero y prefieren -ha lamentado- invertir en medicamentos para toda la vida".*

Por el momento, según Steitz, estos nuevos antibióticos son *"sólo un sueño, una esperanza, hasta que alguien esté dispuesto a financiar el trabajo".*

Este es el lamentable llamamiento de un científico sin pelos en la lengua que denuncia lo que esta ocurriendo hoy en día en estos laboratorios bajo el consentimiento de los Estados y cuyas víctimas son todos los enfermos.

"La Mafia Médica". Una contundente denuncia sobre la relación a nivel mundial entre el complejo formado por el Sistema Sanitario y la industria farmacéutica.

La **Dra. Ghislaine Lanctot** fué expulsada del colegio de médicos y le fue retirada su licencia para ejercer medicina, al publicar un libro titulado "La mafia médica" en el que otras denuncias afirma que *"las autoridades mienten cuando dicen que las vacunas nos protegen o que el SIDA es contagioso o que el cáncer es un misterio".*

La medicina actual fomenta la enfermedad, no la salud: lo denuncio en su libro "La mafia médica".

La mafia farmacéutica se encargó de encarcelarla con sus argucias de siempre, para lo que tienen contratados los "mejores" abogados del diablo.

Su libro expone, por una parte, la errónea concepción de la salud y la enfermedad que tiene la sociedad occidental moderna, fomentada por esta mafia médica que ha monopolizado la salud pública creando el más lucrativo de los negocios.

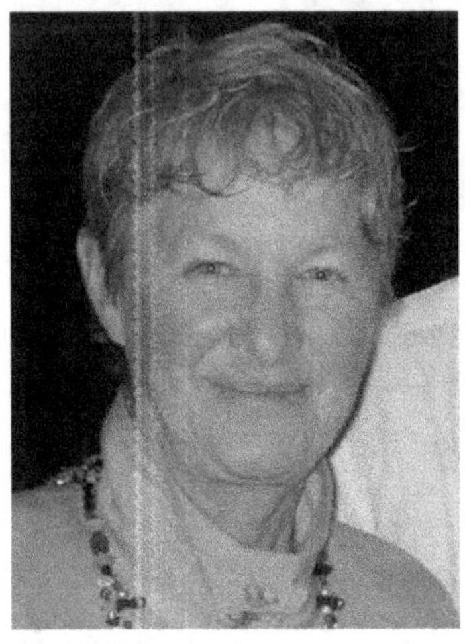

Además de tratar sobre la verdadera naturaleza de las enfermedades, explica cómo las grandes empresas farmacéuticas controlan no sólo la investigación sino también la docencia médica, y cómo se ha creado un Sistema Sanitario basado en la enfermedad en lugar de en la salud, que cronifica enfermedades y mantiene a los ciudadanos ignorantes y dependientes de él.

El libro es una caja de bombas sin exploleta contra todos los miedos y mentiras que destrozan nuestra salud y nuestra capacidad de autorregulación natural, volviéndonos manipulables y completamente dependientes del sistema.

Gwendolyn Leslie Olsen confiesa el fraude de la industria farmacéutica

Gwendolyn Leslie Olsen pasó 15 años como representante de ventas en la industria farmacéutica, trabajando para gigantes de la Industria Farmaceutica, como Johnson & Johnson, Bristol-Myers Squibb y Laboratorios Abbott. Ella disfrutó de una exitosa carrera, de ritmo rápido hasta que varias experiencias comenzaron su despertar a los peligros que acechan en cada gabinete de la medicina estadounidense.

Su confesión sobre el gran fraude-negocio que es en realidad una gran parte de la medicina actual, así como la mafia que se esconde tras ella.

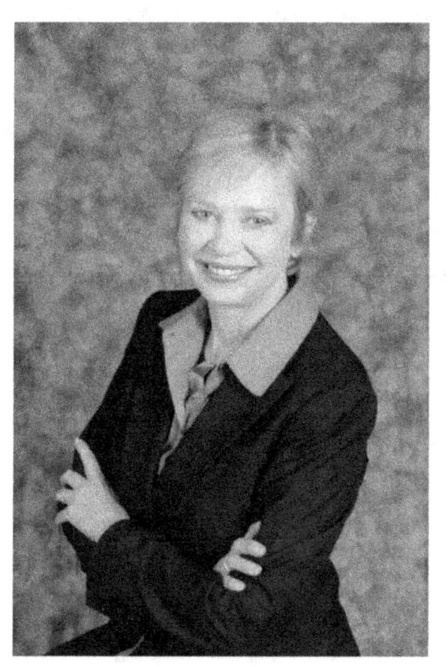

Sus lecciones más conmovedoras, sin embargo, **llegaron como víctima y superviviente** a los efectos secundarios de unos medicamentos que pusieron en peligro su vida. Después de salir de las ventas farmacéuticas en el año 2.000, Gwen trabajó en la industria de alimentos naturales por primera vez como una gestora de cuentas para Nature's Way, y luego como gerente regional de ventas para Gaia Herbs. Actualmente es escritora, oradora y consultora de salud natural.

En su libro, denuncia el mercantilismo existente en torno a los antidepresivos y sus graves efectos secundarios. Increíble confesión, sobre el gran fraude-negocio que es en realidad una gran parte de la medicina actual, así como la mafia que se esconde tras ella.

En su libro, *"Confesiones de una traficante de medicinas"*, Gwen Olsen revela el conocimiento como empleada farmacéutica entrenada específicamente par vender y convencer a los médicos de los beneficios de administrar pastillas masivamente; la experiencia personal de haber tomado medicaciones psiquiátricas y haber visto cómo alteran su vida y el gran dolor de haber perdido a su sobrina por suicidio tras haber seguido su tratamiento con medicaciones psiquiátricas.

La Mafia Farmacéutica (Dr. John Virapen)

El **Dr. John Virapen** trabajó más de 35 años en la industria farmacéutica. En Suecia se desempeñó como gerente general de Eli Lilly & Company y estuvo involucrado en el lanzamiento al mercado de varios medicamentos con efectos secundarios masivos.

John Virapen en su primer libro sobre su actividad como gestor en la industria farmacéutica en 2006 bajo el seudónimo de "John Rengen", el libro "Rubio Talks A story from a Pharma-Insider". A principios de 2008 un nuevo libro "Side Effects: Death" fue publicado y fuè un best-seller en Europa. John Virapen, arrepentido, ahora se dedica a exponer y crear conciencia sobre cómo la industria farmacéutica está operando con su propio interés como objetivo primordial. "

Virapen admité que sobornó al gobierno sueco para que fuera registrada como fármaco el conocido PROZAC y sabe mucho más, que se ha convertido en su seguro de vida tal y como él mismo dice. El "despertó" cuando tuvo a su hijo y se dio cuenta de que lo que había hecho a miles de personas, le ocurriría a su mismo hijo en este mismo sistema. Virapen está dispuesto a ir a hablar allí donde le inviten para que esta verdad llegue a la gente porque tal y como dice: "las protestas públicas pueden conseguir que esta industria deje de fabricar muertos".

"La industria farmacéutica es la más corrupta y poderosa del mundo y mata más gente que todas las guerras que tenemos activas en el mundo, pero a largo plazo. Están más interesados en enfermar a la gente que en curarla".

"Los médicos estos días no saben mucho de medicina, ni se preocupan mucho de tratar a sus pacientes. Piensan más en cuánto dinero se les pagará".

En definitiva, el Dr. Virapen no dice todo lo que sabe, pero todo lo que dice necesita ser dicho y escuchado y comprendido por todos nosotros, consumidores. Debe ser difundido sin dilación a todos nuestros familiares, amigos y conocidos, especialmente a aquellos cuyas decisiones penden sobre los niños, a los que tenemos la obligación de proteger porque son el futuro de nuestro nuevo mundo.

Me recuerda a esas personas que después de cometer barbaridades durante toda su vida se acuerdan de Dios en el último momento, cuando están agonizando en la cama. Al menos no ha esperado a ese momento y empieza a cantar a tiempo. Menos da una piedra.

"Medicamentos que matan y crimen organizado"

Otros de los "libros denuncia" **"Medicamentos que matan y crimen organizado"** donde su autor el **Dr. Peter C. Gotzsche**, demuestra con datos exhaustivos de qué modo la gran Farma-Industria corrompe a médicos, revistas y sociedades científicas, organizaciones de pacientes, gobiernos y agencias de medicamentos para mejorar sus beneficios, aunque sea a costa de la muerte de sus "clientes": todos nosotros, los pacientes. **¿Por qué los medicamentos se han convertido, tras las enfermedades del corazón y el cáncer, en la tercera causa de muertes en el mundo?** Una denuncia a la industria farmacéutica: la sobremedicación, y las prácticas corruptas de un sector que olvidó la ética para pensar sobre todo en los beneficios.

Durante 30 años, el Dr Gotzsche trabajo en ensayos clínicos y regulación de medicamentos para varias farmacéuticas y ha publicado más de setenta artículos científicos en las *Big Five,* las cinco principales revistas científicas. Y es por esto por lo que afirma con rotundidad que la industria farmacéutica

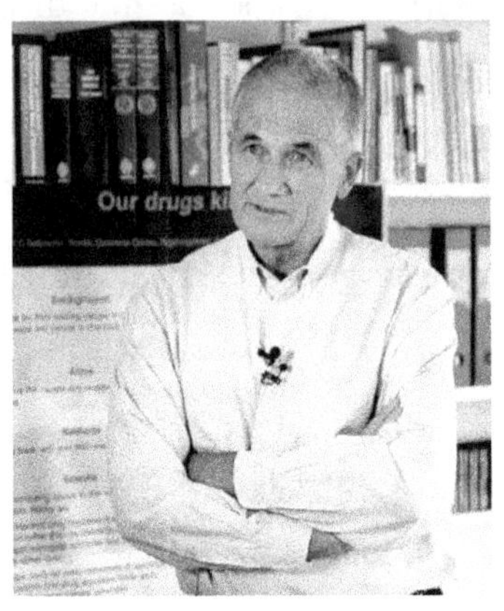

está corrompida hasta la médula, extorsiona a médicos y políticos, y mantiene enormes beneficios a fuerza de medicar innecesariamente a la población.

A lo largo de 400 pàginas, el Dr. Gotzsche demuestra, con una bibliografía contrastable, que la industria farmacéutica opera, más o menos, de la siguiente forma:

1) Investiga sustancias químicas, con frecuencia valiéndose de dinero público.

2) Realiza ensayos clínicos para demostrar las bondades del medicamento en cuestión; gracias a la magia de las estadísticas, los resultados suelen ser siempre favorables y el medicamento empieza a comercializarse.

3) Si los resultados de los ensayos clínicos son catastróficos, se guarda la información en un cajón, no como el de sus mesas de noche, sino uno más seguro, bajo llave, y se oculta del escrutinio de reguladores e investigadores ajenos a la compañía.

4) En cualquier caso, los efectos secundarios se minimizan, o directamente se esconden.

5) La industria farmacéutica soborna, a través de consultorías de decenas de miles de euros, a través de becas de investigación, a través de vacaciones pagadas, a través de jugosos patrocinios a hospitales o revistas médicas especializadas, a través de dinero ingresado en paraísos fiscales, a través de todo esto, les digo, la industria farmacéutica soborna al puñado de especialistas que contribuyen en principio a que todos nosotros, desconozcamos los efectos secundarios clandestinos, desconocidos, o no tanto, de las pastillas o capsulas que tomamos cada día.

Podriamos continuar con mas ejemplos como los anteriores, pero nada mejor que las propias palabras de médicos y científicos que han manifestado la importancia de los tratamientos anaturales en deficiencias orgánicas graves y ejemplo de ellos son:

DR. ALLAN GREENBERG. *"Como un médico jubilado, puedo decir honestamente que, a menos que usted se encuentre en un grave accidente,* **la mejor oportinidad de una vida y una feliz vejez es la de evitar los médicos y los hospitales y aprender de nutrición, medicina herbal y otras formas de medicina alternativa (es decir, Prevención).** *Casi todos los medicamentos son tóxicos y están diseñados sólo para tratar los síntomas y no para curar a nadie. La mayoría de la cirugía es innecesaria. En resumen,* **nuestro principal sistema médico es irremediablemente inepto y / o corrupto. El tratamiento del cáncer y las enfermedades degenerativas es un escándalo nacional. Cuanto antes que aprenda de esto, mejor será".** Cita del Dr. Allan Greenberg el 12/24/2002.

JOHN DIAMOND, MD & LEE COWDEN, M. *" La actual clínica y la evidencia científica no es compatible con las demandas de la industria de cáncer. Tratamientos convencionales del cáncer están en* *su lugar como la ley de la tierra, ya que pagar, no curar, es mejor. Décadas de esta política de cáncer como siempre se han mantenido sabiendose esto y seguirá haciéndolo a menos que usted se despierte a esta realidad.* John Diamond, MD & Lee Cowden, MD.

DR. LINUS PAULIN. *El Dr. Linus Pauling, dos veces premio Nobel y autor de varios libros sobre la vitamina C y el cáncer*

"Todo el mundo debería saber que la" guerra contra el cáncer "es un gran fraude".

DR. JAMES WATSO. *El Dr. James Watson ganó un Premio Nobel por la determinación de la forma de ADN. Durante la década de 1970, sirvió dos años en la* **Junta Consultiva Nacional de Cáncer.** *En 1975, se le preguntó sobre el Programa Nacional del Cáncer. Él declaró,* **"Es un montón de mierda."**

DR. HAMER. *Si el paciente no ha sido sometido a ningún tratamiento convencional (sobre todo la quimioterapia o la radioterapia), GNM ha una tasa de éxito del 95 al 98%. Irónicamente, estas estadísticas de la tasa de éxito notable del Dr. Hamer fueron entregadas por las propias autoridades.*

Cuando el Dr. Hamer fue arrestado en 1997 por haber dado a tres personas asesoramiento médico sin una licencia médica, la policía confiscó los archivos de sus pacientes y los analizaron. Posteriormente, un fiscal se vio obligado a admitir durante el juicio que, después de cinco años, 6.000 de 6.500 los pacientes terminales de cáncer en su mayoría, todavía estaban vivos. Con el tratamiento convencional las cifras son por lo general a la inversa. Medicina del Dr. Hamer paradigma Caroline Markolin, Ph.D.

Dr. Nieper *Hans Nieper MD (1928-1998) (Dr. Nieper utilizó un protocolo de cloruro de cesio en Hannover, Alemania)*

"Usted no va a creer la cantidad de funcionarios de la FDA o parientes o conocidos de los funcionarios de la FDA vienen a verme como pacientes en Hannover. Usted no va a creer esto, o directores de la AMA, o ACA, o los presidentes de los institutos ortodoxos del cáncer. Esa es la realidad ".

Dr. Willner, MD. *"Durante los últimos 10 años de mi práctica he utilizado muchos tratamientos que no estaban en la corriente principal de la medicina. Mis pacientes estaban a salvo, no intoxicados y eran muy eficaces. Cuando me jubilé he viajado y estudiado otras terapias ... he hablado con muchos médicos y sobre los excelentes resultados que los pacientes estaban recibiendo de esas terapias alternativas y fue testigo de su éxito de primera mano. Es el momento de cuestionar seriamente y rechazar la norma de los tratamientos de cáncer de la escuela ortodoxa de cirugía, radioterapia y quimioterapia, excepto en muy pocos casos.*

Usted puede tener dificultad en la obtención de algunas de estas terapias porque la FDA literalmente ha presionado al Congreso, con el pretexto de proteger al público, para mantener establecidas por un tiempo a las actuales terapias separar las "terapias naturales" de las manos del público en general. Si nos fijamos en el histórico de la FDA , es obvio que están sirviendo a intereses diferentes del suyo y el mío.

La "Creación del cáncer" es una red de empresas muy poderosas y ricas, cuyos miembros se sientan en las juntas directivas de muchas organizaciones sin fines de lucro. Literalmente controlan y dirigen toda la investigación de cáncer en el EE.UU. y en todo el mundo ...... A pesar de estos los centros sin fines de lucro que sirven a sus amos por la no supresión de las subvenciones , siguen aprobando todos, los tratamientos patentables en favor de los tratamientos costosos tratamientos que han causado estragos en los pacientes mientras que perdió el guerra contra el cáncer ." Dr. Willner

DR. Samuel Epstein, MD. *"No se trata de un problema científico. Se trata de un problema político."*

Dr. Warner, M.D. *"La quimioterapia es un negocio sumamente lucrativo para los médicos, hospitales y empresas farmacéuticas ... .El médico quiere que todos sigan el mismo protocolo exacto. No quieren que la industria vaya en virtud de la quimioterapia, y ese es el obstáculo número uno para todo progreso en oncología ".*

Como podemos observar, no existen milagros ni final de este capitalismo salvaje efectuado por la industria de la enfermedad. Esta industria existe porque le damos poder y fuerza para que siga existiendo, cada vez más. Dicho sea de paso: somos cada día más dependientes de ella.

Lo normal es no tener cáncer. Es no tener diabetes, ni síndromes de los más diversos y modernos o problemas cardiovasculares. Si la deficiencia orgánica ya está instalada, cuidarla para salir lo más rápido de la zona de peligro, pero buscar la cura verdadera, que sólo el propio organismo, en cuanto alcalinizado, vitalizado y nutrido, podrá llevar a cabo.

La "prevención" es la localización personal, es vivir en lo real, es el compromiso de vida. Es simplemente una alimentación saludable y hábitos saludables de vida. Es menos ilusión, más localización.

Esta es la mejor forma de acabar con el negocio de los laboratorios farmacéuticos y de la industria alimentaria, que se enriquecen induciendo enfermedades y produciendo drogas contra el cáncer, diabetes, colesterol, hipertensión, ansiedad, obesidad, etc. Esto sólo se acabarán cuando asumamos la responsabilidad y el respeto para con nuestro cuerpo físico. Cuando asumamos nuestro poder, sin dejarlo en manos de deseos ilusos, medicamentos, médicos, hospitales y planes de salud. En este momento de transición consciencial, todo esto puede incluso existir, pero no de la forma en que lo usamos: *primero como, me pongo enfermo y después ya veré lo que hago.*

Como anteriormente he hecho referencia, desgraciadamente desde hace decadas sabemos que la Industria Farmaceutica se oponen a la cura del cancer de hecho, algunos analistas consideran que la industria del cáncer es sostenida por una política dirigirse deliberadamente en la dirección equivocada.

Por ejemplo, a finales de 1970, después de estudiar las políticas, acciones y activos de las instituciones de cáncer en Estados Unidos, los periodistas de investigación **Robert Houston** y **Gary Null** (Death by Medicine) llegaron a la conclusión de que estas instituciones se habían convertido en organizaciones de auto-perpetuación cuya supervivencia dependía del estado de **no-curación**.

Ellos escribieron, *"Una solución al cáncer podría significar la terminación de los programas de investigación, la obsolescencia de habilidades, el fin de los sueños de gloria personal, el triunfo sobre el cáncer podría ahogar las contribuciones a la auto-perpetuación de las organizaciones benéficas y cortar la financiación del Congreso, amenazaría de muerte a los actuales establecimientos clínicos tornando obsoletos los costosos tratamientos quirúrgicos, radiológicos y los tratamientos de quimioterapia en los cuales se ha invertido tanto dinero, capacitación y equipo.*

Tal temor, aunque inconsciente, puede dar lugar a la resistencia y la hostilidad hacia enfoques alternativos en proporción, ya que son terapéuticamente prometedores. La nueva terapia debe ser creída, negada, desalentada y rechazada por todos los medios, independientemente de los resultados de pruebas reales, y preferiblemente sin ninguna prueba en absoluto. Como veremos, este patrón ha ocurrido varias veces en la realidad, y casi siempre."

¿Significa esto que TODAS las personas que trabajan en la industria de la investigación del cáncer son conscientemente parte de una conspiración para retener una cura para el cáncer?

El autor **G. Edward Griffin** explica,*"... Seamos realistas, estas personas mueren de cáncer como todo el mundo... Es es obvio que esas personas no están conscientemente ocultando un control para el cáncer. Lo que significa, sin embargo, es que el monopolio médico del cártel farmacéutico-químico ha creado un clima de influencias en nuestro sistema educativo, en el que la verdad científica a menudo es sacrificada a los intereses creados .*

Si el dinero proviene directa o indirectamente de las compañías farmacéuticas, el impulso es en la dirección de la investigación farmacéutica. ¡Eso no quiere decir que alguien hizo sonar el silbato y dijo 'hey, no la investigación de la nutrición! Sólo significa que nadie está financiando la investigación de la nutrición. Por lo tanto, es una inclinación en donde la verdad científica a menudo es oscurecida por intereses creados."

Este punto es expresado de manera similar por el Dr. **Sydney Singer**:

"Los investigadores son como las prostitutas. Trabajan por el dinero de la subvención. Si no hay dinero para los proyectos en los cuales ellos están interesados, se van donde hay dinero. Sus ingresos provienen directamente de las subvenciones, no de las universidades. Y quieren complacer a la fuente de la concesión de subvenciones para obtener más en el futuro. Sus carreras dependen de ello."

¿Esta equivocada la investigación del cáncer?

Es un hecho indiscutible que después de haber gastado billones de dólares y décadas de tiempo, no estamos ni siquiera cerca de resolver el enigma del cáncer, el asesino número dos en el mundo. Aun si no resolvemos o vencemos el cáncer, no llegamos siquiera a entender la causa fundamental del cáncer. **¿por qué?**

La forma como nos acercamos a la investigación del cáncer está equivocada. Existe un punto en común en el resultado de las investigaciones las razones científicas de la deficiencia orgánica, podría decirse que intencionadamente o no, se está olvidando un elemento esencial: EL ACIDO, algo que al inicio del libro creo haber dejado claro. Es el exceso de ácido en nuestro cuerpo que cultiva el cáncer. Las razones científicas son:

1) Las células cancerosas son acídicas, mientras las células sanas son alcalinas.

2) Un ambiente acídico contiene menos oxígeno que un ambiente alcalino.

3) Las células sanas mueren en un ambiente ácido, mientras las células cancerosas mueren en un ambiente alcalino.

Está claro que la investigación del cáncer debe empezar cambiando el entorno ácido a un entorno alcalino y observar cómo cambian los efectos ambientales de las células cancerosas. **¿Por qué no se ha hecho esto?** El concepto es muy simple. La medicina occidental es ciega a la influencia del pH en nuestro cuerpo.

Buscamos soluciones muy complicadas, las cuales reciben enormes fondos de los gobiernos para las investigaciones. Hasta ahora, estas soluciones solo se dirigen al desarrollo de drogas muy costosas y a maquinarias complicadas, que terminan produciendo efectos secundarios, requiriéndose más investigación y más drogas.

Es frustrante observar como se acorta la vida por culpa del cáncer, mientras billones de dólares de nuestros impuestos engordan las cuentas de algunos.

Es un hecho probado científicamente que cuando aplicamos altos concentrados de solución alcalina (pH >13) a una mancha en la piel con cáncer, la piel cancerosa muere. La zona de aplicación duele y queda quemada y marcada de un color rojizo, desapareciendo tras la aparición de la nueva piel, no queda señal de cáncer. Lo verdaderamente interesante, es que las células saludables alrededor de la quemadura, no mueren. La solución con un pH alto en alcalinidad no mata las células sanas como lo hacen la radiación y la quimioterapia. No recomiendo que haga su propio tratamiento con su cáncer en la piel de esta forma, pero si recomiendo lo que los dermatólogos profesionales han experimentado con diferentes soluciones de pH y han resultado con tratamientos para diferentes tipos de cáncer en la piel.

Si, los doctores pueden medir el tamaño y el pH del tumor, deberían ser capaces de calcular el número de lunares con iones hidróxilos (OH-) que se necesitan para destruir el tumor sin matar las células saludables alrededor del tumor. Suena como ciencia ficción. Se debería dedicar una minima parte del dinero que en la actualidad se está gastando, para encontrar una forma de llevar esto a cabo.

Otro hecho científico interesante que ayuda a entender la técnica de sobrevivencia natural del organismo, es la habilidad de multiplicación de células humanas (mitosis). Nuestro organismo, según los científicos, tiene en promedio 75 trillones de células. Las células viven más o menos 4 semanas y mueren después de la mitosis y una célula se convierte en dos, aunque después de 4 semanas, nuestro organismo no tiene 150 trillones de células, sino aún 75 trillones de células.

Lo que significa que solo el 50% de las células se multiplica y el otro 50% debe desintegrarse o morir. Si 37,5 trillones de células mueren en 4 semanas, **¿cuántas células mueren en una semana, un día, una hora, un minuto y un segundo?** Más de 10 millones de células mueren por segundo.

La ley de la naturaleza dice que las células fuertes y saludables se multiplican, aquellas que están contaminadas, infectadas, dañadas, heridas, bajo radiación o las débiles, morirán. Esta es la forma que han sido diseñadas para mantener la salud en este mundo de radiación, contaminación, bacteria, virus, elementos carcinógenos en comidas y bebidas, teléfonos moviles, etc.

Para mantenerse sano nuestro organismo este debe tener capacidad de eliminar todas las células muertas, naturalmente. Las células muertas son ácidas y requieren minerales alcalinos o bicarbonatos para neutralizarlos y ser eliminados en forma segura a través de la orina. La imposibilidad de eliminación produce las enfermedades.

Los bicarbonatos son reguladores alcalinos que neutralizan el exceso de ácido en la sangre y mantienen un saludable valor de pH en la sangre. La ciencia médica ha descubierto que, a partir de los 45 años, perdemos bicarbonatos en la sangre. Este es el promedio de edad cuando empezamos a ver signos de *diabetes, hipertensión, osteoporosis, artritis, piedras en los riñones, migrañas y cáncer.* La declinación de bicarbonatos en nuestra sangre es la causa del envejecimiento fisiológico. Si podríamos cargar bicarbonatos en la sangre, como un cargador que carga electrones a una batería, podríamos ayudar al cuerpo humano a mantenerse saludable y vivir por largo tiempo.

En tanto que no aumentemos la alcalinidad de nuestro cuerpo, entonces nunca podremos solucionar el problema del enigma del cáncer. Dieta y ejercicios no son suficientes para hacer un cambio significante, necesitamos un efectivo cargador de bicarbonatos.

Alcalinidad fisiológica. Es poco conocido el significado de alcalinidad, como concepto opuesto a acidez. Incluso este término se interpreta en forma muy limitada, asociado sobre todo al clásico ardor estomacal o a los reflujos. Sin embargo, no es exagerado afirmar que la adecuada comprensión, y la posterior corrección, de la acidificación orgánica, serviría para resolver la mayor parte de los grandes problemas que afligen a la salud pública.

Estos conceptos han sido científicamente demostrados por grandes investigadores de nuestro siglo y utilizados desde tiempos remotos en la medicina oriental. Para comenzar, conviene explicar lo que significa acidez y alcalinidad. Estos dos términos responden a la forma de clasificar la reacción de cualquier elemento, sobre todo en medios líquidos.

El grado de acidez o alcalinidad se mide a través de una escala de pH, potencial de hidrógeno, que va de 0, extremo ácido, a 14, extremo alcalino, ubicándose en el centro, 7, el valor neutro. O sea que entre 0 y 7 tenemos valores de acidez y de 7 a 14, de alcalinidad. Esto no quiere decir que lo ácido sea "malo" y lo alcalino "bueno", dado que ambos se necesitan y se complementan en las reacciones químicas. Por ello se habla de equilibrio o balance.

Dado que la química corporal genera infinidad de reacciones y exigencias específicas, intentare explicar como funciona el mecanismo base del equilibrio ácido-alcalino a nivel celular. Los trillones de células que componen nuestro organismo, necesitan alimentarse, eliminar residuos y renovarse constantemente.

Para satisfacer esta exigencia vital, la sangre cumple dos funciones vitales para el correcto funcionamiento celular: llevar nutrientes, sobre todo oxígeno, y retirar los residuos tóxicos que genera la transformación, metabolismo, de dichos nutrientes.

A nivel celular se produce una especie de combustión interna, que libera calor corporal. Los residuos que se originan en este proceso de combustión, son de naturaleza ácida y deben ser evacuados del organismo mediante la sangre, a través de las vías naturales de eliminación, hígado, riñones, pulmones, piel.

Algo similar a lo que hacen los motores de combustión al no quemar bien el combustible: Producen carbonilla

En este contexto vuelve a tomar importancia la cuestión enzimática, pues las enzimas son esenciales para "detonar" dicha combustión y además de la temperatura, también son sensibles a la variación del pH. Por ejemplo, sabemos que las *amilasas digestivas* pueden actuar sobre los almidones en un medio alcalino, saliva, y son inhibidas por un medio ácido, secreciones estomacales.

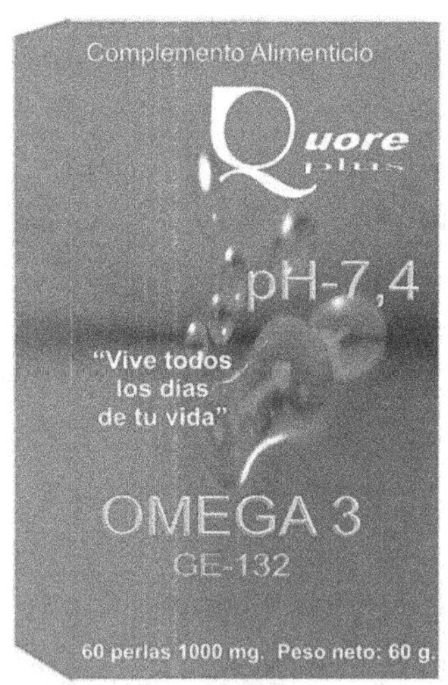

Para una eficaz combustión celular, y por otra gran cantidad de razones fisiológicas, el plasma sanguíneo debe mantener un ligero nivel de alcalinidad. El pH sanguíneo puede oscilar en un estrecho margen: entre 7,35 y 7,45.

Al transgredir estos límites, la sangre pierde capacidad de almacenar oxígeno en los glóbulos rojos y también pierde eficiencia en la tarea de eliminación de los residuos celulares. En pocas palabras, la sangre no nutre y no limpia las células, génesis profunda de cualquier enfermedad. Para dar una idea del estrecho margen de maniobra del pH sanguíneo, digamos que al descender de 7 se produce el coma diabético y la muerte. Compensar o morir.

Cuando se incrementa el nivel de acidez sanguínea, *varios mecanismos buscan restablecer este vital equilibrio*. En todos los casos se requiere la suficiente presencia de bases, álcalis, que neutralicen los ácidos. O sea que un eficiente metabolismo celular exige un constante flujo de sustancias alcalinas, con el fin de poder neutralizar los ácidos provenientes del alimento y del metabolismo celular.

En primera instancia, y como mecanismo más simple, la sangre debe obtener suficientes bases de los alimentos. En caso de carencia, tanto por exceso de ácidos circulantes como por deficiencia nutricional de bases, la sangre recurre a dos mecanismos de emergencia para preservar su equilibrio. **Uno consiste en derivar ácidos**, depositándolos en los tejidos a la espera de un mayor aporte alcalino. Esto genera, reuma, problemas circulatorios, afecciones de piel, etc.

El otro mecanismo es recurrir a su reserva alcalina: las bases minerales, calcio, magnesio, potasio, depositadas en huesos, dientes, articulaciones, uñas y cabellos. De este modo, la sangre se convierte en un "saqueador" de la estructura orgánica, con el único objetivo de restablecer el vital equilibrio ácido-básico que permite sostener el correcto funcionamiento orgánico.

Esta lógica funcional es la homeostasis orgánica, que significa *"mantener la vida generando el menor daño posible"*. Para el organismo, una menor densidad ósea no significa peligro para la vida, pero sí un pH ácido en la sangre. Así funciona el mecanismo de la descalcificación y la desmineralización.

Los huesos ceden calcio en forma de sales alcalinas, se hacen frágiles y hay osteoporosis; las piezas dentales se fisuran con facilidad y surgen caries; las uñas muestran manchas blancas y se tornan quebradizas; las articulaciones degeneran y hay artrosis; el cabello se debilita y se cae; se advierten lesiones en las mucosas, piel seca, anemia, debilidad, problemas digestivos, afecciones de vías respiratorias, infecciones, sensación de frío, etc.

Normalmente no se asocian estos síntomas con la acidez. Un ejemplo es la osteoporosis, clásica enfermedad de acidificación. Sin embargo, se la combate inadecuadamente con alimentos lácteos que, por su aporte ácido, agravan el problema. El sentido común nos indica que, frente a osteoporosis y anemia, lo correcto es atacar la causa profunda del problema: alcalinizar el organismo para neutralizar su acidez.

De lo visto, podemos concluir que, para permitir el normal funcionamiento de la sangre y las células, debemos ser cuidadosos en el aporte que realizamos a nuestro organismo a través de los alimentos que ingerimos. Por un lado, tratando de evitar alimentos acidificantes, y por otro incrementando la provisión de bases a través de una mayor ingesta de alimentos alcalinizantes. Todo esto complementado por un buen aporte de oxígeno, a través del necesario movimiento, y un correcto funcionamiento de los órganos depurativos encargados de eliminar los ácidos.

*En 1996, la **Dra. Lynda Frassetto**, de la Universidad de California, San Francisco, descubrió que a medida que envejecemos, empezando alrededor de los 45 años, perdemos reguladores alcalinos, bicarbonatos, en nuestra sangre. Para cuando cumplimos 90 años, hemos perdido el 18% de bicarbonatos en nuestra sangre.*

Visiones pioneras.

Estudios llevados a acabo por el **Dr. Ragnar Berg**, médico sueco fallecido en 1956, pionero en la investigación de la alimentación alcalinizante, un 85% de nuestra dieta debe estar compuesta de elementos ricos en bases, de los cuales una parte debe estar en estado crudo, y sólo un 15% debería estar reservado a los alimentos acidificantes. Si bien el **Dr. Berg** combatía los procesos de acidificación con preparados de sales alcalinas y citratos, sostenía que la mejor terapia era la de jugos frescos de frutas y verduras.

Este hecho resulta fácilmente comprobable cuando realizamos un día de ayuno bebiendo solamente jugos de frutas. Al día siguiente sentimos una sensación de alivio general en todo el organismo, ya que estamos permitiendo el proceso de purificación de los residuos ácidos, gracias al aporte exclusivo de bases **y vitalizantes enzimas**.

El **Dr. Berg** determinó que las verduras silvestres poseen mayor cantidad de sales alcalinas que las de cultivo. Esta aseveración ha sido confirmada por estudios franceses y alemanes, que demuestran una disminución de estos valores, y de otros nutrientes importantes, inversamente proporcional al aumento del uso de abonos químicos. Ello se debe a la disminución de minerales alcalinos y a la presencia de residuos ácidos.

También se ha probado experimentalmente que la fruta madurada artificialmente deja de comportarse como alcalinizante en el organismo. Son comprobaciones científicas de la involución cualitativa de la producción industrializada de nuestros alimentos.

William Howard, creador de la dieta que se popularizó en los años 30, sugería una proporción en volumen del 20% en alimentos acidificantes y 80% en alcalinizantes.

Arnold Ehret, propulsor de la dieta cruda, sugería eliminar todos los alimentos acidificantes.

El **Dr, Samuel Sack** hizo un aporte interesante al tema del equilibrio ácido-básico, desarrollando una técnica de remojo de alimentos ácidos en soluciones alcalinas, caldo de repollo blanco o agua bicarbonatada. Su sistema se basa en las propiedades alcalinizantes y neutralizantes de ácidos del repollo blanco. Estas virtudes se encuentran mayormente en el repollo crudo y en el agua de su cocción.

El remojo de los alimentos en caldo de repollo no altera su calidad ni su sabor, sino por el contrario, facilita su asimilación y transformación en el organismo, influyendo positivamente en el equilibrio ácido-básico. Al hervir, el repollo libera álcalis que pasan al agua y el proceso de neutralización de los alimentos sumergidos en ella se realiza en forma directa. El **Dr. Sack** recomendaba agregar siempre una hoja de repollo crudo a las ensaladas, en exceso puede producir gases, desaconsejando en cambio el consumo del repollo hervido.

Aunque lo más recomendable es evitar los alimentos problemáticos, cárnicos, lácteos, refinados, antes que intentar "emparchar". Las proteínas necesitan un medio ácido para la correcta acción enzimática de las proteasas que las degradan en aminoácidos. Por esto, alcalinizar carnes y lácteos puede convertirse en arma de "doble filo", dificultando su asimilación o exigiendo esfuerzos extras al organismo, a nivel de secreciones gástricas y enzimáticas. De allí, que resulte preferible eliminar estos alimentos, antes que "corregirlos a ojo".

Alimentos Alcalinizantes y Acidificantes.

Veamos que se entiende por alimentos acidificantes y alcalinizantes. Nuestros nutrientes, como todos los elementos de la Naturaleza, tienen distintos grados de acidez o alcalinidad. El agua destilada es neutra y tiene un pH 7. Básicamente todas las frutas y verduras resultan alcalinizantes. Si bien la fruta tiene un pH bajo, o sea que resulta ácida, debemos evitar una generalizada confusión: *no es lo mismo la reacción química de un alimento fuera que dentro del organismo.*

Cuando el alimento se metaboliza, puede generar una reacción inversa a su característica original. *Es el caso del limón o de la miel. Ambos tienen pH ácido, pero una vez dentro del organismo provocan una reacción alcalina.* Distinto es el caso de las células animales.

En el proceso de metabolización de productos de origen animal al igual que la desingregracion de nuestras células, siempre arrojan residuos tóxicos y ácido que debe ser neutralizado por la sangre.

Así vemos la diferencia básica entre un alimento de reacción ácida, que obliga a robar bases del organismo para ser neutralizado, y un alimento de reacción alcalina, que aporta bases para neutralizar excesos de acidez provocados por otros alimentos o por los propios desechos orgánicos del cuerpo.

Los minerales juegan un rol importante en el comportamiento acidificante o alcalinizante de los alimentos permitiendo hacer una elección más consciente. Por lo general resultan acidificantes aquellos alimentos que poseen un alto contenido de azufre, fósforo y cloro. En cambio, son alcalinizantes aquellos que contienen buena dosis de **calcio, magnesio, sodio y potasio.**

En general los **cereales generan desechos ácidos** al ser metabolizados: ácido sulfúrico, fosfórico y clorhídrico. Esto resulta más marcado en el trigo y el maíz, los indígenas americanos remojaban el maíz en agua de cal. El mayor contenido en minerales alcalinos hace que otros cereales resulten más alcalinizantes: mijo, cebada, quínoa, trigo sarraceno. El arroz integral es considerado como neutro en la dietética oriental.

Por su parte las legumbres y las semillas son ligeramente acidificantes por su contenido proteico, aunque no todos por igual, con excepciones como las almendras y las judias blancas. Los lácteos son elementos acidificantes, aunque la leche fresca sin pasteurizar sea ligeramente alcalina. **La pasteurización acidifica la leche y por tanto a todos sus derivados.**

Mientras que la ciencia de la alimentación no da importancia o ignora totalmente esta distinción, en una Nutrición Depurativa es vital conocer la reacción de los alimentos. Además, es importante manejar otros aspectos que tienen que ver con la preparación misma de las comidas.

Por ejemplo: se ha demostrado que un 40-60% de los elementos minerales y un 95% de las vitaminas y bases se pierden en el agua de cocción de las verduras. Resulta entonces que el alto contenido básico que poseen las verduras, y que resulta tan útil para el equilibrio sanguíneo, se desvaloriza. Incluso las verduras llegan a presentar naturaleza ácida cuando se tira el agua de cocción.

En eso consiste la importancia del sistema oriental de cocer las verduras al vapor en cestas de acero o bambú, o sea sin que estén en contacto directo con el agua. También comprendemos el alto valor terapéutico de los caldos, que conservan todo el contenido alcalino de las verduras y que resultan tan reparadores en enfermos y convalecientes.

Lamentablemente la acidosis o disminución de la reserva alcalina en la sangre, se ha convirtiendo en una enfermedad social que provoca grandes problemas y que *generalmente no se diagnostica*. Sin embargo, nadie se preocupa por advertir sobre el problema. Por el contrario, el bombardeo publicitario incita al consumo masivo de productos industriales, que resultan altamente acidificantes.

Dejemos de lado, por lo obvio, carnes y hamburguesas, que muchas personas logran disminuir o evitar. Gaseosas basadas en azúcares refinados y compuestos acidulantes; bebidas alcohólicas, alimentos elaborados con cereales, grasas y azúcares refinados; lácteos industrializados y especialmente quesos; aditivos alimentarios, conservantes... forman un coctel explosivo que se ingiere los 365 días del año, varias veces por día y en grandes cantidades.

Dieta Alcalina

La evolución en nuestro sistema de vida a aumentado los casos de estrés, las obligaciones y las tensiones, ha provocado la transformación de nuestra nutrición en algo mecánico. Los problemas de salud, que todos arrastramos, como consecuencia de años de errores, deberian servirnos como incentivo para comenzar a modificar nuestros hábitos, prestando atención a qué y cómo comemos.

No quiero decir con ello que debamos caer en el extremo de estudiar cada cosa que llevamos a la boca. Pero sí comenzar a concientizarnos para mejorar la calidad de nuestra nutrición y en definitiva la calidad de vida.

Atender al equilibrio ácido-básico de nuestro organismo nos permitirá eliminar una gran cantidad de síntomas, muchos de los cuales ya los consideramos normales, de tanto convivir con ellos.

Conociendo aquellos alimentos con propiedades acidificantes y alcalinizantes, es bueno comenzar a modificar nuestra ingesta diaria. Deberia iniciarse con, dos partes de alcalinizantes por cada parte de acidificantes, hasta llegar progresivamente a un óptimo 4 a 1.

No debemos tener miedo a un exceso de alimentos alcalinizantes. Hemos indicado que el problema está dado por el exceso de ácidos. De haber exceso de bases, cosa muy poco probable en organismos recargados de desechos, hay siempre en la sangre grandes cantidades de anhídrido carbónico para neutralizarlas.

Es importante que cada persona adecue la alimentación a su realidad corporal, social y laboral.

Las personas nerviosas, delgadas, friolentas, alérgicas, con dolores articulares, neuralgias, con tendencias a caries, cálculos u osteoporosis; obviamente tendrán mayor urgencia y necesidad de alcalinización. Así como no todos somos iguales, tampoco todas las épocas del año exigen los mismos nutrientes.

Lo importante es basarnos en el abundante consumo de frutas, de estación y bien maduras, y verduras, preferentemente crudas, cocinadas al vapor o consumidas con su agua de cocción en forma de sopas. Ingerir repollo blanco crudo, zanahoria, apio, patapa, batata, nabos, hojas de ensalada, berenjenas, pepino y tomate. Las algas, corresponden a este grupo y son muy alcalinizantes debido a su riqueza en minerales básicos, magnesio, calcio, sodio, potasio. Entre las frutas, usar: limón, caqui, cerezas, manzanas, melón, sandía, naranjas, mandarinas, pomelo, melocoton, ananá, bananas, alvaricoques, pera, arándanos y uvas. Recordar la importancia de consumir frutas y verduras de cultivo natural, dada la mayor acidez que generan los cultivos industriales.

Entre las frutas secas son preferibles las almendras, sésamo, dátiles, pasas de uva y castañas. Dentro del grupo de legumbres, las judias blancas, resultan ser los más alcalinizantes.

Como endulzante preferir la miel de abejas o stevia. Usar fermentos alcalinizantes, como el miso, el chucrut, los pickles en salmuera, el agua enzimática, y los germinados en general.

A nivel hierbas, se destacan como alcalinizantes: el diente de león, la bardana, la ortiga y el té verde. También hay hierbas de marcado efecto depurativo como el mil hombres, el palo azul, la espina colorada, la ulmaria o la zarzaparrilla.

De ninguna forma pretendo decir que debamos dejar totalmente de lado los alimentos "acusados" como acidificantes; simplemente debemos ingerirlos balanceados por los alcalinizantes.

Por tanto, vamos a desarrollar ciertas cuestiones que tienen que ver con la combinación más o menos acertada de alimentos y haremos referencia a:

El consumo de leche con otros alimentos proteínicos como las carnes, hacen que entren en competencia y conflicto la absorción del calcio de la leche y el hierro de las carnes, no sólo evitando su asimilación respectiva, sino que las enzimas peptídicas no puedan digerir correctamente la proteína de las carnes porque la leche forma una película alrededor de las mismas, prácticamente impenetrable a su acción.

La combinación de frutas ácidas (cítricos) con frutas dulces (dátiles, plátanos maduros) en la misma ingesta pueden provocar una fermentación indeseada de azúcares en el estómago ante la incompatibilidad enzimática de actuar efizcamente en medios extremos ácidos y alcalinos.

La acertada combinación de ácido ascórbico (limones) y ácido acético (vinagre) con carnes, potencian y mejoran la absorción del valioso hierro en forma hemo, mientras que la ingesta de dichas carnes acompañadas con productos dulces en la misma comida se va a traducir en una digestión en una digestión defectuosa que generará gases por fermentación.

El consumo de diferentes alimentos de alto contenido proteínico en la misma comida, carnes, pescados, aves,... van a provocar una digestión más lenta y laboriosa y con una peor asimilación de aminoácidos.

Balance de ácido y alcalino. El exceso de ácido es una condición que debilita todos los sistemas de nuestro cuerpo. El exceso de acidez fuerza a el cuerpo a pedir minerales, incluyendo *sodio, calcio, potasio y magnesio*, de los órganos vitales para neutralizar el ácido y removerlo de manera segura del organismo.

Como resultado de esto, el organismo puede sufrir una severa y prolongada "corrosión" debido a una alta acidez, condición esta que puede pasar desapersibida durante años.

Desafortunadamente, muchos creen que el organismo puede por si sólo de alguna manera milagrosa balancear su pH como si la persona estuviese viviendo en la naturaleza y ingiriendo alimentos crudos y orgánicos. La verdad, según la **Dra. Lynda Frassetto**, investigadora del balance ácido-alcalino de la Universidad de California, nos hemos transformado a un extremo de evolución. Nosotros simplemente ya no manejamos el desperdicio ácido de la manera como lo hacíamos. La investigación de la ***Dra. Lynda*** demostró que el volumen bruto de desperdicio ácido que nuestro cuerpo tiene que soportar, lo ha forzado a tomar una acción drástica al estilo de una guerra para preservar sus reservas estratégicas, el hígado y riñones nuestros órganos esenciales para la desintoxicación.

En su estudio de casi 1.000 causas de envejecimiento, ella encontró que hoy en día estamos acumulando *ácido en depósitos grasos*, en ves de eliminar ese ácido a través de los riñones y el hígado. El organismo acciona un sistema para salvar a los riñones y el hígado de una degradación por el exceso de ácido. El resultado de esa acción se conoce como *obesidad, disminución de inmunidad, falta de energía* y todas las deficiencias organicas relacionadas al ácido a las que estamos expuestos, incluyendo el cáncer, diabetes, osteoartritis y muchas, muchas más. Es el costo que estamos pagando

La causa de deficiencias organicas debido al desbalance acido alcalino no es nueva. Una de las primeras personas que hablaron sobre la necesidad de alcalinizar del organismo, fue, ***Edgar Cayce***. Él siempre hizo referencia a la desintoxicación del cuerpo con hierbas, limpieza del colon, ayuno, masajes, baños de vapor y modificación de la dieta con el propósito de alcalinizar el cuerpo.

En 1933, el **Dr. William Howard** publicó un libro revelador títulado *"A New Health Era"*, en el libro argumentaba que toda enfermedad era debido a una "autotoxicación" o auto envenenamiento debido a la acumulación de ácido en el cuerpo: *"Logramos una salud, justo en proporción a la medida en que hemos permitido nuestra alcalinidad disiparse por la introducción de comidas que forman ácido en gran cantidad...parece extraño decir que toda enfermedad es la misma cosa, sin importar el gran rango de formas de expresión, manifestación que estas tengan, sin embargo así es"*

En su libro, "Alkalize or Die", el **Dr. Theodore A. Baroody** dice esencialmente la misma cosa: *"Los incontables nombres de las enfermedades en realidad no importan. Lo que si importa es que todas ellas provienen de la misma raíz...demasiado tejido de ácido de desperdicio en el cuerpo."*

El **Dr. Robert O. Young**, en su libro "The pH Miracle" lo dice a su manera: *"Aquellos con la necesidad de volver a observar, y con una mirada clara, serán recompensados con los secretos para una salud permanente. Nosotros podemos curarnos al cambiar el medio ambiente interno de nuestros cuerpos. Entonces los invasores potencialmente dañinos, no tendrán ningún lugar donde crecer y se volverán inofensivos".*

Desafortunadamente, de acuerdo con ***Sang Whang***, autor del libro *Reverse Aging*, aún cuando comamos lo mejor en cuanto a verduras y frutas orgánicas, 97% de nuestra comida seguirá consistiendo de carbón, nitrógeno, hidrógeno y oxígeno el cual se reducirá en el cuerpo a desperdicio ácido. Él explica que no es lo que ponemos en nuestros cuerpos, sino lo que se queda en nuestros cuerpos como desperdicio lo que crea nuestra condición sobre-ácida, y lo que nos provoca envejecer prematuramente.

Sang Whang explica en términos de un balance ácido-alcalino, que la única diferencia entre comida "buena" y comida "mala", es que la comida "buena" produce menos desperdicio ácido y por ende un mejor resultado de neutralización de ácido. El balance de pH depende de lo que sobra después del metabolismo. Así que vamos a echar un vistazo en estas páginas, en que comidas, estilos de vida y suplementos contribuyen a un "organismo limpia" internamente.

En este caso nuestro metabolismo puede operar como se supone debería, en vez de actuar incrementando la acomulación de toxinas y ácido.

Sobrantes de desperdicio ácido. Muy pocos, tenemos la capacidad física de limpiar completamente a nuestro organismo de todos los ácidos que creamos con la comida, el estrés y nuestro propio metabolismo. Estos desperdicios ácidos se mueven alrededor del cuerpo por medio de la sangre y el sistema linfático hasta que nuestros riñones sobrecargados deciden tirar todo ese desperdicio hacia afuera o dentro de nosotros, mientras que el organismo lucha por contra-atacar las comidas que producen ácido, contaminación que produce ácido y estrés que produce ácido. De hecho, de todos los factores que producen ácido, el estrés es el más grande. Puede neutralizar o acidificar una dieta alcalina con una oleada de la hormona ácida, adrenalina. La ácidez a largo plazo es como el óxido, moho que corroe nuestro tejido, comiendo dentro de nuestros 96.000 kilómetros de venas y arterias. Si se dejan sin revisar, eventualmente interrumpirá todas las actividades celulares y funciones, desde el latir del corazón hasta la forma en que pensamos.

Como ya he mencionado, los ácidos se almacenan en la grasa. El colesterol y el ácido úrico cristalizado, son ácidos solidificados que han sido desechados dentro de nuestro organismo para una eliminación futura, un futuro que nunca llega.

Los efectos del Ácido. El ácido coagula la sangre. Por lo que la sangre tiene grandes problemas para circular alrededor de los ácidos grasos. Los capilares se tapan y mueren. La piel, al dejar de recibir la sangre limpia, pierde elasticidad y comienza a arrugarse. Sin un plan de balance ácido-alcalino, cada parte de nuestro organismo trabaja forzada para mantener la salud, debido a que cada sistema, cada órgano, juegan un papel importante en la mantenimiento de un pH correcto en nuestra sangre.

La guerra interna. Interirmente los órganos y células están completamente a disposición de la sangre. Todos los órganos trabajan para mantener la sangre con un pH balanceado, al punto de que el organismo está dispuesto a sufrir un gran daño en órganos si es que el ácido se sobrepone para impedir que ese pH de la sangre se mantenga correcto. Si el pH de la sangre baja de su nivel óptimo 7,42 hacia un pH de 6,95, automáticamente caeríamos en coma y moriríamos.

"... nos hemos transformado a un extremo de evolución" Es por eso que obtenemos tal carga de una simple lata de Coca Cola. Su pH ácido de 2,5 activa señales de alarma en todo nuestro organismo. Las reservas de químicos alcalinos que debieran usarse en cualquier otro lugar, son sacrificadas por el llamado de la adrenalina que inunda todo tu sistema.

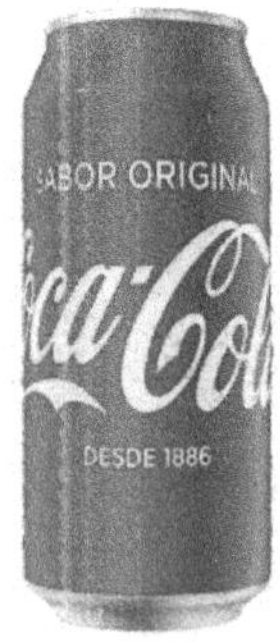

No es sólo un vaso de coca-cola lo que causa dicho efecto. Se necesitan 32 vasos de agua con un pH neutral para balancear un vaso de coca-cola. La mayoría de nosotros tenemos ya una batalla en acción. En resumen, la sobre-acidificación interfiere con la vida misma, dando lugar a toda dolencia y deficiencia orgánica. Nos hace envejecer y después nos mata. Cuando morimos, el ácido celebra su victoria al convertir el cuerpo completamente en ácido, dando lugar al nacimiento de microorganismos antagónicos.

*Según un informe del **Prof. Dr. Carlos Alexandre Fett** de la Facultad de Educación Física UFMT, Profesor de Nutrición de la UFMT, Laboratorio de Aptitud Física y Metabolismo - 3615 8836-*

Dentro de nuestro organismo suceden ciertas variaciones en una escala de tiempo tras ingerir una lata de cola.

Primeros 10 minutos: 10 cucharadas de azúcar golpean tu cuerpo, 100% del total recomendado diariamente. No vomitas inmediatamente por el dulce extremo, porque el ácido fosfórico corta el gusto.

20 minutos: El nivel de azúcar en la sangre explota, provocando un chorro de insulina. El hígado responde transformando todo el azúcar que recibe en grasa. Es mucho para este momento en particular.

40 minutos: La absorción de cafeína está completa. Tus pupilas se dilatan, la presión sanguínea sube, el hígado responde bombeando más azúcar en la corriente sanguínea. Los receptores de adenosina en el cerebro son bloqueados para evitar mareos.

45 minutos: El cuerpo aumenta la producción de dopamina, estimulando los centros de placer del cuerpo. Fisicamente, funciona como con la heroína.

50 minutos: El ácido fosfórico empuja **calcio, magnesio y zinc** para el intestino grueso, aumentando el metabolismo. Las altas dosis de azúcar y otros edulcorantes aumentan la excreción de calcio en la orina, o sea, está orinando sus huesos, una de las causas de la **OSTEOPOROSIS**.

60 minutos: Las propiedades diuréticas de la cafeína entran en acción. Orinas. Ahora está garantizado que eliminarás más calcio, magnesio y zinc, de los cuales tus huesos necesitarían.

A medida que la onda baja sufrirás un choque de azúcar. Te pondrás irritado. Ya habrás eliminado todo lo que estaba en el refresco, pero no sin antes haber eliminado junto, cosas de las cuales necesitará tu organismo.

El **Dr. Baroody** lo expresa bien: *"Demasiada acidez en el cuerpo es como tener muy poco aceite en el coche. De repente te deja tirado en una tarde de domingo, y ahí quedaste, tirado en la calle, con el motor pegado. El cuerpo hace exactamente la misma cosa. Comienza a rechinar durante el recorrido del camino de la vida, y tú empiezas a sentir cierto disgusto. He observado con gran preocupación como gente de toda clase social y estilos de vida sufren por estos excesos"*

Fuentes:

http://www.eatingwell.com/nutrition_health/bone_health/can_drinking_seltzers_sodas_or_other_carbonated_drinks_harm_bones
http://www.ncbi.nlm.nih.gov/pubmed/17023723

Veamos que se entiende por alimentos acidificantes y alcalinizantes.

Nuestros nutrientes, como todos los elementos de la naturaleza, tienen distintos grados de acidez o alcalinidad. El agua pura, que es neutra, tiene un pH 7,07. Básicamente todas las frutas y verduras resultan alcalinizantes. Si bien la fruta tiene un pH bajo, o sea que resulta ácida, debemos evitar una confusión generalizada: no es lo mismo la reacción química de un alimento fuera que dentro del organismo. Cuando el alimento se metaboliza, puede generar una reacción totalmente distinta a su característica original. Es el caso del limón o la miel. Ambos tienen pH ácido, pero una vez dentro del organismo provocan una reacción alcalina.

A fin de servir como referencia indicativa, veamos la tabla que expresa en grados de acidez o alcalinidad, la reacción metabólica de ciertos alimentos en el organismo humano. Esta información, elaborada por Bridges, Cooper, Barber y Mitchell, es muy interesante, pues nos permite comprender cómo funcionan ciertos alimentos en nuestro cuerpo.

Alimentos de reacción metabólica alcalina		Alimentos de reacción metabólica ácida	
Pasa de uva	23,7	Panceta de cerdo	28,6
Judias blancas	18,0	Pollo hervido	20,7
Almendras	12,0	Carne de novillo	13,5
Dátiles	11,0	Maní	11,6
Remolacha	10,9	Huevo de gallina	11,1
Zanahoria	10,8	Crackers integrales	8,5
Apio	8,4	Nueces	8,4
Melón	7,5	Pan	7,3
Melocoton	6,8	Queso de vaca	5,5
Piña	6,8	Ricota	4,5
Pomelo	6,4	Arroz hervido	2,6
Naranja	6,1	Fideo hervido	2,1

Repollo	6,0		
Tomate	5,6		
Limón	5,5		
Manzana	3,7		
Calabaza	2,8		
Nabo	2,7		
Uva	2,7		

También los **minerales** juegan un rol importante en el comportamiento acidificante o alcalinizante de los alimentos y nos permite hacer una elección más consciente. Por lo general resultan acidificantes aquellos alimentos que poseen un alto contenido de azufre, fósforo y cloro. En cambio son alcalinizantes aquellos que contienen buena dosis de: *calcio, magnesio, sodio y potasio.*

Contaminacion ambiental y exceso de toxinas

En su actividad metabólica diaria todas las células de nuestro organismo, al recibir los nutrientes que convierten en energía, producen desechos. Sean alimentos naturales, sea comida basura, siempre se producen desechos al ser asimilados. Y en su gran mayoría esos desechos, que el organismo elimina básicamente a través de la orina, las heces y la transpiración, son de naturaleza ácida. Y de aquí que la orina y la superficie de la piel sean de naturaleza ácida, bueno, en realidad el pH de nuestra orina oscila entre 4.6 y 8 ya que depende de lo que se elimine.

Un medio ambiente contaminado. Es importante saber que mueren muchas más células sanas de nuestro organismo por las sustancias tóxicas contaminantes depositadas en el agua, el aire y la tierra que por muerte natural en el transcurso de los procesos metabólicos.

A este respecto, tras un estudio realizado durante los años 2008 y 2009, el Grupo Especial para el Cáncer de Estados Unidos, formado en la actualidad por el **Dr. LaSalle Leffall,** oncologo y profesor de la Universidad de Howard y la **Dra. Margarte Kripke,** profesora del MD Anderson Cáncer de Houston, denunciaron el exeso de tóxicos ambientales

El número de casos de cáncer que provoca la actual **contaminación ambiental** es mucho mayor de lo que hasta ahora se pensaba. Así lo ha denunciado el *Grupo Especial para el Cáncer* encargado de asesorar al presidente de Estados Unidos sobre la enfermedad.

Su informe señala que la exposición a los contaminantes ambientales, **radiaciones, medicamentos, productos químicos industriales y de uso doméstico, etc.,** es cada vez mayor y altera o interfiere diferentes procesos biológicos. Siendo los más perjudicados los niños, expuestos hoy desde edades muy tempranas a multitud de contaminantes...

El agua alcalina, al permitir al organismo mantener un nivel interno rico en oxígeno, dificulta el crecimiento de las células tumorales.

Incluso para sobrellevar una deficiencia tan grave como el cáncer podría ser positivo el uso de agua alcalina. Por su propia naturaleza física un sistema alcalino es rico en oxígeno, la sustancia más esencial para la vida humana.

Hace ya algunas décadas el **Dr. Otto Warburg**, único médico que ha ganado dos premios Nobel en vida en la misma modalidad demostró que el **cáncer es anaeróbico, es decir, se desarrolla en ausencia de oxígeno libre**. Y, consecuentemente, es difícil que pueda desarrollarse en un ambiente de pH alto alcalino y, por tanto, cargado de oxígeno. De ahí que para el **Dr. Warburg** el cáncer, además de innumerables causas secundarias, tenga una causa primaria: *"La primera causa del cáncer afirmaría es el reemplazo de la respiración normal de oxigeno de las células del cuerpo por una respiración celular anaeróbica".* el **Dr. Warburg** explica que la carencia de oxígeno impide completar adecuadamente el proceso de combustión en la célula por lo que poco a poco se hace imposible la creación de células sanas, quemar energías y eliminar desperdicios. Y en esas condiciones al sistema inmune se le hace cada vez mas difícil resistir los ataques a que está sometido ya que las células y fluidos del cuerpo se intoxican. Obviamente, si permitimos que esa carencia de oxígeno se vuelva crónica el sistema inmune se va agotando y aparece la enfermedad.

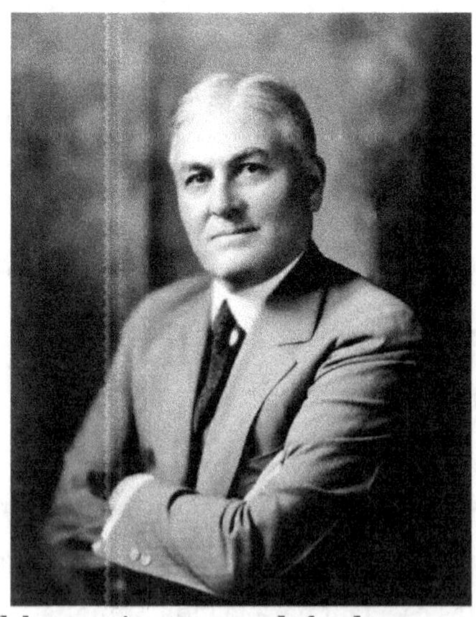

Cuando el ácido se acumula en el organismo o cuando el bicarbonato base se pierde, se produce la acidosis.

Muchas personas en posiciones de autoridad creen ahora, que la gran mayoría de enfermedades se originan por una disminución de la capacidad del organismo para defenderse y esto debido a la acidosis crónica. El **Dr.**

George W. Crile, ex Director de la Clínica Crile en Cleveland y uno de los cirujanos más importantes en el mundo, dijo: *"No existe la muerte natural. Todas las llamadas muertes por causas naturales son sencillamente el punto terminal de una saturación de acidez en el organismo.'*

La acidosis antecede a las enfermedades y las origina. El cuerpo sano sucumbe ante los desórdenes físicos; cuando los propios deshechos ácidos se acumulan a tal punto que rompen la capacidad de resistencia, el cuerpo se hace susceptible a las gripas, la fatiga, el cansancio nervioso y a las enfermedades degenerativas.

Cuando el cuerpo llega a los límites de tolerancia para los deshechos tóxicos tanto en el sistema digestivo como en cualquier otro tejido del organismo, comienza de inmediato un proceso de limpieza que puede tomar varias formas: diarrea, dolores de cabeza, gripas, erupciones cutáneas, abscesos, furúnculos, reumatismo, inflamaciones de los ojos o de otros órganos, cataratas, escalofríos, fiebres u otros síntomas que se conocen como una enfermedad aguda. Pero todo esto tiene su origen en una sola causa, la acumulación de deshechos ácidos en el organismo." Cita tomada del libro "Foods that Alkalinize and Heal"(Alimentos que alcalinizan y curan) por Mary C. Hogle.

"Los alimentos comerciales son ácidos. Estos alimentos ácidos crean adicción, lo que a su vez hace que se consuman en exceso creando problemas de sobrepeso. Los alimentos integrales de origen natural tienen un pH balanceado."

Alimentos que favorecen la aparición del Cancer.

1. **Alcohol**, está directamente relacionado con el cáncer.

2. **Barbacoas, alimentos quemados o carbonizados, alimentos cocinados en aceites muy utilizados.** Restos de alimentos que quedan en el aceite y se queman una y otra vez. Se ha indicado que es más saludable consumir alimentos fritos en un buen aceite de oliva limpio que a la plancha pues los alimentos no deben estar expuestos mucho tiempo al fuego o fuentes directas de calor, si se consume a la plancha, mejor vuelta y vuelta. Hay que tener en cuenta que los fritos son alimentos muy calóricos y que la obesidad también es un factor de riesgo para el cáncer. El aceite de oliva se debe reutilizar unas 7-8 veces como máximo y siempre filtrando después de cada uso.

3. **Azúcares refinados y dulces.** Leche entera y quesos, por su alto contenido en grasas animales.

4. **Carnes rojas:** si se consumen, que sean de animales jóvenes y poco hechas, salvo mujeres embarazadas que deben comer la carne bien hecha.

5. **Alimentos muy calientes**, que favorecen la aparición de cáncer del tracto gastrointestinal.

6. **Alimentos muy salados o conservados en sal**. Ahumados. Cereales y legumbres enmohecidos.

¿Cual es el origen del cáncer, o dónde comienza el cáncer?

El tejido canceroso, sobre todas las consecuencias a elegir, tiene innumerables causas secundarias. Pero aún cuando se trate de una condición cancerígena, *sólo existe un principal origen o causa* .

Sintetizando y simplificando, de acuerdo con el **Dr. Robert O. Young**, el principal origen y la causa del cáncer, es la sobre-acidificación de los tejidos y después de la sangre debido a las elecciones de estilo de vida y en la dieta.

El tejido canceroso comienza a existir debido a las elecciones que tenemos en lo que comemos, bebemos, lo que pensamos y como vivimos. El cáncer es un líquido, y este líquido es un producto de desperdicio tóxico y ácido del metabolismo o del consumo de energía del mismo.

Podriamos decir que, en realidad, la cura para el cáncer y cómo el cáncer se desarrolla , crece y muere fueron hallados 80 años atrás .

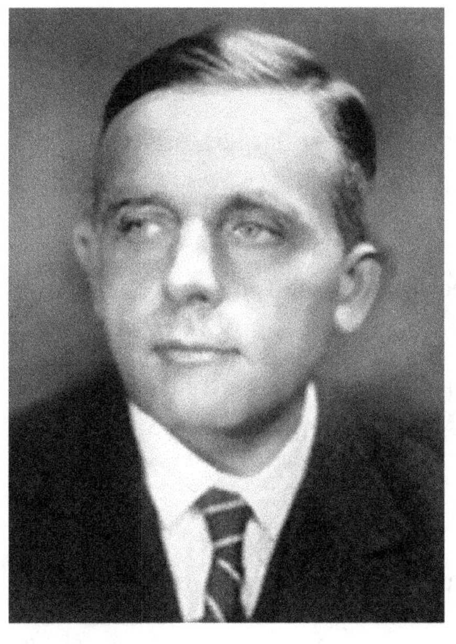

En 1966, el **Dr. Otto Warburg**, quien ganó el premio Nobel en medicina en el año de 1931 por su descubrimiento sobre la causa del cáncer, ofreció una cátedra en la convención anual de ganadores del premio Nobel en Lindau, Alemania. En su discurso el describió a la principal causa de cáncer de la siguiente manera:

"La principal causa de cáncer es cuando las células del cuerpo sanas y en normal funcionamiento cambian su respiración de oxígeno por fermentación de azúcar. Todas las células normales, obtienen su ración de energía por medio de la respiración de oxígeno, mientras que las células cancerosas obtienen su energía en gran parte de la fermentación.

*Todas las células normales por lo tanto son **aeróbicas,** mientras que las células cancerígenas son parcialmente **anaeróbicas**. Desde el punto de vista de la física y la química de la vida, esta diferencia entre las células normales y las cancerosas es tal, que uno puede visualizar una gran diferencia.*

El gas de oxígeno, el donante de energía en las plantas y animales es destronado en las células cancerosas y remplazado por una energía que cede su reacción a las más bajas formas de vida, como lo es la fermentación de glucosa"

¿Que es el tejido canceroso? El cáncer no es una célula sino un líquido ácido y venenoso.

-**Una célula cancerosa**, es una célula que ha sido dañada o envenenada por ácidos metabólicos y/o gastrointestinales.

-**Un tumor**, es el mecanismo de protección del cuerpo para encapsular células dañadas o envenenadas por exceso de ácido que no ha sido eliminado adecuadamente por la orina, sudor, heces fecales o respiración. El tumor es la solución del organismo, para proteger células y tejido sano.

-**El cáncer** es una condición ácida sistémica, que se estaciona en las partes más débiles del cuerpo, y no es un problema localizado que crea una metástasis.

-**La metástasis** son ácidos localizados dañando otras células, así como una manzana podrida, daña a las manzanas sanas en una cesta.

No existe tal cosa como una célula cancerosa. Una célula cancerosa, fue antes una célula sana que ha sido dañada por el ácido. El tumor no es el problema, sino la solución para proteger las células sanas y los tejidos, para no ser dañados por otras células y tejidos en putrefacción.

La única solución para los líquidos ácidos que envenenan las células del cuerpo, causando los efectos que los practicantes de medicina llaman cáncer, es alcalinizar y energizar el cuerpo.

En conclusión, el cuerpo humano es alcalino por diseño y ácido por función. Si deseamos un cuerpo sano, debemos mantener ese diseño alcalino.

¿Tiene algo que ver con el cáncer, la dieta y el estilo de vida? ¡Absolutamente!, el cáncer no es algo que nos da, sino algo que nosotros hacemos a consecuencia de nuestras elecciones diarias de lo que comemos, bebemos, y el cómo pensamos y vivimos. Nosotros o tenemos un estilo de vida y dieta alcalina, disfrutando de un cuerpo sano y en forma o llevamos un estilo de vida y dieta ácida, experimentando los dolores, molestias y sufrimiento que causan los ácidos metabólicos.

El ex cirujano general de Estados Unidos, el **Dr. Everett Koop,** dice lo siguiente en cuanto a la dieta: *"Tus elecciones en cuanto a tu dieta pueden influenciar tu salud a largo plazo, más que cualquier otra acción que puedas tomar"*

¿Se puede prevenir el cáncer? Durante muchos años el **Dr. Robert Young** ha dicho que la cura para el tejido canceroso no está en su tratamiento, sino en su prevención. Esa prevención puede obtenerse únicamente al tomar decisiones más sanas de estilo de vida y de nuestra dieta diaria. Una condición cancerosa es la consecuencia de las decisiones que uno toma diariamente. Por ejemplo, si quieres reducir el riesgo al 100% de tejido canceroso en tus pulmones, entonces deja de fumar y deja de relacionarte o trabajar cerca de personas que fumen. El humo que inhala un fumador pasivo es igual de ácido y dañino para los tejidos de los pulmones que aquel que se fuma directamente.

Si no quieres un hígado con cáncer, entonces deja de tomar bebidas carbonatadas y sobre todo alcohol.

Si no quieres un páncreas con cáncer, entonces deja de comer el azúcar que es tan ácida.

Si no quieres cáncer en el intestino, entonces deja de comer proteína, sobre todo, proteína animal.

Algunos estudios de investigación de diferentes partes del mundo, que sostienen este argumento y descubrimientos del Dr. Robert Young.

Estudio: Estudio del cuerpo humano en la Universidad Harbin de Medicina

Resultado: La COL, es la comida más importante en cuanto a reducir el riesgo de cáncer en el estómago.

Estudio: Estudio sobre fumadores en Italia.

Resultado: Los fumadores que *consumieron verduras de hojas verdes,* tuvieron tres veces menos riesgo en obtener cáncer de pulmón, comparado con fumadores que rara vez consumían vegetales.

Estudio: Instituo Hebel del Cáncer en China.

Resultado: El *ajo, cebolla y tomate,* tuvieron la habilidad, de inhibir la "mutación celular" causada por medicamentos comunes de quimioterapia... esto se basó en evidencia de que los medicamentos de quimioterapia causan la mutación de células dando lugar más adelante a otros tipos de cáncer.

Estudio: Mayo Clinic

Resultado: Pacientes con cáncer recibiendo terapia de radiación pueden beneficiarse dramáticamente de dietas a óptimas a base de verduras.

Estudio: Universidad de Atenas, Escuela de Medicina en Grecia.

Resultado: Las mujeres que consumen la menor cantidad de verduras, tuvieron 10 veces más el riesgo de Cáncer de mama comparado con mujeres que consumen gran cantidad de verduras.

Estudio: Estudio humano en Australia.

Resultado: El consumo de col, zanahoria y verduras de hoja verde, es una protección substancial contra el Cáncer de colon.

Estudio: Instituto contra el Cáncer Aichi en Japón

Resultado: Comer verduras reduce el riesgo de cáncer cervical y de mama en las mujeres.

Estudio: Agencia para el control del Cáncer en Vancouver (British Columbia)

Resultado: Consumir vegetales reduce dramáticamente la incidencia de Cáncer de mama..

¿Existen medicinas Alternativas que previenen el cáncer? La respuesta a esta pregunta es, absolutamente ¡Sí! Una vez que entiendes, comprendes y reconoces la causa de TODO tejido canceroso como acidosis latente en los tejidos, puedes entonces comenzar el proceso de revertir, regenerar y prevenir las consecuencias de tomar decisiones ácidas al tomar decisiones sanas y alcalinas.

En el libro *"The pH Miracle for Weight Loss"* del **Dr. Robert O. Young** capítulo 11 podemos encontrar el protocolo para un cuerpo más sano y lleno de energía, libre de dolencias y enfermedades...que básicamente es alcalinizarse y energizarse por medio de una dieta a base de VERDURAS, suficiente AGUA, y un estilo de vida alcalino.

La visión del **Dr. Robert O. Young** en cuanto a la medicina en el siglo 21. *"Mi visión del propósito relativo de la medicina, es incluir prevención de las enfermedades y promover salud y condición física en vez de enfocar toda nuestra atención en el diagnóstico y tratamiento de la enfermedad. Creo que el principal propósito de la medicina es ayudar a las personas a descubrir algo fundamental dentro de ellas mismas. Eso es, hacer consciencia de que la verdadera fuente de bien estar, alegría y equilibrio que todos buscamos se encuentra dentro de uno mismo en su mente y su corazón -las emociones y el espíritu- y no en el mundo físico.*

Esto es importante, para que todos podamos comenzar a ser liberados de ese proceso de aferrarnos a una felicidad en este mundo físico. Para poder apoyar este punto de vista, yo creo que debemos comenzar a abrazar una visión más espiritual de nosotros mismos y de la humanidad como un todo.

Al mismo tiempo que demos gran amor, cariño y atención al cuerpo físico, la medicina entonces, podrá ayudar a las personas a descubrir las dimensiones no físicas y espirituales de cada una de ellas. Cuando esto suceda, todos podremos trabajar y vivir con menos miedo, estrés, o aferrándonos a preservar el cuerpo físico a toda costa - y entonces realmente seremos libres."

El Sistema Inmunológico y el Cáncer.

Los científicos no siempre estuvieron claro en que el sistema inmunológico jugaba un papel en la prevención y en la lucha contra el cáncer. Esta idea fue propuesta en el 1957, sin embargo, la evidencia científica en esos momentos solo parecía indicar que el sistema inmunológico sí protegía contra ciertos patógenos como virus y bacterias, pero no contra las células corporales anormales, como las células cancerosas. Investigadores y médicos al final del siglo XX se dieron cuenta de que personas con sistemas inmunológicos muy débiles, tenían un riesgo más alto de desarrollar un cáncer que la persona promedio. Además, desde entonces, los investigadores se han dado cuenta de que pacientes con células inmunológicas presentes en sus tumores tienen una mejor prognosis que los pacientes sin ellas.

Inmunovigilancia es un término que describe la acción de las células inmunológicas, incluyendo a las células T, mientras corren a través del cuerpo en busca de cualquier anormalidad. Cuando las células se convierten en células mutadas, pueden aparecerle como anormales a las células inmunológicas. Entonces, el cuerpo les reconoce como no propio o extraño. Al eliminar a las células anormales, el sistema inmunológico ayuda a proteger contra el cáncer. Sin embargo, si las células se han mutado lo suficiente como para escapar al mecanismo de vigilancia del sistema inmunológico, podrían continuar a reproducirse como células cancerosas. El proceso es una compleja versión del jugar al escondite, con muy severas consecuencias.

Como explicamos en la pagina anterior, las células T reconocen a los péptidos antígenos presentadosen la superficie celular. Si las células pre-cancerosas presentan proteínas anormales, las células T las reconocerán como anormales. Por otra parte, las células precancerosas que el sistema inmunológico no reconoce como anormales, o las cuales no puede eliminar, sobrevivirán y podrían proliferarse para formar un tumor.

Las células tumorosas utilizan a varios mecanismos para evadir a las defensas inmunológicas del cuerpo. Muchos canceres producen mensajeros químicos los cuales inhiben las acciones de las células inmunológicas. Otros cánceres tienen defectos en la manera en que los antígenos son presentados sobre su superficie celular. Sin embargo, en este caso, otras células inmunológicas llamadas células destructoras naturales (Natural Killer cells-NK), juegan un papel especial porque se dan cuenta cuando las células corporales ya no tienen proteínas propias sobre sus superficies, y por lo tanto, matan a las células anormales. Además, algunos tumores crecen en lugares tales como los ojos o el cerebro, los cuales no están regularmente patrullados por las células inmunológicas.

La meta principal de la inmunoterapia y de las vacunas contra el cáncer lo es el proveer al sistema inmunológico con las señales necesarias para reconocer y destruir a las células cancerosas, incluyendo las que han logrado formar un tumor.

Cáncer ocupacional: En el ámbito ocupacional se han detectado 22 sustancias probadamente cancerígenas. Sin embargo, la cifra de sustancias sospechosas bordea las 200. Las más importantes son: **los alquitranes del carbón de hulla, arsénico, asbesto, benceno, cadmio, cromo, níquel y cloruro de vinilo**. Se estima que entre el 2% y el 8% de los cánceres son profesionales. Esta cifra proviene de países desarrollados y es muy probable que, en países con menor regulación, la magnitud sea mayor. Por otra parte, numerosas profesiones poseen riesgos elevados de presentar un cáncer específico. Eso implica que, si los agentes causales no están precisados, los trabajadores poseen una mortalidad notablemente mayor por esa causa.

Por ejemplo, los campesinos, que en todos los estudios tiene cifras de mortalidad más bajas que la población general, presentan una mayor cifra de linfoma de Hodgkin que la población común, posiblemente asociadas al uso de pesticidas. Este patrón se ve en mineros, en trabajadores de industria química, en textiles, en trabajadores de fundiciones, trabajadores de gas, profesiones médicas, astilleros, pintores, entre otros.

Sustancias químicas cancerígenas Tipo 1

Agente	Organo afectado	Rubro
4-aminobifenilo Producción de caucho	Vejiga	Producción de caucho
Arsénico y sus derivados	Pulmón, piel	Vidrio, Metales,

		pesticidas
Asbesto	Pulmón, pleura, peritoneo	Aislamiento, filtros, textiles
Benceno	Leucemia	Disolvente, combustible
Bencidina	Vejiga	Tintes, pigmentos
Berilio Metales	Pulmón	Metales
Bis(clorometil)éter	Pulmón	Subproducto químico
Clorometilmetiléter	Pulmón	Subproducto químico
Cadmio	Pulmón	Fabricación tintes
Cromo	Cavidad nasal, pulmón	Chapado metales tintes
Brea de alquitranes de hulla	Piel, pulmón vejiga	Material de construcción
Alquitranes de hulla	Piel, Pulmón	Combustible
Oxido de Etileno	Leucemia	Intermediarios químico
Aceites minerales	Piel	Lubricantes
2- Naftilamina	Vejiga	Tintes pigmentos
Níquel	Cavidad nasal, pulmón	Metalurgia, aleaciones
Aceites de esquisto	Piel	Lubricantes, combustibles
Hollines	Piel, Pulmón	Pigmentos
Talco	Pulmón	Papel tinturas
Cloruro de ViniloPlásticos	Hígado pulmón	Plásticos
Polvo de madera	Cavidad nasal	Industria de madera

Existe una autentica cura natural contra el Cáncer

Estoy firmemente convencido de que ninguna sustancia o tratamiento es una cura o un tratamiento natural para el cáncer. Creo que solo tenemos que proporcionar a nuestro organismo aquellas sustancias vitales de las cuales es deficiente para que el propio organismo vuelva a sus niveles óptimos de funcionamiento.

Todos podemos tener células cancerosas.

Como he indicado anteriormente, las células cancerosas no aparecen en análisis estándares hasta que ya se han multiplicado por unos cuantos billones. Las células cancerígenas aparecen de 6 a más de 10 veces en la vida de una persona.

Cuando el sistema inmunológico de la persona es fuerte, las células cancerígenas serán destruidas y se prevendrá la multiplicación y formación de tumores. Es muy simple, si el organismo no tiene los nutrientes básicos que necesita para poder funcionar correctamente, se quebrantará. Un fuerte sistema inmune se basa en el cuerpo obteniendo buenos nutrientes. Como sociedad, la mayoría de la gente no les proporciona a sus cuerpos con los nutrientes adecuados.

Muchas personas piensan que se están alimentando bien, pero con las tasas de cáncer aumentado dramáticamente en los últimos 50 años, estamos haciendo algo mal. Así, si aportamos buenos nutrientes al organismo, mejoramos nuestro sistema inmune, por tanto, el organismo debe ser capaz de lidiar con las inescrupulosas células cancerosas de manera natural.

Además, nunca hemos vivido en un tiempo más tóxico en la historia. Estas toxinas son absorbidas por el cuerpo y causan daño.

¿Cuáles son algunas de las toxinas a las que estamos también expuestos?

Los rayos X, ondas de microondas, líneas eléctricas, pesticidas y herbicidas, toxinas y productos químicos industriales, beber o bañarse en aguas contaminadas, aguas clorinadas o fluoradas, el tabaquismo, los aditivos alimentarios, los empastes dentales que contienen mercurio, drogas de todas clases, tanto callejeras como farmacéuticas, estrés, emociones negativas, etc..

Incluso los productos comunes, tales como desodorantes, champús, acondicionadores, crema dental, detergente para la ropa y los perfumes, todos contienen químicos tóxicos que afectan negativamente y abruman al cuerpo.

Por lo tanto, la limpieza del cuerpo de toxinas de forma natural y obteniendo los nutrientes adecuados, simple y básicamente, es lo que los reduce también.

¿El Cancer es un hongo?

"Nadie sabe cual es el problema del cáncer. Hay todavía cerca de 1 millón de muertes al año por cáncer, con terribles sufrimientos e interminables experimentos sin ningún resultado... Todos deben de abrir sus ojos y darse cuenta de que la televisión y los periódicos usualmente mienten sobre el cáncer porque sólo dicen lo que la autoridad les permite decir. Vivimos en un mundo de mentiras. Más aún, mi opinión es que la revolución solo puede venir desde los médicos. Ellos saben muy bien que la oncología ha

fallado por completo y que todos los estudios e investigaciones son solamente una gran decepción sin fin – tan grande como el mundo. Los doctores no deben de tolerar más éstas mentiras y no deben de dudar en denunciar la completa falla de la oncología". **Dr. Simoncini:**

Hasta ahora, la causa del cáncer ha sido atribuída a factores como la genética, virus, constitución fisiológica y ondas electromagnéticas que provocan cambios a nivel celular lo que da como resultado una reproducción excesiva de las mismas y con ello la formación de tumores.

El **Dr. Tullio Simoncini** inhabilito esta teoría afirmando, como he indicado anteriormente, que *"el cáncer es un hongo"* con lo que causo un gran revuelo y agitación entre los miembros de la comunidad científica que se pronuncian en contra de esta afirmación tachándola de errónea. La creencia del Dr. Simoncini es que cuando el organismo se ve afectado por el cáncer, es decir, infectado por el hongo **Cándida Albicans**, el sistema inmunológico reacciona transformando las células infectadas por el hongo en tumores para evitar que las células de alrededor se infecten de igual forma. Es por eso que si se aplica una solución de bicarbonato de sodio en las células afectadas éstas vuelven a la normalidad ya que el bicarbonato de sodio destruye el hongo causante de la infección.

Al mismo tiempo, el **Dr. Simoncini** afirma que las células cancerosas son blancas. Ésto es debido a la presencia del hongo en las celulas.

Al descubrir que el cáncer es provocado por un hongo, el **Dr. Simoncini** llevó a cabo una serie de diversas investigaciónes y experimentos para desarrollar un nuevo tratamiento con lo que llegó finalmente a la conclusión de que el bicarbonato de sodio es capaz de purificar las células cancerosas que al ser libradas del hongo se transforman nuevamente células normales.

En la actualidad, los médicos saben bien que cuando un paciente se encuentra en la fase terminal del cáncer, debido a la poca resistencia de su sistema inmunológico el organismo es propenso a contraer diversas infecciones como neumonía y otras causadas por bacterias y hongos oportunistas como el Cándida Albicans ya que se han encontrado colonias de este hongo en células cancerosas y sus alrededores. Sin embargo, se pensaba que esto no era mas que consecuencia del debilitamiento del organismo. Nadie se había percatado que la *Cándida Albicans* era la causa del cáncer, más que su consecuencia.

El Dr **Simoncini** es un especialista en Oncología, tratamiento de los tumores, la diabetes y los trastornos metabólicos, pero es más que eso. Él es un médico consciente que trata de descubrir la verdad, en beneficio de sus pacientes y se niega a repetir la versión oficial de lo que los médicos deben hacer y pensar.

El cuestiona el dogma de la *"conformidad intelectual"* con todos sus supuestos no comprobados, la mentira, la manipulación y la falsedad, ha sido sumamente crítico con el establecimiento médico, ya que continúan con "tratamientos" que son inútiles para curar la epidemia global de cáncer.

Desde el momento que Simoncini entró en los estudios de la medicina se dio cuenta de que algo andaba mal con la forma como se trataba el cáncer:

"Veo terribles sufrimientos. Yo estaba en una sala de oncología pediátrica y todos los niños murieron. Yo sufría cuando miraba a los pobres, a los niños a la personas morir con quimioterapia y con radioterapia".

Su frustración y tristeza por lo que estaba viendo lo llevó a ir en busca de nuevas maneras de entender los tratamientos de esta enfermedad devastadora.

¿Cuántos más tienen que sufrir las personas antes de que dejen de ver a los doctores que todo lo saben, como "dioses" y darse cuenta de la magnitud de la ignorancia que aún tenemos?

El **Dr. Simoncini** se dio cuenta de que todos los cánceres actuaban de la misma manera, no importa donde estaban, en el cuerpo o en la forma que tomó. Tenía que haber un denominador común. También observó que el cáncer "bultos" era siempre blanco.

¿Qué otra cosa es blanca? Simoncini se dio cuenta, que la medicina convencional cree que el crecimiento celular es silvestre, que crece por crecer y lo convierte en un *"tumor canceroso"* En realidad es el sistema inmunológico de células reproductoras que se defienden contra los ataques del Hongo- Cándida.

Él dice que la secuencia es la siguiente: La Cándida normalmente se mantiene bajo control por el sistema inmune, pero cuando este sistema se debilita la Cándida se multiplica, se amplía y construye una colonia.

La Cándida cuando penetra en un órgano, el sistema inmunológico tiene que responder a la amenaza de otra manera. Este camino es construir una barrera defensiva con sus propias células y este crecimiento es lo que llamamos cáncer. Se dice que la propagación del cáncer a otras partes del cuerpo, es causado por malignas células que escapan de su origen.

El *Dr. Simoncini,* sin embargo, dice que este es una de las causas, pero no absoluta. La propagación del cáncer es provocada por la causa real del cáncer, el hongo Cándida, que escapa de la fuente original. Lo que permite que el cáncer se manifieste, como lo ha dicho en sus libros desde hace años, es un sistema inmune debilitado.

Cuando el Sistema Inmunológico funciona correctamente y con eficacia, evita que las células se desordenen o escapen, mantiene el hongo-Cándida en su lugar y bajo control.

Miremos lo que ha ocurrido en los casos de cáncer en todo el mundo, se han disparado y multiplicado.

El sistema inmune se encuentra debilitado y atacado por los alimentos y los aditivos de la bebida, la agricultura química, las vacunas, los campos electromagnéticos y la tecnología de microondas y las frecuencias, las drogas farmacéuticas, la presión de los modernos 'vida', y mucho más.

¿Qué es lo que destruye el Sistema Inmunológico más rápido que cualquier otra cosa? LA QUIMIOTERAPIA. Tambien se puede agregar la Radiación. La quimioterapia es un veneno para **matar** las células. Eso es todo....

La vanguardia al tratamiento del cáncer, es incorporar el tratamiento que consiste en envenenar al paciente, con la esperanza de matar a las células enfermas. Pero esperen. Este veneno de la quimioterapia también mata a las células del sistema inmunológico y lo deja hecho pedazos. Y la Cándida todavía está allí.

El Sistema Inmunológico devastado no puede responder eficazmente a atacar el Hongo de la Cándida, entonces se propaga en otras partes del cuerpo para iniciar el proceso de nuevo, causando la propagación de las células cancerosas. Incluso aquellos que parecen haberse recuperado después de la cirugía y la quimioterapia, simplemente han alargado las horas de su reloj. El Sistema Inmunológico está destrozado y es sólo una cuestión de tiempo antes que la Cándida provoque una recaída.

En pocas palabras: *La quimioterapia consiste en matar a la gente que se supone deberían ser curados. Cuando Simoncini se dio cuenta de que el cáncer es una infección producida por hongos, se fue en busca de algo que podría matar el hongo y así eliminar el cáncer.*

Se dio cuenta de que los medicamentos contra hongos no funcionan porque el hongo muta rápidamente y se defiende, incluso empieza a alimentarse de los medicamentos que se recetan para matarlo. En su lugar, el Dr. Simoncini encontró algo mucho más simple: Bicarbonato de Sodio.

En 1983, Simoncini trató a un hombre italiano, Gennaro Sangermano, que se le había dado unos pocos meses de vida, tenía cáncer de pulmón. Unos meses más tarde, estaba de regreso, con salud y el cáncer había desaparecido. Tras el éxito seguido, Simoncini presentó sus resultados al Departamento de Salud de Italia con la esperanza de que comenzarían a hacer ensayos científicos para demostrar su trabajó.

Pero él iba a aprender el verdadero alcance de la **manipulación médica y el engaño.** Las autoridades no sólo han ignorado su documentación, se le expulsó de la Orden de Italia para la prescripción de las curas médicas que no habían sido aprobadas. Fue sometido a una feroz campaña de burla y condenación, por el medio de comunicación y a continuación encarcelado por tres años por causar "homicidio culposo" a los pacientes que había tratado y "Curado". Desde todos los ángulos de la palabra estaba fuera.

El sector médico dijo que sus afirmaciones sobre el bicarbonato de sodio, era "loco y peligroso". Tanto fue, que llevó a un médico a afirmar ridículamente, que el Bicarbonato de Sodio es como una droga. Durante todo el tiempo millones de personas están muriendo de cáncer que podrían haber sido tratados de manera eficaz.

El **Dr. Simoncini** afortunadamente no se desanimó y continuó informando de su trabajo por Internet. En la actualidad está teniendo un éxito notable en la drástica reducción y la eliminación por completo del Cáncer, incluso algunos tipos de cáncer reales etapa tardía usando bicarbonato de sodio. Esto puede tomar meses en algunos casos, pero en otros, como el cáncer de mama cuando el tumor es de fácil acceso, puede ser días para que ya no exista. Las personas también se están curando a sí mismas bajo la dirección de Simoncini.

El **Dr. Simoncini** se niega a ceder y continúa haciendo campaña para lo que él cree y ha visto, que el Bicarbonato de Sodio es un tratamiento eficaz para el cáncer, mientras que en el "mundo real", el número de muertes por cáncer va en aumento sin cesar a causa de los tratamientos que no funcionan sobre la base de supuestos que no son verdaderos.

Cuando Simoncini habló en la Clínica de Shen algunos médicos locales ridicularizaron sus puntos de vista. Fueron invitados a lo largo de su charla, que habría sido de enorme beneficio y potencial para sus pacientes. Las sillas estaban reservadas para ellos para escuchar lo que estaba diciendo Simoncini de primera mano y darles la oportunidad de hacer preguntas.

¿Qué pasó? Nunca las hicieron. ¿Intereses creados? ¿Manipulados? ¿Cuándo despertaremos?

Terapias usadas por el Dr. Simoncini

Muy importante: Aunque los tratamientos relacionados puedan ser realizados por la propia persona, sin embargo, se aconseja supervisión de un médico.

Oncología pediátrica. La terapia puede ser aplicada también en oncología pediátrica, administrando las dosis en función del peso del paciente.

A continuación, las dosificaciones apropiadas que se aplicarán con gotero en función del peso corporal.

10 Kg /100 cc de bicarbonato de sodio 5%

20 kg /150 cc de bicarbonato de sodio 5%

30 Kg / 250 cc de bicarbonato de sodio 5%

40 Kg / 350 cc de bicarbonato de sodio 5%

50 Kg / 400 cc de bicarbonato de sodio 5%

50 kg o más 500 cc de bicarbonato de sodio 5%

Para otros usos (lavados, etc.) la solución ha de ser suficientemente rica en bicarbonato de forma que esté ligeramente salada

TRATAMIENTO CIRCULAR A 360º

Está indicada cuando se aplica bicarbonato de sodio en una cavidad, útero, vejiga, vías urinarias, estómago, boca, etc.

Acostarse en la cama. Rellenar la cavidad con la solución de bicarbonato. Colocar 2 almohadas bajo la pelvis.

Rotar 90º cada 15 minutos, tiempo total una hora. O sea, colocarse en todas las posturas: de espaldas, sobre el costado izquierdo, de bruces, sobre el costado derecho.

CÁNCER DE OJO. MELANOMA DE COROIDES Y CÁNCER DE CONJUNTIVA

Colocar una cucharilla de las de café de bicarbonato de sodio en un vaso de agua templada. Verificar si está salada.

Acostarse en la cama. Con un cuentagotas de colirio colocar una gota en la conjuntiva cada 3 minutos, 3-4 veces. 1 vez por día durante 6 días.

Hacer una pausa de 3 días. Realizar el ciclo entero de 9 días por 4 veces.

Efectos colaterales: En caso de irritación, suspender el tratamiento durante un día.

Colocar 2 gotas de agua salada, una cucharilla de las de café para un vaso, dos veces al día.

CÁNCER DE BOCA

Colocar una cucharilla de las de café de bicarbonato de sodio en un vaso de agua templada. Verificar si está salada.

Acostarse en la cama. Mantener en la boca la solución con bicarbonato de sodio sin tragarla, rotando 90º cada 15 minutos, una hora en total. O sea, colocarse en todas las posturas: de espaldas, sobre el costado izquierdo, de bruces, sobre el costado derecho.

3 veces por día, durante 6 días. 3 días de pausa. Realizar el ciclo entero de 9 días por 4 veces. Enjuagar siempre con bicarbonato de sodio después de cada comida.

Ampolla de suero de 500 cc de bicarbonato de sodio 5%, que se ha de hacer en 1 hora, 6 días sí y 6 no, en 4 ciclos.

Efectos colaterales: En caso de quemazón o irritación suspender durante 1 día la aplicación y enjuagar con agua salada, una cucharilla de las de café para un vaso, dos veces al día.

En caso de sed excesiva y acentuado cansancio, beber muchos líquidos, aunque con azúcar, y salar más los alimentos. Utilizar integradores alimentarios conteniendo potasio y magnesio.

CÁNCER DE ESTÓMAGO Y DE ESÓFAGO

Colocar una cucharilla de las de café de bicarbonato de sodio en un vaso de agua templada. Verificar si está salada. Beber toda la solución.

Acostarse en la cama. Rotar 90º cada 15 minutos, tiempo total una hora. O sea, colocarse en todas las posturas: de espaldas, sobre el costado izquierdo, de bruces, sobre el costado derecho.

Se hará 2 veces al día antes del almuerzo y de la cena, durante 1 mes. 1 semana de reposo. Repetir el ciclo completo 2 veces.

Ampolla de suero de 500 cc de bicarbonato de sodio 5%, que se ha de hacer en 1 hora, 6 días sí y 6 no, en 4 ciclos.

Efectos colaterales: en caso de sed excesiva y acentuado cansancio, beber muchos líquidos, aunque con azúcar, y salar más los alimentos. Utilizar integradores alimentarios conteniendo potasio y magnesio.

CÁNCER DE LARINGE

Colocar una cucharilla y media de las de café de bicarbonato de sodio en ½ litro de agua templada. Verificar si está salada.

Colocar medio litro de solución en inhalador rápido. Hacer una inhalación 6 días sí y 6 no, en 4 ciclos.

Ampolla de suero de 500 cc de bicarbonato de sodio 5%, que ha de hacerse en 1 hora, 6 días sí y 6 no, en 4 ciclos. Por tanto, 6 días de inhalaciones y 6 días de suero, de forma alterna.

Colocar una cucharilla de las de café de bicarbonato de sodio en 1 vaso de agua templada. Verificar si está salada.

Acostarse en la cama. Mantener en la boca la solución con bicarbonato de sodio sin tragarla, rotando 90º cada 15 minutos, una hora en total. O sea, colocarse en todas las posturas: de espaldas, sobre el costado izquierdo, de bruces, sobre el costado derecho 2 veces al día, antes del almuerzo y de la cena, durante 1 mes.

Efectos colaterales: En caso de sed excesiva y acentuado cansancio, beber muchos líquidos, aunque con azúcar, y salar más los alimentos. Utilizar integradores alimentarios conteniendo potasio y magnesio.

CÁNCER DE RECTO

4 cucharas de las de sopa de bicarbonato de sodio en 2 libros de agua templada. Verificar si está salada.

Realizar aplicación de lavado rectal (enema) lentamente, acostado en la cama. Colocar 2 almohadas bajo la pelvis. Tras el enema, reteniendo la solución en el intestino, rotar 90º cada 15 minutos, tiempo total una hora. Realizar un enema 6 días sí y 6 no, en 4 ciclos.

Ampolla de suero de 500 cc de bicarbonato de sodio 5%, que ha de hacerse en 1 hora, 6 días sí y 6 no, en 4 ciclos. Por tanto, 6 días enema y 6 días suero, alternados.

Efectos colaterales: en caso de irritación, dolor y ligera pérdida de sangre, suspender durante 2 días los enemas y realizar 1 enema por día con 1 litro de agua + ½ cucharada de sal.

En caso de sed excesiva y acentuado cansancio, beber muchos líquidos, aunque con azúcar, y salar más los alimentos. Utilizar integradores alimentarios conteniendo potasio y magnesio.

CÁNCER DE ÚTERO Y VAGINA

8 cucharas de las de sopa de bicarbonato de sodio en 4-5 litros de agua templada. Verificar si está salada.

Colocarse en la bañera como en plano inclinado, con la pelvis más alta respecto de la espalda. Introducir lentamente la solución en la vagina con la pera de goma. Durante el lavado rotar 90° cada 15 minutos, tiempo total una hora. O sea, colocarse en todas las posturas: de espaldas, sobre el costado izquierdo, de bruces, sobre el costado derecho. Hacer la lavativa durante 2 meses, iniciándola a partir del término de las menstruaciones, suspendiéndola durante las menstruaciones sucesivas.

Ampolla de suero de 500 cc de bicarbonato de sodio 5%, que ha de hacerse en 1 hora, 6 días sí y 6 no, en cuatro ciclos.

Efectos colaterales: en caso de irritación, dolor y ligera pérdida de sangre, suspender durante 2 días las lavativas y efectuar la misma operación utilizando 5 cucharadas de sal en 5 litros de agua durante 2 días.

En caso de sed excesiva y acentuado cansancio, beber muchos líquidos, aunque con azúcar, y salar más los alimentos. Utilizar integradores alimentarios conteniendo potasio y magnesio.

CÁNCER DE VEJIGA

Con la ayuda de un enfermero(a) posicionar un catéter dentro de la vejiga. Introducir 150-200 cc de bicarbonato de sodio 5% en la vejiga.

Cada día durante 5 días, a continuación, un día sí y otro no, durante 2 semanas. 4-5 días de pausa. Repetir el ciclo completo.

Efectuar el lavado de la vejiga lentamente, acostado en la cama con dos almohadas bajo la pelvis. Después del lavado rotar 90º cada 15 minutos, tiempo total una hora. O sea, colocarse en todas las posturas: de espaldas, sobre el costado izquierdo, de bruces, sobre el costado derecho reteniendo la solución en la vejiga.

Ampolla de suero de 500 cc de bicarbonato de sodio 5%, que ha de hacerse en 1 hora, 6 días sí y 6 no, en 4 ciclos.

Efectos colaterales: en caso de irritación, dolor y ligera pérdida de sangre, suspender durante 2 días las lavativas y efectuar 1 lavado al día con ½ litro de agua + media cucharada de sal.

En caso de sed excesiva y acentuado cansancio, beber muchos líquidos, aunque con azúcar, y salar más los alimentos. Utilizar integradores alimentarios conteniendo potasio y magnesio.

CÁNCER DE MAMA.

Inyectar con una jeringa justo por encima del nódulo, sea a la izquierda o a la derecha, 70-100 cc de solución de bicarbonato de sodio al 5%. Todos los días durante 6 días.

Aplicar ampolla de suero de 500 cc de bicarbonato de sodio al 5%, que ha de hacerse en 1 hora, 6 días sí y 6 no, en 4 ciclos. Si el nódulo era muy grande repetir el tratamiento local a los 2 meses.

Si estuviesen presentes linfonódulos axilares palpables, estos pueden sufrir regresión después del tratamiento local. En caso de que persistiesen, también podrán ser infiltrados con la misma metodología empleada en el nódulo de mama.

Efectos colaterales: en caso de que durante el tratamiento local aparezca un estado de irritación acentuada, equimosis o persistencia de dolor intenso, suspender durante uno o dos días y seguidamente reanudar el tratamiento.

En caso de sed excesiva y acentuado cansancio, beber muchos líquidos, aunque con azúcar; salar más los alimentos. Utilizar integradores alimentarios conteniendo potasio y magnesio.

MELANOMA Y CÁNCER DE PIEL

Utilizar un frasco de tintura de yodo al 7%. Aplicar la tintura con un bastoncillo de algodón o un palillo, en función de la dimensión del tumor, sobre el área afectada 20-30-40 veces en sesiones diarias. Continuar día tras día hasta que se forme una costra.

En cuanto se levanten los bordes de la costra, evitar removerla o producirle abrasiones. Dejar que la tintura se escurra bajo los bordes solamente apoyando el palillo en las proximidades de los bordes. Continuar de todas maneras aplicando la tintura también sobre el área tratada.

Después de la caída de la primera costra continuar el tratamiento sobre el área residual hasta que se caiga la tercera costra. En este momento el tumor deberá haberse esfumado.

Son muchos los estudios realizados por diferentes científicos que como resultado han dado un aumento de candida y a su vez esta la relacionan con el cancer y por ello debemos preguntarnos:

Dr. Simoncini: *"La Candida siempre se encuentra en los pacientes de las guardias de oncología. El problema es cómo se piensa sobre la presencia del hongo. La idea errónea de la oncología oficial es que el cáncer viene antes y luego la Candida ataca y debilita a los organismos. Pero esto es solo una hipótesis, una hipótesis incorrecta. Mi opinión es que la Candida viene antes, produce el cáncer, y luego invade al organismo produciendo su muerte. El hecho es que Candida siempre se encuentra en el tejido del paciente con cáncer. Cualquier otra idea solo puede ser una invención."*

El Dr. Simoncini también cita a uno de sus colegas del Norte de Italia, quien solía decir: *"Donde quiera que encuentro Cándida, yo hago el diagnóstico de cáncer. ¡Está muy claro que es lo que está detrás del cáncer!"*

La quimioterapia consiste en matar a la gente que se supone deberían ser curados.

El Bicarbonato de Sodio.

El Bicarbonato de Sodio es un poderoso destructor de hongos y a diferencia de las drogas, la Cándida no puede "conformarse" con él. Al paciente le ha dado bicarbonato sódico por vía oral y por medios internos como un endoscopio, un tubo largo y delgado que los médicos utilizan para ver dentro del cuerpo sin cirugía. Esto permite que el bicarbonato de sodio sea colocado directamente en el cáncer, en el hongo.

Los antiguos egipcios conocían las propiedades curativas de las sustancias anti-hongos y los libros de la India se remonta a mil años realmente recomendaban productos "Alcalinos" cuya fuerte potencia es ideal para tratar el cáncer.

El equilibrio del Acido-base en el organismo.

Creo que no exagero al decir que la comprensión, y el posterior estudio y aplicación, de lo aquí expuesto, serviría para resolver la mayor parte de los grandes problemas que afligen a la salud pública mundial, o como minimo una gran reflexión al respecto. Las afirmaciónes no son inventos, sino la simple recopilacion de conceptos científicamente demostrados por grandes investigadores de nuestro siglo.

Lamentablemente nadie se ocupa de difundir estas verdades, muy fáciles de experimentar en nosotros mismos, y eso impide que muchísima personas puedan aliviar sencillamente sus padecimientos cotidianos. Estas páginas intentan ayudar a entender el problema, a la concienciacion. Deseando que muchos encuentren soluciones.

Conviene explicar nuevamente, aunque peque de repetitivo lo que significa **acidez** y **alcalinidad**. Estos dos términos responden a la forma de clasificar la reacción de cualquier elemento. El grado de acidez o alcalinidad se mide a través de una escala llamada de **pH** (potencial de hidrógeno) que va de O, extremo ácido, a 14, extremo alcalino, ubicándose en el centro 7 el valor neutro. O sea que entre 0 y 7 tenemos los valores de acidez y de 7 a 14 los de alcalinidad.

Veamos a grandes rasgos como funciona el mecanismo de acidez y alcalinidad en el organismo. Los trillones de células que componen nuestro organismo, necesitan alimentarse, eliminar residuos y renovarse constantemente. En este sentido, la sangre cumple dos funciones vitales: **llevar** a todas las células los materiales nutritivos que necesitan y **retirar** de ellas los residuos tóxicos y ácidos que se producen como resultado de la transformación de dichos nutrientes (metabolismo). Mediante el proceso de respiración celular, las células reciben parte del oxígeno que necesitan para sus procesos vitales.

Para cumplir adecuadamente esta tarea, y por otras razones orgánicas, anteriormente se ha indicado la importancia de mantener nuestra sangre limpia al tiempo de mantener un ligero nivel de **alcalinidad**. En una persona sana el pH de la sangre, la linfa, el líquido cefaloraquídeo, etc., se ubica entre 7,40 y 7,45. Cuando se incrementa el nivel de acidez, debido a ciertos mecanismos de autorregulación, la sangre logra conservar este vital equilibrio. Lo hace a través del aporte de bases (álcalis) que neutralizan los ácidos. Por ello, para obtener un sano metabolismo celular, resulta imprescindible que junto al oxígeno, la sangre tenga un **constante flujo** de sustancias de naturaleza **alcalina**, con el propósito de **neutralizar los ácidos**.

PH, Cancer, Nanoparticulas y dieta Alcalinizante.

Científicos de la *Universidad* española del *País Vasco (UPV)*, han creado un método de tratamiento capaz de diferenciar las células cancerígenas y liberar fármacos en ellas, sin afectar las sanas. El novedoso tratamiento consiste en la utilización de nanohidrogeles. Como la investigación de nanopartículas está de moda y el tratamiento del cáncer nunca deja de estarlo, compartire esta vez sobre esta interesante noticia.

En primer lugar, hay que aclarar qué significa "nano". Nano se refiere a que la partícula tiene una o mas dimensiones del orden de 0.1 milésimas de milímetro (100 nanómetros). Es decir, estamos hablando de partículas muy, muy pequeñas. Más grandes que los atómos y algunas moléculas, pero más pequeñas que los virus y bacterias.

Por otra parte, los hidrogeles son polímeros en forma de red que se hinchan por absorción de agua, pero que no se pueden disolver en ningún líquido. *¿Alguién ha visto los muñequitos que al meterlos en agua aumentan su tamaño?* Ese es un ejemplo de hidrogeles. En el caso de los nanohidrogeles, estamos hablando de partículas de hidrogeles de tamaño "nano", es decir, de 0,1 milésimas de milímetro.

El procedimiento desarrollado por los científicos españoles consiste en lo siguiente: colocan un fármaco anticancerígeno dentro de las partículas del nanohidrogel y le adicionan ácido fólico. Estos nanohidrogeles así preparados son capaces de detectar cambios en el grado de acidez del medio celular. El pH de las células cancerígenas es más ácido de lo normal en el cuerpo, como hemos visto anteriormente el pH de la sangre es, con muy pequeña variación alrededor de 7,4; en tanto que en la zona donde se localiza un cáncer es de 4,7 a 5,2. Los nanohidrogeles se desplazan a través del torrente sanguíneo hasta detectar la zona de bajo pH, y al llegar a allí, el ácido fólico que contienen les permite penetrar la membrana de las células cancerígenas. Una vez dentro, el cambio de pH favorece la absorción de agua, con lo cual los nanohidrogeles se hinchan hasta que liberan el fármaco, dentro de la célula. Esta revolucionaria técnica, permite al fármaco actuar directamente en las células cancerígenas sin perjudicar las sanas. Esta, hasta ahora, era la mayor objeción que se le hacía a los tratamientos con quimioterapia, que a veces hacen más daño que bien.

¿Alguien ha recapacitado en la afirmación anterior de que las células cancerígenas están más ácidas de lo normal? ¿Por qué sucede ésto? ¿No sería más sensato estudiar esta anomalía para evitar que se forme el cáncer, en lugar de tener que tratarlo?

La dieta alcalinizante y desintoxicante es adecuada cuando sentimos que nuestro organismo necesita, también una buena cura de salud para recuperarse.

Duración de la dieta alcalinizante.

Duración mínima: 12 días.
Duración ideal: 40 días.

Eliminar en la dieta alcalinizante

- Leche y productos lácteos.
- Carne y productos derivados (embutidos en general)
- Almejas y mejillones.
- Harinas blancas y productos de panificadora (pan, pastas, pasteles, galletas, pizza, etc.)
- Patatas, pimientos y berenjenas.

- Congelados, ahumados y productos envasados o en conserva, que estén conservados con aditivos, colorantes y conservantes tóxicos o cancerígenos.
- Margarina, Aceites vegetales, mayonesa y ketchup.
- Azúcar y derivados, chocolates, helados, edulcorantes (Sacarina E-954, Manitol E-421.
- Sal (con el antiaglomerante E-536), olivas y anchoas.
- Bebidas dulces con o sin gas, agua con gas, alcohólicas, café (con o sin cafeína)

Comer en la dieta alcalinizante

- Pescado fresco (al horno o a la parrilla) Calamares, sepia y gambas a la plancha.
- Huevos frescos, dos por semana, poco hervidos y nunca para cenar.
- Arroz integral y mijo.
- Legumbres (garbanzos y alubias)
- Verduras y hortalizas (alcachofas, judías verdes, espinacas crudas, espárragos, berros, lechuga, remolacha, rúcula, endibias, rábanos, zanahorias, nabos, cebollas, ajos, puerros, tomates, soja (tofu y/o leche), calabacín, apio, aguacates. brócoli, coliflor, repollo y guisantes. (Evitar los últimos cinco, si quiere perder peso)
- Fruta seca: dátiles, almendras (Poco y sólo por la mañana)
- Fruta fresca: piña, papaya, uva, melocotón, cerezas, manzanas, peras y albaricoques.

Beber en la dieta alcalinizante

- Beber 2 litros de agua cada día. Evitar beber agua durante las comidas y poco tiempo después. (Así evitaremos diluir ácidos gástricos en exceso y no retrasaremos la digestión)
- Zumos frescos, no pasteurizados, de: zanahoria, limón. naranja con limón, pomelo y manzana.
- Tomar té verde o rojo en vez de café. (Evitar estas infusiones de noche)
- Antes de desayunar, tomar una cucharadita de miel pura y 1/4 de vaso de zumo, fresco de Aloe Vera (de cultivo biológico certificado, sin conservantes como el Benzoato Sódico, E-211)

Consejos para la dieta alcalinizante.

- Comer 4 veces más verduras frescas y poco hervidas que proteínas.
- Comer verdura y fruta fresca cada día.
- Tomar fruta sólo entre comidas o para desayunar.
- Masticar lentamente y bien.
- Respetar el horario de las comidas.
- Merendar a base de fruta seca o fresca, o zumos frescos.
- Para descongestionar las vías biliares y hepáticas, tomar una tisana de 1/2 cucharita de semillas de hinojo, 1/2 cucharita de semillas de anís y 1 cucharita de hojas de ortiga (frescas o secas) Ponerlo a hervir de 5 a 10 minutos todo junto con 250 cc de agua. Después filtrarlo. Beber después de la cena.
- Tomar un vaso de agua con unas gotas de limón antes de acostarse.

En todos los casos recomiendo consultar con un medico u otro profesional de la salud competente. Como me reitero en varias ocasiones, los contenidos en estas páginas tienen una función meramente informativa.

Contenido en Oxalatos de los alimentos (en 100 gr)			
Grupos	**Contenido bajo** < 2 mg/ración	**Contenido medio** 2-10 mg/ración	**Contenido alto** > 10 mg/ración
Cereales y derivados	Cereales desayuno, pasta italiana, arroz, pan.	Pan de maíz, bizcocho esponjoso, espaguetis precocinados en salsa de tomate.	Plum cake, sémola de maíz blanco, cracket de soja, germen de trigo.
Verduras y hortalizas	Aguacate, coles de bruselas, berza, coliflor, champiñones, cebollas, guisantes, patatas, rábano.	Espárragos, brócoli, zanahoria, maíz, pepino, guisantes verdes conserva, lechuga, fríjoles, pastinaca, tomate (120 ml de zumo de tomate),nabos.	Judías verdes, amarillas y secas, remolacha, apio, cebolleta, diente de león, berenjena, escarola, col, puerro, mostaza verde, perejil, pimienta, patata dulce, colinabo, espinacas, calabaza de verano, berro.
Frutas y zumos	Zumo de manzana, aguacate, plátano, cereza, uva verde, mango, melón,	Manzana, albaricoques, grosella negra, cerezas agrias, 120 ml de jugo de arádano, uva y naranja, pera,	Zarzamora, grosella, frambuesa, fresa, arándano, coctel de frutas, uvas negras, piel de limón, piel de lima y piel de naranja, ruibarbo, mandarinas. Jugos de

	nectarinas, melocotón, zumo piña, ciruelas.	piña, ciruelas turquesas, pasas.	frutas altas en oxalatos.
Leche y derivados	Todas	Ninguna	Ninguna
Carnes y pescados	Huevos, quesos, ternera, cordero, cerdo, pollo, pescados y mariscos.	Sardinas.	
Grasas y aceites	Todos		Frutos secos. Mantequilla. Cacahuete
Bebidas	Cerveza embotellada, Cocacola (360 ml), alcoholes destilados, limonada, vino.	Café (240 ml)	Cerveza de barril, té, cacao.
Miscelánea	Coco. Gelatina con frutas permitidas, zumo de limón y lima, sal y pimienta (15 g/día), sopa con	Sopa de pollo con fideos deshidratada.	Chocolate, cacao, mermelada, sopa de verduras y tomates comerciales. Judías cocidas conservadas en salsa de tomate.

ingredientes permitidos, azúcar.		

Fuente: Handbook of Clinical Dietetics, second edition, pag. 545-525

Principales fuentes dietéticas de oxalatos

Alimentos	Ac. Oxálico (mg100 gr de alimento)
Ruibarbo	600
Espinacas	600
Remolacha	500
Cacahuetes (todos los frutos secos se consideran con contenidos elevados en oxalatos)	187
Chocolates y productos con cacao	117
Perejil (puede ser usado en pequeñas cantidades)	100
Infusión de té (mg/100 ml)	55-78

- Una dieta baja en oxalatos no debe aportar más de 60-70 mg de ácido oxálico por día.

- El contenido en oxalatos varía considerablemente con estaciones, especie, variedad, edad, maduración y parte de la planta.

Referencias bibliográficas:

1.	Kasidas, G.P. and Rose G.A. (1980). Oxalate content of some common foods: determination by an enzymatic method. J.Hum.Nut. 34, 255-260.

2.	Ney, D.M. Hofman, A.F., et al. The low oxalate diet book . San Diego: University of California Press, 1981.

Alcalinizar el organismo para evitar el Cancer.

Cuerpo alcalino es sinónimo de cuerpo sano. La clave está en tomar alimentos como el ajo o las almendras y no abusar de los que acidifican el organismo, como el café o el chocolate. Si alcanzamos el equilibrio, aportaremos a la sangre los nutrientes que necesita

Recuérdese siempre que nuestra salud integral se obtiene con las buenas costumbres del día a día. Por tanto, mantener tu organismo alcalinizado, a través de la alimentación y demás hábitos saludables, es la gran sabiduría.

Por ejemplo, la franja normal de pH de la saliva de una persona que se alimenta saludablemente es levemente alcalina **7,36 a 7,42**, recuérdese que el pH neutro es 7,0. Las personas que exageran con el azúcar, refrigerantes, frituras, refinados, carnes y comidas cocidas al 100% presentan un pH ácido entre **6,5 y 6,9,** mientras que una persona con cáncer presenta un pH más ácido aún: de **4,5 a 5,7.**

Las malas costumbres repetitivas de alimentación y de vida, tales como la comida rápida y el sedentarismo, condiciones rápidamente acidificantes, generan un organismo continuamente acidificado, un estrés metabólico que deprime el sistema inmunológico y la fuerza de sostenimiento de la vida, minando diariamente la salud, la vitalidad y los proyectos evolutivos de transformación y curas.

Por este motivo debemos cuidar nuestra salud integral de forma, diaria y preventivamente. Y no se trata de estar pendientes de la salud por evitar dolencias, sino por la superación de la vida, por la evolución.

Mientras no se tome conciencia sobre los malos habitos en la forma de vivir y de nutrirse, la industria de la enfermedad seguirá creciendo vertiginosamente.

El **Dr. Simoncini**, como hemos visto anteriormente fue *inicialmente desterrado de la comunidad médica italiana, fue aplaudido de pie en la Asociación Americana contra el Cáncer cuando presentó la constatación suya y la terapia de alcalinización con el bicarbonato de sodio,* constató algo simple que él considera la causa del cáncer. Observó que todo paciente oncológico presenta *"cuadro repetitivo de aftas"*, síntoma ya identificado por la comunidad médica, pero siempre tratado como una infección oportunista por hongos: *la famosa cándida albicans o candidiasis.*

La constatación es que todos los tipos de cáncer presentan esa característica, o sea, varios son los tipos de tumores, pero tienen en común la manifestación de las aftas en el paciente, sabiéndose que es un síntoma de acidez metabólica.

Entonces, se pensó: ***¿no será al revés? ¿Que la causa del cáncer sea la proliferación descontrolada del hongo?*** Esa es una interpretación válida, pero antes de eso, indicar que: hongos y aftas solo se producen, solo proliferan o se instalan en medio ácido, en organismos ácidos. En organismos alcalinizados tal fenómeno no tiene cómo suceder o perpetuarse.

Repitiendo lo que ya se sabe desde hace un siglo por la cultura Biodinámica y muchos centros de medicina alternativaista: *hongos, virus, bacilos y bacterias solo proliferan en medio ácido, o sea, en organismos ácidos, en suelos ácidos.* Y los organismos ácidos, bien sea un suelo, un animal o un ser humano, revelan un estado de malnutrición, desmineralización, dolencia, envejecimiento y muerte.

Entonces, la verdadera causa de las dolencias, en este caso las infecciones, candidiasis y aftas, al igual que el cáncer, se produce porque la alimentación moderna, industrializada, llena de aditivos y refinada es altamente acidificante.

La forma de neutralizar y curar del Dr. Simoncini. Este fue su razonamiento: para exterminar ese hongo. Neutralizar, alcalinizando, el medio enfermizo y ácido. Así, él se sirvio del agente neutralizante de la acidez más antiguo y simple que conoce la humanidad: el bicarbonato de sodio.

Resultados sorprendentes empezaron a producirse. Tumores de pulmón, próstata e intestino desaparecen, juntamente con las aftas. De esta forma, muchos pacientes de cáncer fueron curados y hoy demuestran en sus exploraciones clínicas los resultados positivos del tratamiento.

En el libro, **"Winning the War on Cancer" (Ganado la Guerra al Cáncer)**, su autor, el ***Dr. Mark Sircus***, aborda el tema del bicarbonato de sodio, el cual ayuda a salvar innumerables vidas cada día. El bicarbonato de sodio es el método conocido desde antaño para acelerar el retorno a la normalidad de los niveles de bicarbonato en el cuerpo. Y es, también, la más barata, segura, y quizás la más efectiva medicina en existencia para el cáncer. El bicarbonato de sodio le da al cuerpo *una forma natural de quimioterapia que efectivamente mata las células cancerígenas, sin los demoledores efectos secundarios* y costos de los tratamientos de quimioterapia convencionales.

¿Saben cuál es el problema para que los médicos no receten este remedio? Es muy barato. Dado que nadie se puede enriquecer con algo tan simple, nadie lo promueve. Así de sencilla y así de brutal es la realidad.

Y es más: Aquellos que se atrevan a recetarlo, *serán acusados penalmente y perseguidos ferozmente por ello.* Y como los estudios para protocolos sobre el bicarbonato son costosos, ninguna farmacéutica está dispuesta a poner los fondos necesarios para esos estudios, porque no obtendrían grandes ganancias con tan modesto elemento. **Fuente:** WinningCancer. com

El Dr. Simoncini explica: *"En un futuro, espero que sea pronto, estoy convencido de que será posible tratar y curar cualquier tumor en un plazo de 15 a 30 días ya sea con una píldora o una inyección en la mañana y en la noche, cuando haya una investigación farmacológica enfocada. Pero, por lo pronto, ahora tenemos que conformarnos y trabajar con lo que tenemos."*

El **Dr. Simoncini** se refiere al bicarbonato de sodio. La comunidad médica convencional le ha volteado la espalda al Dr. Simoncini y a otros colegas suyos, porque él, como oncólogo que es, ha rehusado usar los métodos convencionales, decidiendo adminstrar a sus pacientes bicarbonato de sodio, con un impresionante éxito en 99% de los casos de cáncer de seno. Y el cáncer de vejiga se puede curar en tan solo seis días, por completo, sin cirugía, sin quimio ni radioterapia, usando tan sólo un aparato local de infiltración, similar a un catéter, para infundir el bicarbonato de sodio directamene al sitio infectado sea en el seno o en la vejiga.

¿Y sabes por qué es tan eficaz y rápido el bicarbonato de sodio?
Porque el cáncer parece ser causado por *una severísima infestación de hongos* en los órganos internos, permitida por una baja en el sistema inmunológico sea por déficit de vitamina B17, problemas emocionales mal manejados, o una suma de todo.

Recordemos que el bicarbonato de sodio, el cloruro de potasio, y el cloruro de calcio se utilizan para mantener el pH y los electrolitos dentro de valores normales en las unidades de cuidados intensivos.

Un remedio conocidos por todos. Las farmacéuticas saben que el bicarbonato de sodio aplicado a los tumores acaba por su eliminacion rápidamente, que muchos de los tratamientos de quimioterapia incluyen actualmente el bicarbonato de sodio, con el pretexto de que "ayuda" a proteger los riñones, el corazón y el sistema nervioso del paciente. Y ha sido ya determinado que el administrar quimioterapia sin el bicarbonato puede matar al paciente ahí mismo. El bicarbonato de sodio solo es clasificado como un medicamento si es en forma inyectable.

Así, cuando escuchamos ahora los "éxitos" de la quimioterapia, sobre todo con reportajes en televisión y cable de celebridades curándose milagrosamente, lo que no se nos informa es que es precisamente el bicarbonato de sodio el que está actuando, no sólo para detener las metástasis y curar el cáncer, sino también para disminuir al mínimo los nocivos efectos secundarios de los temibles venenos tóxicos de la quimioterapia.

"No existe estudio alguno que separe los efectos del bicarbonato de sodio de los agentes tóxicos de la quimioterapia. .. ni los habrá..." dice resignadamente el **Dr. Sircus**.

¿Cómo revertir el proceso? Yendo al origen del problema: Simultáneamente a la aplicación por sonda directamente sobre el o los tumores, *se recomienda una dieta rica en vitamina B17, que se encuentra sobre todo en semillas, - almendras, pepitas de papaya o de sandía, etc.-*

El pH de la sangre es el factor más importante para determinar el estado de los microorganismos en la sangre.

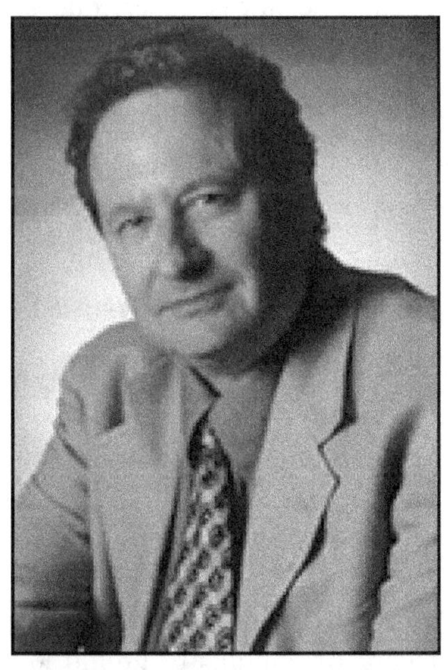

El Dr. **Ralph Moss** durante más de una década ha trabajado en la Universidad de Arizona, usando bicarbonato como tratamiento potencial contra el cáncer.

Robert. J. Billes y sus colaboradores han demostrado que un pre-tratamiento de ratones con bicarbonato de sodio resulta en la alcalinización del área alrededor de los tumores. (Raghunand 2003) Este tipo de tratamiento ha sido encontrado que "realza la actividad anti-tumoral" de otras drogas anti-cáncer.

Esto es muy similar a la investigación recientemente publicada, de inyectar O^2 directamente en los tumores, en donde tal administración directa de Oxígeno también facilitó la acción de la quimioterapia. Esos mismos investigadores reportaron que el bicarbonato incrementa el pH del tumor, es decir, lo hace más alcalino, y también redujo la formación de metástasis en ratones con cáncer de mama. También redujo la implicación de la tasa de nódulos linfáticos.

Aunque el **Dr. Moss** no es admirador del **Dr. Simoncini**, él encontró sorprendente que la administración oral del bicarbonato, fue capaz de reducir la formación espontánea de metástasis en ratones con cáncer de seno, diciendo, *"Ese es un trabajo tan impresionante que necesita seguir adelante".*

Esto está en contraste con lo que usted encontrará abajo, a lo cual se hace referencia [1] así como a su sentir y el de su equipo. El bicarbonato de sodio ha sido utilizado por décadas en la quimioterapia, pero hasta los últimos pocos años, ha recibido poca atención.

Es desalentador observar como el **Dr. Moss** y otros tratan al **Dr. Simoncini** y sus teorías. Uno de los obstáculos para mucha gente es la declaración del **Dr. Simoncini** que el cáncer es un hongo. Hay poca disputa de que el cáncer es una condición ÁCIDA o que puede ser medida en términos de tumor pH.

Investigaciones anteriores han encontrado que los cánceres son significativamente más ácidos que los tejidos normales y que la manipulación del pH con bicarbonato vía intravenosa, lo convierte en medicamento, realza algunos tejidos acidizados por la quimioterapia, bajos en oxígeno. Cuando la alcalinidad incrementa el suministro de oxígeno al tejido canceroso, el oxígeno combinado con excesivos iones de hidrógeno, creando agua y neutralizando el ácido.

El bicarbonato es el tratamiento universal de corriente principal de la acidosis, y es utilizado por los oncólogos para neutralizar la naturaleza ácida de sus agentes de quimiogerapia, los cuales son muy peligrosos para el paciente.

También es utilizado rutinariamente en muchas situaciones clínicas:

1. Cetoacidosis diabética severa [2]
2. Reanimación Cardiopulmonar [3]
3. Embarazo [4]
4. Hemodiálisis [5]
5. Diálisis peritoneal [6]
6. Toxicosis farmacológica [7]
7. Hepatopatía [8]
8. Operaciones quirúrgicas vasculares [9]

Se puede confirmar la utilidad del bicarbonato para pacientes de cáncer, a partir de un número de diversos ángulos sin depositar todas nuestras esperanzas en la tesis de los hongos. Cuando los doctores como **Moss** rompen con la teoría de que el *"cáncer es un hongo"*, para luego, muy convenientemente olvidarse de informar a sus lectores que incluso los oncólogos de la corriente principal reconocen la implicación rutinaria de la etapas finales de infecciones en cáncer, y que los expertos conceden que un alto porcentaje del 40% de los cánceres son causados por patógenos.[10]

La más reciente investigación en esta área demuestra cómo, incluso, los virus pueden ser responsable hasta de un 50% de ciertos tipos de cánceres.[11]

Se puede admitir que el cáncer es una putrefacción que está destruyendo el cuerpo y provoca la muerte si no es controlado. Cuando el cuerpo se está pudriendo, cuando sus células están demostrando una desesperada angustia, cuando ciertas colonias de células se reproducen sin parar y cambian su tipo de metabolismo, tenemos una cierta condición que toma forma, dependiendo de donde está localizado el cáncer y que es lo que lo está causando.

El Dr. Simoncini observó que, *"La sobre acidificación del cuerpo conduce al desarrollo de infecciones crónicas de levaduras y hongos, y finalmente el cáncer."*

El cáncer es, fundamentalmente, una enfermedad de deficiencia, relativamente simple, de oxígeno, y el uso del bicarbonato incrementa la capacidad de transporte y alcance del oxígeno.

Si alguien quiere decir que el cáncer es un hongo, puede ser que también diga que el cáncer es una deficiencia nutricional y un estado relativo de envenenamiento. No es probable caer en el cáncer si el cuerpo de uno está tarareando en un estado de suficiencia nutricional y que incluya una plena hidratación y una abundante exposición al sol.

El cáncer no es tan fácil de definir, porque define al hombre moderno. La humanidad está en serios problemas con el cáncer, ya que estamos en serios problemas con nosotros mismos. No hay verdaderos precedentes médicos a los cuales recurrir en cuanto al uso de bicarbonato de sodio; es tan útil, seguro y efectivo para una amplia gama de deficiencias organicas.

El bicarbonato de sodio, esa simple material blanca que podemos comprar en cualquier supermercado en el mundo, es un anti-hongos de clase mundial. Podemos vencer una infección de última etapa de cualquier tipo usando el bicarbonato. Acabar con colonias de hongos, levaduras o moho, el bicarbonato de sodio es una apuesta segura y los profesionales de la salud lo saben.

Los fármacos anti-hongos tradicionales son inefectivos tratando tumores, porque las sólidas colonias pueden solamente ser atacadas en la superficie de su volumen, y después de las primeras administraciones se vuelven resistentes Un tumor sólido con infección fúngica es poderoso y resiste al ataque y se adapta muy fácilmente a las drogas farmacéuticas.

El **Dr. Simoncini** ha identificado las substancias únicas capaces de penetrar estos tumores volumétricos.

- para el cáncer de los órganos internos es el bicarbonato de sodio
- la mejor sustancia para eliminar el cáncer de piel es el yodo cuando se extiende hacia el crecimiento

El bicarbonato, cuando es usado en conjunción con otras sustancias igualmente seguras, puede formar la base para *una quimioterapia natural*, la cual se probará a sí misma al final, comparada con otras intervenciones inmensamente más tóxicas. Todos saben en su interior los horrores que le esperan a aquellos que viajan a través del camino de la quimioterapia, la cirugía y la radiación.

Este sistema no sólo es efectivo, según Simoncini y los pacientes por él tratados, sino que además no tiene efectos secundarios. Para él la causa del cáncer es **el Candida Albicans** (hongo) y **la solución el Bicarbonato Sódico**, que aplicado correctamente termina con la enfermedad en un plazo de unas 6 semanas. Curiosamente, otros especialistas coinciden en los mismos plazos proponiendo tratamientos diferentes.

¿Porqué bajar hasta estos infiernos cuando hay respuestas más seguras, inmensamente menos costosas, naturales y potencialmente efectivas, como el bicarbonato de sodio?

Los fármacos usados en cáncer, tan caros como inútiles.

Como hemos visto anteriormente, como los tratamientos clásicos empleados en la lucha contra el cáncer no sólo resultan totalmente ineficaces, sino que, además, pueden ser incluso perjudiciales, limitándose a alargar la agonía de quienes padecen la enfermedad en su fase más crítica.

"Lo único que se consigue con los medicamentos convencionales, es prolongar la existencia unos meses y a costa normalmente de una calidad de vida muy inferior, porque ninguno ha demostrado jamás que permita superar un cáncer"

Se plantea el negocio farmacéutico que existe detrás de esta enfermedad como la razón fundamental por la que se rechazan alternativas terapéuticas no agresivas que han resultado eficaces en muchos pacientes.

"Hay oncólogos que creen de verdad que cuando no hay ya nada que ofrecer a un enfermo... su obligación ética es proporcionarle hasta quimioterápicos que jamás se han probado siquiera en los tipos de cáncer que padece."

Sin embargo, se impide que los tratamientos no convencionales se apliquen alegando que no están contrastados empíricamente, a pesar de haber resultado altamente efectivos en muchísimos casos.

*"Simoncini forma parte de la corriente de investigadores que considera que **el cáncer no es una enfermedad sino un mecanismo de defensa del organismo** cuyo objetivo principal es mantener al ser humano con vida. Y lo que llevaría al enfermo a la muerte, por tanto, sería impedir desde fuera ese proceso curativo interno."*

Las investigaciones parecen apuntar precisamente a la explicación sobre el desarrollo de esta enfermedad que da el **Dr.Simoncini**, basada en el estudio del pH, y otros profesionales y expertos en el tema, aunque las fórmulas para luchar contra el problema varían de unos a otros. En lo que si coinciden es en la inconveniencia e ineficacia de los tratamientos típicos empleados.

Por otra parte, el **Dr. Simoncini** y algunos otros se enfrentan al sistema establecido y, en consecuencia, se ven atacados, desacreditados e incluso impedidos judicialmente de ejercer su profesión. Todo ello nos hace plantearnos si realmente el poder farmacéutico está por encima de nuestra salud.

El debate está abierto y sólo los pacientes que han podido optar a estas terapias no convencionales están en disposición de decir si son realmente válidas.

Terapia Anti-Hongos para el Cáncer.

Son muchas las opiniones, por el momento, que nos indican que no hay nada mejor ni remedio más útil contra los hongos que el bicarbonato de sodio. Los productos anti-fúngicos (anti-hongos) que se venden actualmente, no tienen la capacidad de penetrar hasta un tumor canceroso, pues han sido diseñados para actuar sólo a niveles del estrato epitelial y no afectan otros planos. Hemos visto, además, que los tumores tienen la capacidad de cambiar su estructura genética, lo que significa que, en una primera fase, se sensibilizan contra los fungicidas y en poco tiempo ya lo han codificado y son capaces de metabolizar la substancia sin sufrir daños, y por el contrario, aprovechan el beneficio de la gran toxicidad que representa el medicamento para el organismo.

Este fenómeno sucede, por ejemplo, en el carcinoma invasivo de próstata. Para esta afección, se prescribe una terapia anti-hongos, que al principio parece ser eficaz a nivel de síntomas, pero a medida que pasa el tiempo, pierde su efectividad.

El bicarbonato de sodio, por su parte, se difunde extremadamente rápido y sin la complejidad estructural que el hongo puede fácilmente codificar, retiene por largo tiempo su capacidad para penetrar la masa del tumor. También, esto es debido a la velocidad a la que los desintegra, lo que hace imposible la adaptación del hongo, que no puede defenderse. La terapia con bicarbonato de sodio debe hacerse a dosis fuertes, continuadamente y sin ciclos de pausa, para lograr un trabajo destructivo que debería ser continuado de principio a fin sin interrupción por lo menos durante 7-8 días durante el primer ciclo, tomando en cuenta que un tumor de 2 a 4 centímetros, comienza a disolverse entre el tercer y cuarto día y colapsa entre el cuarto y el quinto día de tratamiento.

Por lo general, el límite de dosis máximo puede administrarse en una sesión, administrando cerca de 500cc de bicarbonato de sodio en una solución del cinco por ciento, con la posibilidad de aumentar o disminuir la dosis hasta un 20%, en función de la masa o del individuo, o en la presencia de varios tumores donde puede requerirse mayor cantidad de las sales.

El bicarbonato de sodio es letal para los hongos, ¿qué tiene que ver con el paciente canceroso? Una célula cancerosa sobrevive a base del metabolismo de los fermentos. Donde hay fermentación hay levadura, esto es, hongos. Recordemos, en cada paciente enfermo de cáncer, reside el microbio del hongo, por tanto, es el hongo el que mantiene vivas las células del cáncer. Si queremos destruir al hongo o las colonias de hongos en la célula cancerosa, debemos llevar el bicarbonato de sodio hasta la célula cancerosa.

¿cómo puede hacerse? Puede hacerse quirúrgicamente, creando un mapa arterial para llevar el bicarbonato de sodio directamente al tumor a través de los vasos sanguíneos que lo alimentan. Así, puede insertarse un catéter en la arteria apropiada e inyectar el bicarbonato. Sólo que esta es la manera más difícil.

La manera fácil, es utilizando el principio del caballo de Troya, es decir, llevando el bicarbonato de sodio directamente a las células cancerosas. Los dos métodos pueden llevarse a cabo.

El otro método, es a través de la insulina, la insulina hace que las células cancerosas requieran azúcar, y entonces de administra intravenosamente una solución glucosada mezclada con bicarbonato de sodio. Las células absorben la solución de glucosa con bicarbonato de sodio, lo que destruye al hongo instantáneamente.

En la actualidad, además de la clínica del Dr. Simoncini en Italia, en los Estados Unidos se comienza a practicar esta forma alternativa de tratamiento del cáncer, como lo hace el **Centro Camelot para el Cáncer en Oklahoma**, donde están obteniendo resultados efectivos y sorprendentes con este tipo de tratamiento.

Forma de tomarlo. A nivel casero, se puede aprovechar este compuesto como preventivo y curativo, tomando una cucharadita diaria de bicarbonato de sodio por algunas semanas en un vaso de agua, luego descansar y reanudar según como se vaya sintiendo. Es preferible tomarlo 1 hora antes o después de los alimentos. No junto con las comidas.

Por el momento, la oncología es incapaz de darnos las respuestas y la terapia necesaria para pacientes de cáncer. Por lo tanto, es nuestra obligación moral y ética tratar de encontrar las mejores soluciones para la enfermedad más grave y dolorosa de nuestro tiempo. Este libro va a representar un shock para muchas persona. Sin duda alguna, las ideas dentro de él encontrarán resistencia.

Cuando se trata del bicarbonato de sodio en la medicina es, a la vez, un caso abierto y cerrado. Ya está en uso extendido y lo ha estado durante décadas.

Con relación al bicarbonato, millones de personas en el mundo consumen, ya sea iones de bicarbonato en el agua potable o han sido clínicamente tratados con bicarbonato en hospitales, centros médicos o unidades de emergencia para la prevención y tratamiento de la acidez clínica, así como numerosas otras condiciones.

El bicarbonato de sodio es el método honrado por el tiempo para 'acelerar' el retorno de los niveles de bicarbonato del cuerpo a lo normal. El bicarbonato es inorgánico, muy alcalino y, como otros tipos de sustancias minerales apoya una extensiva lista de funciones biológicas. El bicarbonato de sodio pasa a ser una de nuestras medicinas más útiles, porque la fisiología del bicarbonato es fundamental para la vida y la salud.

Al igual que las posibilidades de la administración del cloruro de magnesio son versátiles:

- por vía intravenosa
- oral
- transdérmico
- a través de un catéter
- Se puede nebulizar directamente a los pulmones
- Puede ser usado en enemas y duchas vaginales

Estas páginas tratan de informar de las diferentes alternativas para el tratamiento del cáncer que, según sus propios descubridores, afirman son, las más efectivas, menos cara, y las más segura que existe.

El tratamiento de cáncer con bicarbonato de sodio se enfoca en entregar una quimioterapia natural de una forma que mata efectivamente las células cancerosas, mientras reduce dramáticamente los brutales costos y efectos secundarios experimentados con los tratamientos estándar de quimioterapia. Los costos de este tratamiento en particular, lo cual es un factor importante para la mayoría de personas, son prácticamente nulos. Ese es el único problema con este tratamiento, es demasiado barato.

Por 2,50 euros o menos, uno tiene un tratamiento para el cáncer de *"nada que perder y todo que ganar"*. Ninguno de nosotros soñó que el bicarbonato de sodio ya es parte de nuestra oncología ortodoxa y se incluye en muchos protocolos de quimioterapia para proteger los riñones del paciente, corazones y sistemas nerviosos. Ahora encontramos que, encima de todo, el bicarbonato es también un anti-fungicida de clase mundial y podría ser responsable de las pocas curaciones que logra manejar la oncología alopática. El bicarbonato de sodio es administrado, usualmente como un goteo, antes y durante su tratamiento con metotrexato para ayudar a proteger sus riñones.[2]

El libro escrito por **Mark Sircus** pone a los oncólogos en una situación muy comprometida.

Ellos están utilizando venenos muy peligrosos, y también, al mismo tiempo, el bicarbonato, afirmando que son los venenos los que están ayudando, cuando este libro es más que sugestivo de que es el bicarbonato lo que está haciendo el trabajo pesado. Peor para ellos, no existen estudios separando los efectos del bicarbonato de los agentes tóxicos de la quimioterapia, ni los habrá jamás.

El bicarbonato de sodio es una de los más antiguos caballos de batalla de los medicamentos. Tan sólida es la posición del bicarbonato en la oncología ortodoxa que sería probablemente considerado mala práctica aplicar la mayoría de las formas de quimioterapia sin él.

Es comúnmente utilizado antes, durante y después de la aplicación de la quimioterapia.[3] Algunos estudios realmente ya han demostrado cómo la manipulación del pH de los tumores con bicarbonato de sodio realza la quimioterapia,[4] señalando nuevamente la posibilidad de que el bicarbonato sea el principal agente químico salvando a las personas de sus cánceres.

Desde el principio, el bicarbonato de sodio ha sido utilizado como agente de quimioterapia de primera clase, hecho a partir del gas mostaza.

La Mecloretamina (Mechlorethamine) es también conocida como *cloremetina*, *mustina* (Mustargen), *nitrógeno de mostaza* (azotato de mostaza) y HN^2, y es vendido bajo el nombre de marca Mustargen era el prototipo de la droga quimioterapéutica anti-cáncer. El uso de la mecloretamina dio luz al campo de la quimioterapia contra el cáncer.

Sin el bicarbonato de sodio, la oncología ortodoxa nunca habría sido capaz de establecerse para todos sus pacientes, y probablemente habría muerto. Estos medicamentos de quimioterapia son un análogo del gas mostaza y fueron derivados de la investigación de armas químicas.

¿Hablamos de medicina seria cuando hablamos del bicarbonato de sodio? El uso más temprano y más frecuente del bicarbonato de sodio está asociado con las tasas más altas y más tempranas de resucitación, y con mejores resultados neurológicos a largo plazo, en las unidades de emergencia. El bicarbonato de sodio es beneficioso durante la RCP (Resucitación Cardiopulmonar).[6]

También estamos hablando sobre una medicina excepcionalmente segura cuando hablamos sobre el bicarbonato. Los fármacos de la quimioterapia y los corticoides reducen la producción de células de la médula ósea. Además, estos fármacos dañan la integridad del tegumento de la piel y de los tractos respiratorio y gastrointestinal, facilitando la penetración de microorganismos en el cuerpo anfitrión.

El bicarbonato de sodio reduce el desarrollo de la enfermedad del riñón poliquístico en ratas. La administración crónica de 200 mg de bicarbonato de sodio a las ratas inhibió la extensión quística y previno el subsiguiente desarrollo de la inflamación intersticial, la fibrosis crónica, y la uremia.[7]

Por otra parte, los tratamientos de cáncer, incluyendo los agentes quimioterapéuticos más comúnmente utilizados, así como los nuevos medicamentos biológicos y los fármacos para terapias dirigidas pueden dañar el corazón del paciente, en ocasiones fatalmente.

Los cardiólogos en la *Universidad de Texas* encontraron en su revisión de 29 agentes anti-cancerígenos que no hay una clase de fármaco de cáncer que esté libre de daños potenciales al corazón. Es el órgano que parece ser más sensible a los efectos tóxicos de los agentes anti-cancerígenos.

Incluso los tratamientos recientes específicos, diseñados para atacar solamente a las células del cáncer pueden causar cardio-toxicidad. [8] Los iones de bicarbonato y el agua son dos de los compuestos más naturales en la Tierra.

No debemos temerle a la ingesta de bicarbonato. Y de hecho, las personas que viven en áreas del mundo con altas cantidades de bicarbonato en sus aguas potables tienen un índice de mortalidad disminuido, y un predominio disminuido de la enfermedad.

El bicarbonato de sodio, aunque es a menudo utilizado como medicina, se diferencia de los compuestos farmacéuticos. Es una sustancia natural no-tóxica que no requiere de ensayos clínicos para una evaluación de toxicidad.

El bicarbonato de sodio actúa como un poderoso agente anti-fúngico de gran alcance, natural y seguro,[9] que, cuando se combina con el yodo, probablemente cubre el espectro entero de organismos microbianos. La eficacia del bicarbonato de sodio en contra de ciertas bacterias y hongos [10] ha sido documentada. Su papel como un desinfectante en contra de los virus, sin embargo, no es generalmente conocido. El bicarbonato de sodio, en concentraciones de 5% y por encima se han encontrado ser eficaz con el 99.9% en la reducción de títulos virales en superficies de contacto de alimentos en el lapso de un tiempo de contacto de 1 minuto.[11]

El Instituto Nacional del Cáncer recomienda el uso del bicarbonato de sodio para el tratamiento de la mucositis oral, lo cual es una inflamación de la mucosa oral, consecuencia de los agentes de quimioterapia o radiación ionizante. [14]

El bicarbonato de sodio es probablemente más efectivo que cualquier otro elemento en cualquier protocolo de cáncer, y puede ser ingerido simplemente a través de una administración oral, convirtiéndolo en un tratamiento para las masas, así como de la élite que solo quiere lo mejor. Pero, como en todo, hay límites para el poder del bicarbonato. Por ejemplo, no superará las deficiencias que uno tenga de magnesio, yodo y selenio.

A través de todos estos años de proyectos multibillonarios de investigación del cáncer descubrimos que fue probablemente el bicarbonato el que ha estado salvando las vidas de pacientes de cáncer. Ciertamente salva a muchos de los pacientes de la locura oncológica de elegir venenos mortales.

La elección de la palabra locura aquí es muy literal, ya que varios estudios han demostrado que los fármacos de la quimioterapia sí hacen daño al cerebro. Va a ser una gran vergüenza para los oncólogos aprender que la sustancia más básica en su protocolo de quimioterapia, el bicarbonato de sodio, no es solo el más seguro, sino que también es el elemento más eficaz en sus manos.

Ciertamente no le dará al paciente una "quimio cerebral", la cual puede incluir:

- sufrir trastornos de concentración
- pérdida de memoria
- incluso problemas de visión
- demencia
- convulsiones

Referencias

1. Okamura et al. 1985, Speroff et al. 1994.

2.http://www.cancerbackup.org.uk/Treatments/Chemotherapy/Combinationregimen/Hyper-CVAD.

3. Bicarbonato de sodio al 50mmol en cada litro de líquido de hidratación intravenosa y / o BICARBONATO DE SODIO 1000 mg / m² cada 6 horas PO. Post-tratamiento de quimioterapia: Los niveles de metotrexato-30 minutos después de que termina la infusión; intervalos de 12 h desde el inicio de la infusión x 2, luego a 0800H al día durante al menos un día. Para HIDRATACIÓN: Continuar líquido IV en 100-125mL/hora, para mantener la producción de orina> 60mL/hr. Medida estricta dentro y fuera q1h x 24 hrs. Para ALCALINIZACIÓN: Continuar pre-alcalinización quimioterapia durante 24 horas después de terminar la infusión. http://www.cancercare.on.ca/pdfchemo/hdmtx-osteo.pdf.

4. Realce de la quimioterapia por la manipulación del pH del tumor. Raghunand N, He X, van Sluis R, Mahoney B, Baggett B, Taylor CW, Paine-Murrieta G, Roe D, Bhujwalla ZM, Gillies RJ. Centro de Cáncer de Arizona.

5. Esta droga es ALTAMENTE TÓXICA y tanto el polvo como la solución deben ser manipulados y administrados con cuidado. La inhalación del polvo o vapores, así como el contacto con la piel o las membranas mucosas, especialmente las de los ojos, debe ser evitado. Debido a las propiedades tóxicas de la mecloretamina (por ejemplo, corrosividad, carcinogénesis, mutagénesis, teratogénesis), procedimientos de manipulación especiales deben ser revisados antes de la manipulación y seguidos con diligencia. La extravasación de la droga en los tejidos subcutáneos resulta en una dolorosa inflamación. El área normalmente se endurece y puede ocurrir desprendimiento. Si las fuga de las drogas es evidente, infiltre pronto el área con tiosulfato de sodio isotónico estéril (1 / 6 molar) y la aplicación una compresa del hielo durante de 6 a 12 horas puede minimizar la reacción local. Para una solución 1 / 6 molar de tiosulfato de sodio, utilice 4,14 g de tiosulfato de sodio por cada 100 ml de agua estéril para inyección o 2,64 g de tiosulfato de sodio anhidro por 100 ml o diluir 4 ml de tiosulfato de sodio de inyección (10%) con 6 ml de agua estéril para inyección.

6. Resultados en la reanimación de emergencia en los sistemas médicos con un mayor uso de bicarbonato de sodio durante la reanimación cardiopulmonar. Bar, José G et al; Acta Anaesthesiol Scand. 2005 Jan; 49 (1): 6 Entrez PubMed.

7. Torres VE, Cowley BD, Branden MG, Yoshida I, Gattone VH. Unidad de Investigación De Nefrología y División de Nefrología de la Clínica Mayo, Rochester, Minnesota 55905, EE.UU.. Exp. Nephrol. 2001, 9 (3) :171-80. torres.vicente @ mayo.edu.

8. El estudio fue financiado por el Departamento de Cardiología en el Centro MD Anderson de Cancer. Los co-autores son Michael Ewer, MD, Ann Tong, MD, Daniel Lenihan, MD, S. Wamique Yusuf, MD, Joseph Swafford, MD, Christopher Champion, MD, Jean-Bernard Durand, MD, Harry Gibbs, MD, y Alireza Zafarmand, MD http://www.news-medical.net/?id=2919.

9. Ha habido un considerable interés en el uso del bicarbonato de soda (bicarbonato de sodio, NaHCo3) y bicarbonato de potasio (KHCo3) para controlar el moho polvoriento y otras enfermedades causadas por hongos de las plantas. El uso de bicarbonato de sodio como fungicida no es una idea nueva. En el libro de Alfred C. Hottes 'PEQUEÑO LIBRO DE PLANTAS TREPADORAS, publicado en 1933 por AT De La Mare Co. de Nueva York, se hace mención del uso de una onza de bicarbonato de soda por cada galón de agua para controlar el moho (PM) en rosales trepadores. El autor da crédito a la idea de un patólogo de plantas de Rusia, A. de Yaczenski. En la revista de jardinería orgánica de agosto de 1985, en un breve artículo de Warren Shultz, titulado "Receta para la Resistencia", informa que los investigadores en Japón, obtuvieron el control efectivo de la PM de los pepinos, berenjenas y fresas. Sugirieron aerosoles semanales de oz VA de bicarbonato de soda por cada galón de agua. Un artículo en junio de 1990 de la revista Manejando el efecto invernadero se resumen los resultados de tres años de pruebas de bicarbonato de sodio como fungicida para las rosas. El investigador de la Universidad de Cornell, Dr. R. Kenneth Horst observó la supresión de la PM y mancha negra-ambos problemas principales para los productores de rosas de Nueva York. Las rosas se rociaron cada 3 a 4 días con una solución acuosa de bicarbonato de soda y jabón insecticida. http://attra.ncat.org/attra-pub/bakingsoda.html.

10. El Carbonato de sodio y bicarbonato de sodio son iguales y superiores a las otras sales para el control del moho verde en naranjas. Commun Agric Biol Sci. Appl. 2007; 72 (4) :773-7.

11. Diario Internacional de Microbiología de Alimentos, Volumen 109, Números 1-2, 25 de mayo de 2006, páginas 160-163. La eficacia virucida de bicarbonato de sodio en una superficie de contacto con alimentos contra el calicivirus felino, un norovirus sustituto Yashpal S. Malik y Sagar M. Goyal. Departamento de Medicina Veterinaria de la Población, Facultad de Medicina Veterinaria de la Universidad de Minnesota. La eficacia virucida de bicarbonato de sodio fue mayor cuando se utiliza en combinación con aldehídos o peróxido de hidrógeno.

12. Prof. Bernard Pablo dijo, "He usado el bicarbonato de sodio para detener la propagación del"hongo de ceniza de la vid" en la vid en un momento en que la enfermedad estaba fuera de control! Ya no curó la vid, pero se detuvo la propagación de la enfermedad

Conclusiones de dos científicos británicos e investigadores, el profesor *Gerry Potter del Cáncer de Drug Discovery Group* y el *Profesor Dan Burke.*

Sus resultados combinados revelan lo siguiente: "Las células cancerígenas tienen un biomarcador único que las células normales, no tienen, es una enzima llamada CYP1B1. Las enzimas son proteínas que "catalizan", aumento de la tasa de las reacciones químicas.

La CYP1B1 altera la estructura química de lo que se denomina *salvestrol* que se encuentran de forma natural en frutas y verduras. Este cambio químico convierte a la salvestrol en un agente que mata las células cancerosas, pero no hace daño a las células sanas. La enzima CYP1B1 aparece sólo en las células cancerígenas y reacciona con *salvestrol* en frutas y hortalizas para crear una sustancia química que mata solamente las células cancerosas".

Pero he aquí el punto con respecto al cáncer de ser un hongo. Salvestrol son el sistema de defensa natural de las frutas y hortalizas contra los ataques de hongos y es por eso que sólo se encuentra en las especies sujetas a daños por hongos, como las fresas, arándanos, frambuesas, uvas, grosellas negras, grosellas, zarzamoras, arándanos, manzanas, peras, verde verduras (especialmente el brócoli y la familia del repollo), alcachofas, pimientos rojos y amarillos, aguacates, berros, espárragos y berenjenas.

Los aerosoles químicos fungicida utilizados en la agricultura moderna matan los hongos artificialmente y esto significa que las plantas y los cultivos no tienen que activar su propia defensa - salvestrol. Sólo los encontramos en cualquier cantidad, en los alimentos de cultivo biológico.

En resumen, de todos los conocimientos, noticias experiencias y declaraciones deberian llebarnos a: Nuestros organismos albergan una gran cantidad de bacterias y hongos que viven, crecen y sobreviven en armonía cuando estamos comiendo y viviendo saludablemente. Pero pueden volverse altamente dañinos cuando el medio en donde viven se altera.

La alteración de ese medio es fomentada por dietas altas en azúcar o en hidratos de carbono, también por agua y aire contaminados, o por la destrucción de nuestra flora intestinal a causa del uso de antibióticos u otros medicamentos, quimioterapia.

Las bacterias y hongos se alimentan de las mismas sustancias de las que se alimenta nuestro cerebro. Cuando ingerimos en exceso, alimentos ricos en glucosa, también estamos alimentando en exceso a las bacterias y hongos que crecen y se multiplican desproporcionadamente.

El consumo de sustancias por parte de esa excesiva población desproporcionada provoca que el cerebro no reciba suficiente alimento, y como el cerebro es quien manda, inmediatamente emite las órdenes reclamando su ración. Allí es cuando sentimos la urgencia de correr a ingerir algo dulce, o hidratos de carbono, se convierten en glucosa, o alcohol.

Y comienza así el círculo vicioso, al ingerir más, crece la provisión de azúcares, y con ello crece la multiplicación de bacterias y hongos, y esa población en crecimiento reclama más alimentos y sentimos la necesidad de ingerir más, y más, y más, y más.....

Pero sucede que, así como las bacterias y hongos obtienen su alimento de nuestra sangre, también vuelcan en ella sus desperdicios, toxinas que tornan cada vez más ácido el medio y que con el tiempo llegan a "envenenar" los tejidos.

Para poder procesar las toxinas, el hígado las convierte en alcohol (ácido) y ese exceso de alcohol en nuestro organismo, nos produce una sensacion como la de estar borrach mareado, desorientado, mentalmente confundido.

La acumulación excesiva de bacterias y hongos reduce la provisión de potasio y magnesio del cuerpo con la consecuente reducción de la energía celular que provoca fatiga en exceso, reducción de las fuerzas y la claridad de pensamiento, quita el entusiasmo, la ambición, la stamina; causa la liberación de radicales libres los cuales coadyuvan al proceso de envejecimiento.

Otros síntomas de acumulación de bacterias y hongos son los ataques de pánico, ansiedad, depresión, irritabilidad, dolores de cabeza, dolores en las articulaciones, inflamación en vías respiratorias, sinusitis, estrés glandular y problemas menstruales.

Pocos lo sabemos, pero...la *acidez en el pH de los tejidos* de nuestro cuerpo suele ser el sello distintivo del **cáncer** y de otros desequilibrios de la salud tales como: *enfermedades cardiovasculares, problemas cerebrovasculares, patologías del riñon, trastornos inflamatorios y enfermedades del pulmon.*

El investigador Sang Whang, con 50 años de experiencia en el estudio del balance acido–alcalino, sostiene que:

Es el exceso de ácido en nuestro organismo lo que cultiva el cáncer.

"La hiper-alcalinización de los tejidos corporales con bicarbonato de sodio es la manera mas segura, eficaz y natural para frenar cualquier condición cancerosa y muchas enfermedades y procesos inflamatortios más"

El **Dr. Robert O. Young,** Uno de los microbiólogoss más reconocido a nivel mundial coincide con muchos científicos en que:

"La Enfermedad es la expresión de un exceso de ácidos en el cuerpo humano".

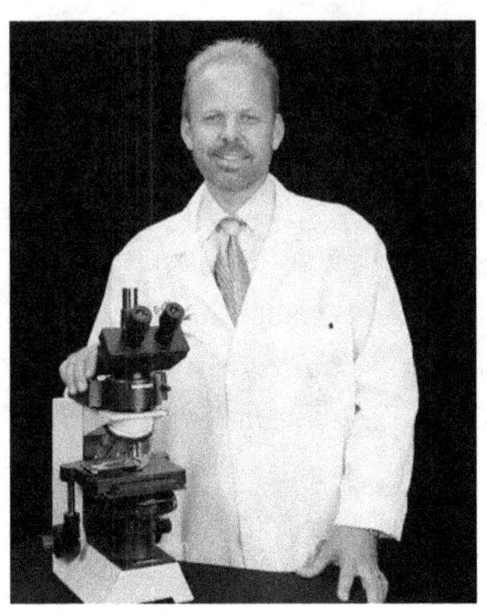

Robert O.Young es Doctor en Medicina, Microbiología y Nutrición. Lleva 30 años realizando analisis de sangre viva y seca, y su investigación sobre el cáncer ha sido validada por un estudio científico británico. Diariamente atiende a 14 pacientes en su Centro "Milagroso pH" ubicado cerca de San Diego, CA. Su protocolo de **"Estilo de Vida Alcalino"** cuenta con un 100% de efectividad en quienes lo han aplicado y han logrado revertir un sinnúmero de enfermedades metabólicas.

El **Dr. Young**, creador del concepto de la "Nueva Biologia", es autor de reconocidos best sellers: "El Milagroso pH", "Enfermo y Cansado", "El Milagroso pH para Diabetes", "El Milagroso pH para perder Peso" y "El Como cada día más científicos.

El **Dr. Robert O. Young** sostiene que: *"Nuestro organismo fabrica y utliza bicarbonato de sodio como un sistema natural para mantener el diseño alcalino para prevenir la degeneración del tejido ".*

La mayoría de nosotros iniciamos nuestras vidas como seres sanos conforme envejecemos, y en gran medida a causa de nuestros estilos de vida poco saludables, bacterias y hongos se acumulan constantemente en nuestro organismo rompiendo el equilibrio saludable en un círculo vicioso cada vez más grave.

Las bacterias y hongos envenenan, estresan y debilitan nuestro sistema inmunológico, y está comprobado que la mayoría de las enfermedades inmunológicas y condiciones infecciosas, son causadas o empeoradas por la presencia de bacterias y hongos.

El Dr. Robert Young manifesta: *"Durante años he observado el impacto que provoca lo que ingerimos en el delicado balance del pH de nuestra sangre. Y a través de mis investigaciones he comprobado que la combinación de 4 maravillosas sales de bicabornato **(sodio, magnesio, potasio y calcio)** ocurre naturalmente en todos los fluidos de un cuerpo sano, con el propósito de mantener el balance alcalino-ácido natural y actuando como anti-oxidantes que retardan el proceso de envejecimiento.*

Una adecuada provisión de estas cuatro sales de bicabornato es la mejor protección contra el envejecimiento y toda enfermedad, incluyendo el cáncer, además de que mejoran el rendimiento atlético y al mejorar la salud en general, logran mejorar también el estado de ánimo y las energías.

Para frenar el envejecimiento y recuperar la salud es necesario revertir el daño del ácido en las células mediante una dieta alcalinizante.

"Durante los juegos olímpicos en Beijing, varios de los principales atletas mejoraron su rendimiento e incluso lograron romper algunos records, ingiriendo 1 cucharada de bicabornato de sodio" Para frenar el envejecimiento y recuperar la salud es necesario revertir el daño del ácido en las células mediante una dieta alcalinizante.

Es hora de hacer los cambios necesarios en nuestro estilo de vida para que nuestro cuerpo vuelva a un estado de balance y armonía

Beba al menos un litro de agua por día a la que le haya agregado una cuchara sopera de bicabornato de sodio. Esto ayudará a enjuagar su sistema y a liberarlo de la acidez acumulada.

De acuerdo al Dr. Robert O. Young: "si logramos mantener nuestro cuerpo con un pH alcalino entre 7.36 y 7.40 nos mantendremos libres de enfermedades"

Bicarbonato de Sodio – del Dr. Mark Sircus.

*Ya que la metástasis ósea parece ser considerada como una de las condiciones más graves y generalmente terminales en lo referente al cáncer *, este testimonio aporta un excelente ejemplo de lo que la esperanza, la determinación, un poco de bicarbonato de sodio mezclado con melaza negra o residual y el propio organismo pueden hacer para revertir lo que parecía ser una condición desesperada. También podría indicar que el bicarbonato de sodio puede ser de ayuda para muchos tipos de cáncer.*

De hecho, a la melaza por sí misma, probablemente debido a sus alto contenido de minerales y oligoelementos, se le atribuyen numerosos beneficios de salud y curación.

Mientras que Mark Sircus escribe que la *"gran pregunta al considerar la ingesta de bicarbonato es si se toma con jarabe de arce, melaza, miel, o sólo con agua o incluso con limón",* añade que *"el Dr. Simoncini rutinariamente administra glucosa con sus tratamientos IV y esta es la mejor indicación que apoya el uso de la miel, jarabe de arce o melaza negra especialmente para pacientes de cáncer de fase tardía cuyas células mueren de hambre".*

Debemos estar informados

Es el paciente de cancer, y no el médico, el que tiene la obligación de informarse bien y decidirse por uno u otro tipo de terapia, ya sea por la medicina convencional, la natural, la macrobiótica, una combinación de varias, o incluso ninguna. El último responsable de la vida del enfermo es él mismo. No es la vida del médico la que está en juego, y por lo tanto no tiene ningún derecho a imponer ninguna terapia, por más que crea que es la mejor. En todo caso, sí es la obligación del médico o terapeuta el presentar la **máxima información** disponible, completa, y sin ocultar detalles; de una manera fácil de comprender por parte del paciente, sin falsear datos y con la máxima imparcialidad posible. No hacen faltal nombres científicos, asustando y confundiendo al enfermo para coaccionarle a escoger determinado método. Es la vida de un ser humano lo que está en juego y debemos tratarle con la dignidad que merece.

Nunca se debe caer en el error de desprestigiar una terapia que nos es ajena y desconocemos, simplemente por tener referencias vagas. Sólo cuando conozcamos la ineficacia de un método determinado, contrastado ello científicamente, podremos opinar en contra. Pero aun y así, no se debe imponer nada.

Desgraciadamente, no siempre se dispone de toda la información posible. Es por ello estas páginas, intentaran exponer todos los caminos conocidos de los que se tienen informaciones contrastadas por los propios investigadores , médicos y Naturopatas.

Hoy día existe mucha más difusión de las terapias naturales, y son mucho más accesibles al público en general, siendo ello posible gracias a la gran cantidad de libros existentes sobre el tema, y cómo no, gracias a los medios telemáticos de nuestra época, en especial, Internet. Aún y así, siendo muy extenso el volumen de datos acerca del tratamiento natural del cáncer, frecuentemente se hallan éstos demasiado dispersos, con lo que se hace muchas veces costoso obtener un compendio medianamente completo.

Mi principal objetico, es que estas páginas puedan resultar útiles y puedan transformarse en una guía donde apoyarse, y saber dónde y cómo empezar a actuar. Pretendo dar, pues, una visión del problema a través de la óptica de la medicina integrativa, pero no puede tomarse como una verdad absoluta, pues son muchas las ópticas y tendencias existentes. Por lo tanto, es recomendable que quien se interese por la terapia contra el cáncer procure recabar toda la información que pueda, y si le es posible, reciba el asesoramiento de uno o varios profesionales de la salud debidamente cualificados. El resto, la decisión de qué camino tomar, es cosa de cada cual.

Personalmente no aconsejo ni desaconsejo ningún tipo de terapia: cada uno debe juzgar por sí mismo según la información de que disponga.

Antes de entender qué mecanismos son los que hay que potenciar, y hacia dónde deben ir dirigidos los esfuerzos para aplicar una terapia efectiva contra el cáncer, necesitamos tener una pequeña idea de los mecanismos que entran en juego durante la formación y desarrollo de la enfermedad.

Volvamos a refrescar los datos.

El desarreglo se produce cuando por una mutación en el material genético de una célula, quedan afectadas las funciones reguladoras de la tasa de duplicación de la misma. Entonces esta célula, que se convierte en cancerosa, se duplica formando dos células idénticas, y por lo tanto cancerosas. Así, cada una repite el proceso, y la duplicación se realiza sin control y a gran velocidad, formando así los tumores cancerosos. Una mutación en un gen no implica la aparición de cáncer, pero aumenta su probabilidad, pues para su formación patológica debe pasar por dos fases: *una primera, llamada iniciación y una segunda, promoción.* Para que un gen sea iniciado, debe haber estado en contacto con un agente iniciador. Una vez ha sido la célula iniciada, necesita de un agente promotor para pasar a la segunda fase.

Para llegar hasta aquí, necesitamos pues, que las células de nuestro organismo estén en contacto con agentes carcinógenos, es decir, iniciadores y promotores del tumor canceroso.

El organismo tiene una serie de mecanismos bioquímicos para evitar que se formen y proliferen dichos tumores, inhibiendo la actividad de los agentes carcinógenos, y desechando células mutadas.

Si de todas maneras dichos mecanismos fallan y se produce una neoplasia, tumor de nueva formación, disponemos todavía de otra barrera: la respuesta del sistema inmunológico, el cual se encarga de interceptar y eliminar las células cancerosas.

A medida que van creciendo, se va desarrollando en los tumores una red sanguínea que los alimenta, y sin la cual morirían. A este fenómeno se le llama *angiogénesis* o *neovascularización.* El elevado número de células adicionales cancerosas existentes en el organismo aumenta las necesidades de consumo de nutrientes. Este hecho, añadido a la falta de apetito habitual en esta enfermedad, es lo que provoca la pérdida de peso corporal característica del cáncer.

Podemos clasificar los tumores en benignos y malignos. Los primeros suelen quedar encapsulados y muy delimitados respecto a los tejidos circundantes. A pesar de su duplicación más rápida de lo normal, mantienen las características del tejido original al que pertenecen. No suelen convertirse en malignos, y su principal inconveniente es que pueden llegar a presionar órganos adyacentes, dificultando sus funciones vitales.

Los tumores malignos, en cambio, invaden y destruyen los tejidos circundantes. Por lo tanto, una célula correspondiente a un tumor maligno, puede invadir el torrente circulatorio sanguíneo o linfático. Dicha célula puede, así, desplazarse por todo el organismo e invadir otro tejido, estableciéndose en cualquier lugar y formando así un nuevo tumor o *metástasis*.

Los tumores benignos no metastatizan. Las células cancerosas malignas pierden su especialización, es decir, el tejido de un tumor maligno es siempre similar al de otro tumor maligno, independientemente del tipo de tejido en el que se hayan formado. Los tumores malignos se desarrollan más rápidamente que los benignos, y se pueden dividir en *carcinomas* y *sarcomas*. Los primeros se producen en las células epiteliales, es decir, básicamente en piel y mucosas, y son los más numerosos. Los segundos se producen en las células mesentéricas (hueso, músculo, cartílago, tejido adiposo y endotelios).

La leucemia es un tipo de cáncer que afecta al contenido y equilibrio de células sanguíneas. Puede estar relacionado con un tumor en la médula ósea, o en algún punto del sistema linfático.

El sistema inmunológico, las defensas del organismo, se encargan de eliminar las células cancerosas que puedan formarse. El mecanismo es el siguiente: un *macrófago* ingiere y asimila una célula cancerosa, y posteriormente muestra los fragmentos de dicha célula en su superficie. Los *linfocitos B y T asesinos* reconocen dichos fragmentos e informan a otros linfocitos B y T asesinos para que se multipliquen y activen contra las células de las características especificadas. Cuando el "enemigo" ha sido aniquilado, los *linfocitos T supresores* desactivan a los anteriores B y T asesinos, permaneciendo activos únicamente unos cuantos, como memoria preventiva.

Segun el inmunólogo **Michael Williams**, podrían llegar a existir hasta 10.000 células cancerosas en un organismo, sin que se llegara a desarrollar la enfermedad. Podemos constatar por ello el incalculable valor que tiene la labor de nuestro sistema defensivo, al evitar continuamente que dichas células alteradas formen una *neoplasia*. Cuando la respuesta del sistema defensivo, por la causa que sea, queda temporal o continuamente mermada, alguna de estas células malignas puede prosperar en una nueva formación cancerosa.

Por lo tanto, podemos constatar que para que se forme un cáncer deben cumplirse varios requisitos:

- Mutación adecuada para que las células se multipliquen sin control. Los agentes carcinógenos son imprescindibles para ello.
- Fallo de los mecanismos bioquímicos de defensa contra los tumores.

* Fallo del sistema inmunológico.

¿Cuáles son estos agentes carcinógenos? ¿Por qué fallan los mecanismos anticancerígenos naturales? ¿Por qué fracasa el sistema inmunológico?

Estas son las grandes cuestiones que nos permitirán abordar tanto la prevención como el tratamiento del cáncer. Aunque todavía queda mucho por descubrir en cuanto a los complejos mecanismos que entran en juego en las formaciones cancerosas, existen numerosos productos suministrados por la Naturaleza, los cuales, algunas veces sin que sepamos exactamente por qué, actúan eficazmente contra los tumores, reduciéndolos e incluso eliminándolos.

En los siguientes capítulos intentaremos dar una exposición detallada de los mecanismos que favorecen la aparición de tumores cancerosos, así como los productos y métodos naturales que nos ayudan a evitar y suprimir dicha anormalidad.

Elementos que favorecen la acción del Cancer

Hemos hablado anteriormente de la existencia de unos agentes llamados *carcinógenos o cancerígenos*. Por agente arcinógeno se entiende todo aquello que es capaz de inducir o provocar cáncer. A parte de dichos agentes, hemos visto que para que se produzca una tumoración deben fallar los sistemas de defensa tanto bioquímicos como inmunológicos. Estos fallos no se producen de manera aleatoria, y responden también a determinadas causas que estudiaremos más adelante.

Entre los elementos que producen o facilitan directa o indirectamente la aparición de cáncer, podemos considerar, entre otros, los siguientes:

Mala alimentación, Tabaco, Promiscuidad sexual, Aditivos alimentarios, Alcohol, Exceso de exposición solar, Contaminación ambiental, Productos químicos industriales, Radiaciones electromagnéticas, Factores psicológicos, Medicamentos químicos y procedimientos médicos.

Podemos observar que la gran incidencia de cáncer es uno de los tributos que debemos pagar por un progresivo sistema de vida poco natural impuesto por la mal llamada evolución social. En otras palabras, el estilo de vida que se nos ha impuesto es altamente cancerígeno. Ello no significa que todos acabemos contrayendo cáncer por los hábitos antinaturales impuestos, pero sí que nos hacen más propensos a las enfermedades. Podemos deducir que una utópica vuelta a un estilo de vida saludable, un paso atrás en cuanto a comodidades, ocio y tecnología, conllevaría un gran paso adelante hacia la salud y el auténtico bienestar físico. Tengo la completa seguridad que esta vuelta atrás no se producirá jamas, pero nada puede impedirnos llevar una vida lo más sana y natural posible, consiguiendo erradicar de esta manera no sólo el cáncer, sino también otras muchas enfermedades plaga de esta era actual, diabetes, Alzheimer, arteriosclerosis, infartos, hipertensión, depresión, etc.

Por desgracia, la calidad de los productos alimenticios es cada vez más baja, debido a la desnaturalización progresiva de los métodos de producción, envasado, conservación, etc. El ser humano recibe una alimentación cada vez más antinatural y desequilibrada, que muchas veces empieza ya en su más tierna infancia. Incluso la leche materna, el alimento más natural y saludable para el recién nacido, es en muchos casos sustituido por otros productos sintéticos que pueden llegar a condicionar el estado de salud del bebé para toda su vida.

El interés económico ha sido el causante del progresivo decremento en la calidad de los alimentos ingeridos. Se llevan a cabo producciones masivas de alimentos en detrimento de la calidad de éstos. Las plantas se tratan con abundantes químicos tóxicos, los animales de granja se alimentan a base de harinas y piensos desnaturalizados, y a menudo también tóxicos. La manipulación biológica de dichos animales es altamente irrespetuosa con ellos, y su vida resulta en muchos casos penosa, dolorosa e indigna para un ser vivo. La contaminación del aire y las aguas determinan también cierto grado de toxicidad en aves y pescados.

Esta toxicidad en los alimentos que ingerimos producirá lógicamente un aumento del índice de toxicidad de nuestro organismo. Este hecho aumentará no sólo la probabilidad de contraer cáncer, sino también otras muchas deficiencias ooganicas. Pero lo más importante en relación a la alimentación es el desequilibrio alimenticio que se practica habitualmente.

Decía un jeroglífico hallado en una antigua tumba egipcia: ***"Una cuarta parte de lo que comes te mantiene vivo. Las otras tres cuartas partes mantienen vivo a tu médico"***.

Estudios Científicos relacionan la Obesidad y el Cáncer.

La obesidad se ha convertido en una epidemia a nivel mundial y a menudo en un factor ignorado que puede contribuir a un mayor riesgo de cáncer, sin embargo, menos del 10% de las personas conocen de esta relación[1].

Según el **Instituto Nacional del Cáncer**,[2] se estima que 84.000 casos anuales de cáncer están relacionados con la obesidad. La obesidad también puede afectar la eficacia de los tratamientos de cáncer.

Desde la década de los 80 la obesidad infantil se ha triplicado, uno de cada cinco niños tiene sobrepeso a los seis años; el 17% de los niños y adolescentes son obesos.[3] Desafortunadamente, la obesidad infantil se ha vuelto tan frecuente que muchos padres no reconocen que sus hijos de hecho tienen sobrepeso.[4]

La investigación[5] ha confirmado este cambio de percepción, llegando a la conclusión de que los niños con sobrepeso/obesos son ahora casi 25% menos propensos a ser percibidos como personas con sobrepeso en comparación con la década anterior.

Como se señaló en un comunicado reciente sobre la obesidad y el cáncer de la **Sociedad Americana de Oncologia Clínica**[6] (ASCO), la obesidad *"se le está adelantando al tabaco como la principal causa prevenible de cáncer."*

Un número de estudios han relacionado la obesidad con un mayor riesgo de una docena de diferentes tipos de cáncer, incluyendo el cáncer de colon, esófago, riñón, mama y páncreas, así como un mayor riesgo de morir de la enfermedad:

- Un estudio[8] de 16 años de duración, publicado en el 2003, que incluyó a más de 900.000 personas en los Estados Unidos encontró que los participantes obesos eran más propensos a ser diagnosticados y morir de cáncer, en comparación con los de peso normal

- Según los autores, la obesidad podría ser responsable del 14% de todas las muertes por cáncer en hombres y 20% de las mujeres.
- Un informe publicado en la revista *Cancer Research*[9] proyecta que la incidencia de cáncer y muerte por cáncer en los Estados Unidos seguirá aumentando en la próxima década y media, en gran parte debido a las crecientes tasas de obesidad
- Un estudio reciente[10] que involucró a 80.000 pacientes con cáncer de mama encontró que las mujeres pre-menopáusicas con un índice de masa corporal (IMC) de más de 30 tuvieron una probabilidad de muerte de un 21,5%, mientras que las mujeres con IMC promedio tuvieron una probabilidad del 16,6% de morir de la enfermedad

Un estudio publicado en la revista ***Internal Medicine***[11] encontró que la mayoría de los adultos, poco más del 71%, obtienen el 10% o más de sus calorías diarias a través de azúcar añadido. Aproximadamente el 10% de los adultos obtienen el 25% o más de sus calorías diarias del azúcar.

Consumimos un promedio de 350 calorías de azúcar al día, lo que equivale a cerca de 22 cucharaditas, y esta es una receta infalible para la mala salud crónica.

En el estudio de *JAMA*, los que consumieron el 21% o más de sus calorías diarias en forma de azúcar tuvieron el doble de probabilidades de morir de enfermedades del corazón en comparación con los que consumieron siete por ciento o menos de sus calorías diarias de azúcar añadido. El riesgo casi se triplicó entre los que consumieron el 25% o más de sus calorías diarias provenientes de azúcar añadido.

Pero el cáncer también es alimentado por el exceso de azúcar, mientras que aquí no fue evaluado el riesgo de cáncer, no hay duda de que el riesgo de cáncer aumentará junto con el riesgo de enfermedades del corazón.

Interpretar la conexión de Azúcar y Cáncer. Las células cancerosas necesitan glucosa para prosperar, y si usted tiene resistencia a la insulina, no importa si esa glucosa proviene de agregados de azúcar, fructosa, o granos. Con el fin de matar de hambre a las células cancerosas o evitar que se formen en primer lugar, tiene que eliminar su fuente primaria de alimento, es decir, los azúcares, los cuales incluyen todos los carbohidratos no vegetales.

Como ya he indicado, en 1934, Otto Warburg recibió el Premio Nobel por sus investigaciones sobre la fisiología de las células del cáncer, que demostró claramente que las células de cáncer requieren más azúcar para prosperar. Por desgracia, muchos oncólogos aún no han comprendido plenamente la importancia de este conocimiento, ni tampoco lo aplican cuando crean un plan de tratamiento para el cáncer. Sin embargo, no toda la gente lo entiende.

Lewis Cantley, director del Centro de Cáncer en el Centro Medico Beth Israel Deaconess de la Escuela de Medicina de Harvard, ha señalado que hasta el 80% de todos los cánceres están "impulsados por mutaciones o factores ambientales que trabajan para mejorar o imitar el efecto de la insulina sobre las células tumorales incipientes[14]."

Incluso en términos de tratamiento, el cáncer ha demostrado responder a la alimentación. Una dieta cetogénica, que es alta en grasa saludable y muy baja en contenido de azúcar, especialmente para aquellos que son resistentes a la insulina, ha demostrado revertir el cáncer en muchos casos, y la investigación muestra una gran promesa en este ámbito. Puede ser muy útil para tratar la resistencia a la insulina subyacente. Una vez que solucione su resistencia a la insulina normalmente no requerirá la dieta cetogénica. Investigaciones recientes[15] se han sumado a la base de conocimientos, mostrando que el azúcar no sólo alimenta el cáncer existente; también aparece iniciar el crecimiento del cáncer. Como lo reportó Greenmedinfo.com,[16] este estudio:

"...Proporciona evidencia que el aumento de la activación glocolítica en sí, puede ser un evento oncogénico..." Es decir, la activación del metabolismo a base de azúcar en una célula - impulsada tanto por la presencia de mayores cantidades de glucosa y los mayores receptores de glucosa en la superficie de la membrana celular, es decir, expresión exagerada de un transportador de glucosa, dispara la aparición del cáncer. Por otra parte, el estudio encontró que, por el contrario, la reducción forzada de la captación de glucosa por las células de cáncer de mama causó reversión fenotípica. En otras palabras, interfirió con la disponibilidad y absorción de azúcar en las células, lo que ocasionó que las células de cáncer RREGRESARAN a su función estructural de pre-cáncer (fenotipo).

Fuentes y Referencias

1 CNN October 1, 2014
2 National Cancer Institute
3 Huffington Post November 4, 2013
4 Scientific American August 29, 2014
5 Pediatrics August 25, 2014 [Epub ahead of print]
6 Oncology Society Fact Sheet (PDF)
7 New England Journal of Medicine 2003; 348:1625-1638
8 Cancer Research May 19, 2014
9 CNN Health May 16, 2014
10 JAMA Intern Med. 2014;174(4):516-524
11 Salon September 11, 2014
12 Yale Rudd Center, Food Marketing to Youth
13 The New York Times April 13, 2011
14 J Clin Invest. Jan 2, 2014; 124(1): 367–384
15 Greenmedinfo.com August 30, 2014
16 Eurekalert April 3, 2011

Parece haber una correspondencia entre los hábitos sexuales y algunos tipos de cáncer, especialmente el de cérvix, cuello del útero.

Según se ha podido comprobar, los siguientes factores aumentan el riesgo de contraer dicha enfermedad:

- Inicio precoz de la actividad sexual, antes de los 16 años.
- Primer embarazo antes de los 18 años.
- Múltiples parejas (promiscuidad sexual).
- Múltiples embarazos.
- Uso de anticonceptivos orales.
- Anticonceptivos mecánicos.
- Infecciones por virus del papiloma humano.

El uso de anticonceptivos orales, puede además causar cáncer de mama, debido a su contenido en estrógenos sintéticos. El riesgo de dicho cáncer es menor en las mujeres que han dado el pecho a sus hijos.

Alcohol. Si bien las bebidas alcohólicas no son directamente carcinógenas, pueden actuar como potenciadoras de otras sustancias que sí lo sean. Se ha comprobado que la ingestión de alcohol aumenta, en los fumadores, el riesgo de padecer cáncer de laringe, esófago, etc.

También está muy relacionado con cánceres hepáticos y el aumento de cáncer de mama.

Otra acción carcinógena indirecta del alcohol es la de reducir las defensas naturales del organismo, exponiéndolo así a un riesgo mayor de carcinogénesis. También perjudica la acción purificadora del hígado, aumentado nuevamente el riesgo de neoplasia. Existe una enzima hepática llamada *alcohol-deshidrogenasa*, la cual genera sobre el etanol de las bebidas alcohólicas un metabolito llamado *acetaldehído*, el cual tiene fuertes propiedades carcinógenas.

Y si bien el alcohol no es directamente cancerígeno, sí lo son otras sustancias existentes en las bebidas alcohólicas. De este modo, el consumo de cerveza y vino aumenta el riesgo de cáncer colorrectal, mientras los licores fuertes hacen lo propio con el cáncer esofágico.

Exposición solar. Los rayos solares son un elemento que puede llegar a producir cáncer en la piel si nos exponemos de forma irracional a su acción. De hecho, este tipo de cáncer es cada vez más frecuente, en parte debido al debilitamiento de la capa de ozono, lo que permite una acción más enérgica de los rayos ultravioleta. Pero la luz solar es un tipo de radiación sin el cual no podría existir la vida en nuestro planeta. La composición de dicha luz es lo que la hace tan saludable, y a la vez mortífera si abusamos de ella.

El uso de lámparas de espectro limitado, infrarrojas, lumínicas o ultravioletas, al producir una luz totalmente desequilibrada en su composición, no tienen ni mucho menos los efectos saludables que puede proporcionarnos el sol aplicado de forma correcta. Se ha podido relacionar la aparición de cánceres de piel con el uso de bronceados artificiales usando lámparas ultravioleta. Dicho método de bronceado está ya prohibido en algunos países.

Como hemos dicho, el sol usado sin ningún tipo de racionalidad o precaución puede resultar dañino y producir cáncer en la piel.

Contaminación ambiental. Hemos olvidado nuestro entorno real para el que fuimos diseñados. Ya no estamos en contacto con el aire puro, sino que respiramos monóxido de carbono, dioxinas, xenoestrógenos sintéticos y muchas otras sustancias perjudiciales, constantemente. Ya no podemos beber el agua pura de los arroyos, sino agua embotellada en plástico, agua del grifo cargada de cloro o algún refresco cargado de química. Nuestros pies ya no se apollan en la tierra, sino que estamos completamente aislados del suelo a través de suelas, asfalto, hormigón, etc.

Ese es el precio que debemos pagar a cambio de las comodidades de la sociedad actual. Pero eso no termina aquí. El precio más caro recae precisamente sobre nuestra propia salud. La ausencia de estímulos naturales y la excesiva presencia de agentes nocivos nos van debilitando la salud de forma lenta pero segura. La acción de estos agentes es directa o indirectamente carcinógena, puesto que producen una importante intoxicación en el organismo. La gran distancia que nos separa de la Naturaleza nos separa también de la salud.

Productos químicos industriales. Son muchos los productos químicos que entran diariamente en contacto con nuestro organismo. Ya hemos hablado anteriormente de los aditivos alimentarios, la contaminación atmosférica, etc.; nos referimos ahora a los productos que por una u otra causa entran en contacto con nuestra piel. No es suficiente que la etiqueta del producto diga "100% natural". Esto tampoco significa que todos los productos sintéticos sean carcinógenos. Sencillamente, deberíamos poner especial atención en la composición de todo aquello que entre en contacto con nuestra piel.

La función absorbente de la piel también es conocida: las cremas y pomadas aprovechan esta acción. Así, si nuestro cuerpo está en contacto con agentes naturales, absorberemos salud a través de la piel.

Si estamos en contacto con agentes tóxicos, absorberemos toxinas.

Podríamos hablar en primer lugar de los jabones de aseo, geles de ducha y champús para el pelo. Tengamos primeramente en cuenta que la piel tiene en condiciones normales un pH aproximado de 5,5.

Esto significa que está impregnada de un manto ácido que nos protege contra el medio exterior. Cuando nos aseamos, este manto se pierde, dependiendo de la agresividad del jabón o champú. Lógicamente, un jabón, gel o champú natural será más respetuoso con la piel. El jabón casero realizado con aceite y sosa cáustica resulta excelente. Deberíamos buscar el producto más natural posible.

Además, el efecto tóxico contaminante de los productos químicos es nocivo directamente para las personas. Se calcula que en el año 1987 se produjeron en todo el mundo 20.000 cánceres debido al uso de pesticidas, que fueron directamente ingeridos por personas cercanas a las explotaciones agrícolas tratadas, a través del aire, agua, etc. Es lógico pensar que este número aumente cada año, pues cada vez es mayor el uso que se hace de estos venenos.

Factores psicológicos. Ya hemos visto la importancia del sistema inmunológico en la gestación y desarrollo de los tumores cancerosos. Por lo tanto, cualquier proceso inhibidor de la respuesta inmunitaria es de hecho un potencial agente carcinógeno. Si a esto unimos la estrecha relación entre los estados emocionales y el vigor de dicha respuesta inmunitaria, deducimos que los estados psicológicos negativos resultan un importante agente carcinógeno.

En efecto, un choque emocional, la angustia, la ansiedad, el miedo, la depresión, el nerviosismo, etc., pueden reducir la respuesta inmunitaria y generarse entonces un cáncer o cualquier otra enfermedad. De hecho, cada vez está más aceptado que detrás de toda enfermedad hay siempre una componente psicológica que ha permitido su desarrollo: todas las enfermedades son entonces psicosomáticas en mayor o menor grado.

El riesgo de enfermedad cardiovascular aumenta en una persona estresada, y también lo hace el riesgo de contraer cáncer. No es de extrañar, entonces, que estemos hablando de la importancia de la psicología en el cáncer.

Ya apuntó Galeno, en el siglo II, que las mujeres melancólicas tenían más probabilidad de contraer cáncer de mama. En un tratado sobre el cáncer de 1.759, el cirujano londinense Richard Guy escribe:

"las mujeres son más propensas a padecer enfermedades cancerosas que los hombres, en especial aquéllas que tienden a ser sedentarias y melancólicas, y que ante una desgracia de la vida reaccionan con gran pesar".

Según palabras de **James Paget**, cirujano y patólogo británico del siglo XIX, *"difícilmente podemos poner en duda que la depresión mental no sea un factor importante que se suma a las otras influencias que favorecen el desarrollo de la formación cancerosa".*

Actualmente existen numerosas estadísticas que relacionan la aparición de un tumor canceroso con problemas económicos, laborales, sociales, familiares o de cualquier otro tipo.

Ninguna terapia contra el cáncer debería prescindir del tratamiento mental adecuado, pues ninguno de nosotros carecemos de problemas psicológicos, traumas, miedos, frustraciones, angustias u otros mecanismos que, aunque sean considerados como normales o no patológicos dentro de la Psicología o Psiquiatría oficial, pueden suponer una amenaza para nuestra salud física.

Fármacos. Existen miles y miles de compuestos y preparados químicos diferentes fabricados por las grandes multinacionales de la industria farmacéutica. La efectividad de estos productos para erradicar dolencias concretas es evidente. Pero al mismo tiempo, el uso de este tipo de productos sintéticos entraña un peligro por todos conocido: los efectos secundarios. Frecuentemente se observa, al tomar medicinas de este tipo, la aparición de otros síntomas, unidos a la desaparición de los primeros. **¿Por qué ocurre?** Pues es bien sencillo: la sustancia introducida en el organismo desconecta la reacción limpiadora del cuerpo y además lo intoxica. No es de extrañar que aparezca una nueva reacción contraria al medicamento, pues el organismo lo repele.

Existen, además, estudios que confirman la relación directa existente entre algunos medicamentos farmacéuticos y la aparición de ciertos tipos de tumores malignos. Es el caso, por ejemplo, de la aspirina, los anticonceptivos orales, la quimioterapia, radioterapia, etc.

También podríamos hablar de los empastes dentales de amalgama (empastes metálicos), por suerte ya prácticamente erradicados.

Una proteína capaz de destruir células cancerígenas

Científicos australianos y británicos han podido observar por primera vez el funcionamiento de **una proteína capaz de destruir células cancerígenas** desde su interior, avance que permitirá abrir nuevas vías para combatir el cáncer, la malaria o la diabetes, según los investigadores. La descripción de la estructura molecular de esta proteína, llamada perforin, y su funcionamiento, sale publicada en el último número de la revista Nature.

"Esta proteína perfora células tomadas por virus o que se han transformado en **células cancerosas***, y permite la entrada de enzimas tóxicas que luego las matan desde su interior"*, explicó en un comunicado el líder del proyecto, **James Whisstock**, de la Universidad de Monash en Melbourne. *"Sin esta proteína nuestro sistema inmunológico no puede destruir estas células. Ahora que sabemos cuál es su funcionamiento, podemos empezar a ver como se puede combatir el cáncer, la malaria o la diabetes"*.

La investigación, que ha durado diez años, concluye las observaciones que inició hace unos 110 años el premio Nobel **Jules Bordet**, que apuntaban a la capacidad del sistema inmunológico humano de crear agujeros en células específicas. La observación fue posible por el uso combinado de información obtenida del sincrotrón de Australia y de microscopios de alta potencia del College de Birkbeck de Londres.

"El descubrimiento da una respuesta fundamental al misterio de la inmunología", dijo Whisstock quien apuntó que la insuficiencia de perforin acelera el desarrollo de tumores y, en particular, de **leucemia**, según pudieron comprobar en experimentos con ratones. Todavía queda mucho

porque, según Whisstock, la proteína también puede atacar células sanas por culpa de una deficiencia del sistema inmunológico, como en el estadio inicial de la diabetes, o por el rechazo de un tejido tras un trasplante de médula ósea.

Obligar a las células cancerígenas a suicidarse

Obligar a las células cancerígenas a suicidarse. Científicos del MIT (Massachusetts) y de la Escuela Politécnica de Zurich han diseñado un circuito genético que detecta cuándo una célula se vuelve cancerosa para forzar su muerte. Ahora hay que probarlo en animales de laboratorio.

Si una célula se vuelve cancerígena su química interna se altera. En concreto, hay unas moléculas involucradas en la expresión génica llamadas microRNA (miRNA), cuyos niveles aumentan o disminuyen de manera considerable. Se trata de diferenciar las células sanas de las tumorales gracias a sus diferentes perfiles de microRNA y provocar la muerte sólo de las cancerosas.

Un equipo dirigido por el experto en biología sintética **Ron Weiss** ha diseñado una secuencia de ADN que, cuando es introducida en el interior de una célula, detecta los niveles de cinco miRNAs específicos que se ven alterados en el cáncer cervical. Si tres de ellos están altos y dos bajos, el circuito genético interpreta que esa célula es cancerígena y provoca la síntesis de una proteína llamada hBax que induce la muerte celular.

"Es una manera de diferenciar células sanas de tumorales gracias a su diferente perfil de microRNA y provocar la apoptosis (muerte) sólo de las cancerosas", explica Ron Weiss a SINC desde su laboratorio en el recién inaugurado y todavía lleno de cajas Centro de Biología Sintética del MIT. Los resultados fueron publicados en la revista *Science* .

Ron Weiss reconoce que hay más de 700 miRNAs humanos identificados y que cada tipo celular tiene un perfil diferente. Una posible aplicación terapéutica en humanos es todavía lejana. Pero defiende que es una aproximación novedosa que nadie había conseguido antes y "una prometedora demostración de lo que la biología sintética es capaz de conseguir".

Para **Luis Serrano,** director del Centro de Regulación Genómica de Barcelona, *"es muy interesante y un gran paso en la biología sintética. Un circuito capaz de detectar varias señales y asegurarse de que solo se activa cuando la célula es cancerosa, es realmente un gran paso adelante que abre nuevas posibilidades".*

Weiss explica que *"en teoría es cierto que si tuviéramos esta secuencia genética en nuestras células, ellas mismas se suicidarían al volverse tumorales ante algunos tipos de cáncer, pero esto es complicadísimo, cada tumor tiene su propio perfil de microRNA's, y hay muchos factores desconocidos".*

Referencia bibliográfica:

Zhen Xie, Liliana Wroblewska, Laura Prochazka, Ron Weiss, Yaakov Benenson. "Multi-Input RNAi-Based Logic Circuit for Identification of Specific Cancer Cells". *Science* Vol. 333 no. 6047 pp. 1307-1311 2 de septiembre de 2011. DOI: 10.1126/science.1205527

Los antioxidantes importantes en el cancer.

Beta-caroteno y vitamina A. El beta-caroteno es una sustancia que podemos encontrar en algunas hortalizas, como la zanahoria o la col. Su acción antioxidante es poderosa. El organismo puede convertir fácilmente el beta-caroteno en vitamina A, y aunque ambas sustancias son indispensables para la vida, muchos investigadores creen que es precisamente el beta-caroteno quien nos protege más activamente contra el cáncer.

Investigadores de la **Universidad John Hopkins** llegaron a la conclusión de que las personas que presentan niveles bajos de dicha sustancia en la sangre, tienen un riesgo 4 veces mayor de contraer cáncer que quienes disponen de niveles muy superiores. Existen otros estudios que corroboran este resultado, constatándose que la vitamina A y el beta-caroteno protegen de forma muy eficaz contra los tumores.

Además de los efectos preventivos de estas sustancias, se ha podido comprobar que también pueden invertir el crecimiento de tumores ya formados. Algunos cánceres han sido curados mediante tratamientos a base de zanahoria y cebolla.

Vitamina C. Son muchas las funciones que realiza dicho compuesto en nuestro organismo. Presente básicamente en las frutas ácidas, es un potente protector anticáncerígeno, como parecen demostrar decenas de estudios realizados en todo el mundo. A parte de su acción antioxidante, es un potente fortalecedor del sistema inmunológico.

También juega un importante papel como desintoxicador hepático.

Existen unas sustancias denominadas *nitrosaminas*, que se forman en el tubo digestivo como consecuencia de la interacción entre los *nitratos* y *nitritos* presentes en los alimentos y las *aminas* de los jugos digestivos. Estos compuestos resultantes resultan ser carcinógenos. La vitamina C bloquea la formación de estas nitrosaminas en el tracto digestivo, protegiéndonos una vez más de las formaciones tumorales. Los nitritos y nitratos podemos encontrarlos en muchas frutas y verduras (las cuales aportan también la vitamina C neutralizante), y en alimentos ahumados y curados.

Se ha podido comprobar que los alimentos ahumados pueden producir cáncer, sobre todo gástrico, debido a su contenido en un poderoso carcinógeno llamado benzopireno.

Vitamina E. Se trata del antioxidante más efectivo contra los radicales libres.Al igual que la vitamina C, es un fortalecedor del sistema inmunológico y bloquea la formación de nitrosaminas.

Acido fólico. Aunque no existen datos muy concretos al respecto, parece que el ácido fólico, también conocido como vitamina B9, ayuda a combatir ciertos tipos de cáncer, especialmente el colorrectal. Es curioso el hecho de que en la Edad Media se usaba pan con mucha levadura, rica en vitamina B, para "reducir los bultos".

Selenio. Ha podido comprobarse que en las zonas donde la tierra es rica en selenio existe menos incidencia de cáncer. En dichas zonas, las verduras pueden absorberlo, aumentando de esta manera el consumo humano de este elemento. Las experiencias realizadas en laboratorio han corroborado esta hipótesis. Sería interesante abonar la tierra con algún producto natural rico en selenio, para aumentar el poder anticancerígeno de los vegetales.

Zinc. El zinc es un elemento indispensable para la buena calidad de las divisiones celulares. Es necesario para la formación de más de 100 enzimas diferentes. Promueve la formación de linfocitos B. La carencia de zinc provoca la atrofia de la glándula timo. Es por todo ello que es un elemento vital para el sistema inmunológico.

Un estudio del Instituto de Tecnología de Massachusetts mostró que los animales alimentados a base de una dieta pobre en zinc tienen más probabilidad de contraer cáncer que aquellos que han sido alimentados con zinc abundante.

Enzimas. Los compuestos bioquímicos denominados enzimas son básicos para asegurar las funciones vitales de todos y cada uno de nuestros órganos. Si consideramos el organismo como una gran factoría química, nos daremos cuenta de la importancia de las enzimas, pues son necesarias para asegurar todas las acciones y reacciones bioquímicas que en él se producen. Ni vitaminas, ni minerales, ni proteínas, ni ningún nutriente podría ser usado efectivamente por el organismo de no ser por las enzimas. El sistema inmunológico las necesita también para llevar a cabo sus funciones de defensa. Si se produce una bajada en el nivel de enzimas del organismo, el sistema inmunológico queda debilitado. Las enzimas también actúan contra los radicales libres.

Desgraciadamente, cocer los alimentos a temperaturas superiores a 48 ºC, produce la destrucción de las enzimas. Es por ello que se recomienda tomar los vegetales crudos siempre que sea posible. Debido a la manipulación a la que son sometidos los alimentos industriales, pocas enzimas llegan íntegras al producto final.

El **Dr. Ernst Freund** pudo comprobar que en la sangre de los pacientes de cáncer que estudió faltaban 3 importantes enzimas.

Investigaciones recientes han descubierto el papel de dos de estas enzimas, siendo una de ellas muy importante en la lucha antitumoral: teniendo en cuenta que los tumores se envuelven en una capa de fibrina para no ser reconocidos por el sistema inmunológico, el papel de esta enzima es muy útil, pues su presencia causa la generación de macrófagos que rompen esta capa de fibrina, quedando así el tumor a merced de las células asesinas.

Se ha ensayado con aportes suplementarios de enzimas en un gran número de personas, sin que se haya observado ningún efecto secundario, puesto que las enzimas no son drogas sino alimento. Este suplemento reveló, según el **Dr. A. E. Leskovar**, un incremento del 700% en el número de macrófagos, y del **1.300%** en el número de linfocitos asesinos. En estudios realizados en Europa se ha comprobado que mediante el uso de enzimas se puede detener el crecimiento de tumores tempranos, administrándose por vía oral e inyectándose los compuestos enzimáticos en la zona del tumor.

El **Dr. *Chin Po Kim*,** reconocido inmunólogo, citó una mortalidad total del 23% en pacientes con cáncer tratados únicamente a base de suplementos enzimáticos. Esta es aproximadamente la misma cifra que presentan los pacientes tratados con los métodos convencionales de quimioterapia y radioterapia, con la importante diferencia de que el tratamiento enzimático no produce los desagradables efectos secundarios de los métodos convencionales. Paralelamente, otros estudios han demostrado que el uso de enzimas conjuntamente con quimioterapia y/o radioterapia mejora considerablemente la respuesta del paciente y reduce los efectos secundarios del tratamiento alopático.

Grasas, colesterol y cáncer. Es un hecho comprobado que las enfermedades cardiovasculares guardan una estrecha relación con el cáncer, de tal manera que todo aquello que aumente el riesgo de contraer una enfermedad cardiovascular, también aumentará el riesgo de contraer cáncer. De ahí que niveles altos de colesterol predispongan a una formación tumoral. Esta es la explicación de por qué la ingestión alta de grasa, sobre todo animal, está tan ligada a la carcinogénesis.

La formación de radicales libres por peroxidación del aceite de oliva es mucho menor que en el caso de los demás aceites vegetales. Los aceites de girasol, colza, soja, etc., forman al cocinarlos, a temperaturas relativamente bajas, un compuesto denominado *acroleína*, el cual resulta un poderoso agente carcinógeno. En cambio, el aceite de oliva se descompone a temperaturas mucho más altas, siendo mucho menor la cantidad de acroleína generada. Por todo ello, es lógico pensar que se debería usar aceite de oliva habitualmente, sobre todo para freír, en detrimento del resto de aceites.

El ácido linoleico produce un espesamiento excesivo del bolo alimenticio, cosa que no sucede con el ácido oleico. Otra ventaja del aceite de oliva reside en que contiene un compuesto llamado *escualeno*, que no aparece en ninguna otra grasa natural, exceptuando el aceite de tiburón. Además de este compuesto anticáncerígeno, contiene otras sustancias que impiden el desarrollo de cáncer. Contiene también antioxidantes, como vitamina E y polifenoles.

Deberíamos evitar el resto de aceites vegetales, así como el aceite de oliva refinado o mezclado. Las margarinas vegetales deberían ser sustituidas por mantequilla.

En un buen programa preventivo, sería aconsejable realizar los cambios de dieta adecuados de forma gradual, pues un cambio brusco aumentaría las probabilidades de fracaso. En cambio, los cambios progresivos tienden a ser más duraderos. En el caso concreto de un tumor ya formado, se debería acelerar dicho cambio, pues es importante actuar cuanto antes.

Otros productos anticancerígenos.

Existen otros preparados naturales que pueden ayudar en el tratamiento del cáncer. Podemos citar algunos:

Selenio: es un potente antioxidante

Superóxido dismustasa (SOD): enzima antioxidante.

Coenzima Q-10: a parte de su poder antioxidante, mejora la oxigenación celular y potencia el sistema inmunológico.

Melatonina: poderoso antioxidante y antidepresivo. Ingerido antes de ir a dormir, ayuda a conciliar el sueño.

Pero los científicos están estudiando cómo en realidad este potente antioxidante puede combatir enfermedades como el cáncer u otras asociadas al envejecimiento y probablemente conseguir que las personas tengan una vida más sana. Un estudio del Centro de Ciencias de la Salud de la Universidad de Tejas de San Antonio ha demostrado que las nueces son una fuente natural de **melatonina.**

Según el **Dr. Russel J. Reiter**, profesor de neuroendocrinología en el *Centro de Ciencias de la Salud de la Universidad de Tejas de San Antonio,* "en teoría la composición de las nueces reduce la incidencia del cáncer, y retrasa o reduce la gravedad de las enfermedades neurodegenerativas asociadas al envejecimiento, incluidas el Parkinson y el Alzheimer, así como de las enfermedades cardiovasculares". El estudio, publicado en la edición de septiembre de la revista Nutrition: *The International Journal of Applied and Basic Nutritional Sciences,* se titula "Melatonin in walnuts: Influence on levels of melatonin and total antioxidant capacity of blood" ("Melatonina de las nueces: influencia en los niveles de melatonina y en la capacidad total antioxidante de la sangre").

El estudio del **Dr. Reiter** concluyó que las nueces son una potente fuente de melatonina de fácil asimilación para el organismo. "Al consumir nueces, los niveles de melatonina en la sangre se triplican", observa el **Dr. Reiter**. Los estudios demuestran que las nueces reducen el riesgo de padecer enfermedades cardiovasculares gracias a su composición de nutrientes beneficiosos para la salud, incluidos los ácidos grasos omega-3 y los antioxidantes. **El Dr Reiter** cree que estos efectos tan beneficiosos se producen gracias a la sinergia entre los componentes de las nueces -- la combinación de nutrientes y melatonina. "La melatonina y los ácidos omega-3, ambos encontrados en las nueces, previenen el cáncer porque impiden el crecimiento de las células cancerosas. Si se toma melatonina en comprimidos, sólo se consume melatonina. En mi opinión el valor de la nuez estriba en el conjunto de su composición".

La melatonina puede disminuir la proliferación tumoral, según se ha observado en líneas celulares de cáncer de próstata. Además, la hormona podría potenciar la actividad de los agentes citostáticos y la radioterapia sin añadir toxicidad al proceso terapéutico.

Un equipo del *Instituto Universitario de Oncología del Principado de Asturias* (Iuopa) ha demostrado que el cultivo de células tumorales de cáncer de próstata con melatonina consigue frenar la proliferación celular, ha señalado el **Dr. Juan Carlos Mayo**, investigador de dicho instituto, en el *V Curso de Biología Molecular y Nuevas Modalidades Terapéuticas en Cáncer de Próstata*, organizado por Ramón Abascal, del Servicio de Urología II del Hospital Universitario Central de Asturias, en Oviedo.

Este equipo intento comprobar cuál era la acción de un antioxidante como la melatonina sobre la incidencia y progresión del cáncer de próstata. La melatonina es una hormona segregada por la glándula pineal y sintetizada exclusivamente durante la noche, de manera que está relacionada con los ciclos de luz/oscuridad.

Según el Dr. Mayo: *"Hace años que se demostró que la ruptura del ciclo normal de luz/oscuridad aumentaba el riesgo de cáncer, vinculación demostrada sobre todo en cáncer de mama"*.

Este equipo de investigación de la Universidad de Oviedo ha demostrado que la melatonina, por su acción antioxidante, es capaz de inhibir la proliferación de células de cáncer de próstata en cultivo.

Tambien, ha observado que la utilización de melatonina en combinación con agentes quimioterápicos y radiación consigue potenciar su citotoxicidad en células prostáticas que resultan especialmente resistentes a los tratamientos habituales. *"La hormona ha demostrado así efectividad para potenciar el efecto de quimioterapia y radiación en células resistentes a quimio y radio"*.

El Dr. Mayo destaco así el interés y la utilidad *"del empleo de un antioxidante endógeno sin efectos secundarios como potenciador del daño que se intenta causar con la radiación y la quimioterapia, lo que puede abrir nuevas vías en cáncer de próstata"*.

"La vitamina C tiene numerosos efectos en distintas actividades biológicas, quizá más amplios que cualquier otro nutriente" (Instituto Nacional del Cáncer de los USA).

Las INYECCIONES de Vitamina C podrán reducir a la mitad el crecimiento de tumores cancerosos, sugirió ayer la investigación.

Un estudio en los Estados Unidos encontró que la vitamina podría probar ser útil en el tratamiento del cáncer, para el cual, actualmente existen pocas otras opciones. El avance, que viene después de ensayos en ratones, sigue décadas de investigación, sobre el potencial de la vitamina C en la lucha contra el cáncer. Sin embargo, los expertos advirtieron que los beneficios de la vitamina tenían todavía que ser demostrados en pacientes humanos.

Los investigadores de los Institutos Nacionales de Salud en Bethesda, Maryland, examinaron los efectos de la vitamina C en células crecidas en laboratorios. Dos horas de exposición a la vitamina cortaron significativamente la sobrevivencia de las células cancerosas de tumores de ovarios, páncreas y tumores cerebrales *(glioblastoma)*.

En ratones con un alto niver de cáncer se observaron similares resultados al ser inyectados con vitamina C. Tumores clasificados como agresivos, se vieron reducidos casi en un 50%, eliminando tan solo las células cancerosas.

Las pruebas de laboratorio mostraron que dos horas de exposición a la vitamina redujeron significativamente la supervivencia de células cancerosas en cánceres de ovario, páncreas y tumores cerebrales.

Las terapias con vitamina C en casos de cáncer cuentan con otra ventaja adicional, posiblemente a la que se opone la industria farmacéutica, ser barata en comparación a los tratamientos convencionales. Una línea para aquellos pacientes graves y sin otras opciones.

El descubrimiento se basa en inyectar directamente en sangre en lugar de pasar por el sistema digestrivo. Es sabido que el organismo mantiene el control de los altos niveles de vitamina C en sangre. Cuando se inyecta directamente en sangre, la vitamina C se convierte en un potente anti-cancer, según publicaron los investigadores en el diario *Procedimientos de la Academia Nacional de Ciencias.*

Según los científicos, sus experimentos mostraron que altos niveles de vitamina C en la sangre generan *peróxido de hidrógeno, letal para los tumores.* Las formas químicas en los espacios entre las células cancerígenas, dañando membranas, alterando el metabolismo y revolviendo el ADN del tumor.

Incluso el crecimiento de cánceres agresivos fue frenado en los experimentos. Pero los tejidos sanos parecieron resistir los efectos.

Lo mas sorprendente lo encontramos en que esta terapia se conoce desde los años 70, lo que nos indica que las dosis altas vitamina C ha sido utilizadas con éxito como tratamiento alternativo contra el cáncer. Oncologos convencionales descartaron esta terapia por su aplicación mixta, oral e intravenosa. No obstante, la investigación, dirigida por el **Dr. Qi Chen** pudiera comenzar a cambiar estas actitudes.

Los científicos dijeron que: *"Las concentraciones farmacológicas del ascorbate, nombre químico de la vitamina C, disminuyeron volúmenes de* *tumores en un 41-53% en diversos tipos de cáncer, conocidos por su agresivo crecimiento y por las limitadas opciones de tratamiento".*

La **Dra. Allison Ross**, oficial de información científica en la Investigación del Cáncer en Inglaterra dijo: *"Este es un trabajo alentador, pero está en una etapa muy temprana, porque se trata de células cultivadas en el laboratorio y ratones. Es necesaria mucha más investigación antes de que sepamos si la vitamina C puede ser un tratamiento viable contra el cáncer, en el futuro".*

"Actualmente no hay evidencias de ensayos clínicos en seres humanos, de que inyectando o consumiendo vitamina C sea una manera eficaz de tratar el cáncer. Algunos estudios incluso sugieren que altas dosis de antioxidantes pueden hacer menos eficaz el tratamiento del cáncer, reduciendo los beneficios de la radioterapia y la quimioterapia".

Tambien dijeron que un rápido y sostenido aumento en peróxido de hidrógeno se ha detectado en fluidos tumorales en un lapso de 30 minutos de haber comenzado el tratamiento.

El científico agregó: *"Un régimen de tratamiento diario farmacológico con ascorbato redujo significativamente las tasas de crecimiento de cáncer de ovario, páncreas y tumores de glioblastoma establecidos en los ratones".*

Los resultados sugieren que el ascorbato como pro-fármaco puede tener beneficios en el cáncer avanzado y de limitadas opciones terapéuticas".

La Vitamina D otro elemento esencial de nutrientes contra el cáncer.

Por los datos y estudios conocidos y publicados, la vitamina D parece mucho más eficaz que los tratamientos farmacéuticos contra el cáncer. En lugar de pagar un altisimo precio por medicamentos contra el cáncer, los niveles altos de vitamina D hana demostrado mejorar significativamente. Es importante una analítica para asegurar los niveles óptimos de vitamina D.

El rango óptimo es de 50-70 ng/ml, aunque si usted está luchando contra el cáncer o contra enfermedades del corazón que es de 70-100 ng/ml.

Según los resultados destacados, se necesitan al menos 30 ng/ml de suero de 25-hidroxivitamina D (25 (OH) D) para prevenir que el cáncer se propague. Dicho esto, otras investigaciones sugieren que los niveles tan altos como 80 ng/ml podrían ser más benéficos.

La vitamina D tiene un número de efectos anticancerígenos específicos, incluyendo: promover la muerte de células cancerosas, conocido como apoptosis e inhibir la angiogénesis (crecimiento de vasos sanguíneos que alimentan un tumor).

Hay más de 800 referencias en la literatura médica que muestran la eficacia de la vitamina D contra el cáncer. Un meta-análisis llegó a la conclusión de que la vitamina D ayuda a proteger contra el cáncer de vejiga. En total, tener un alto nivel sérico de 25-hidroxivitamina D se relacionó con un riesgo relativamente menor de cáncer de vejiga.

Del mismo modo, un estudio en 2007 publicado en *American Journal of Preventive Medicine* llegó a la conclusión de que un nivel de vitamina D de más de 33 ng/ml se relacionó con un menos riesgo del 50% de cáncer colorrectal.

Como es sabido, el cáncer de mama es la segunda causa principal de muerte entre las mujeres.

Un meta-análisis de cinco estudios publicado en la edición de marzo 2014 de la revista *Anticancer Research* encontró que las pacientes diagnosticadas de cáncer de mama con niveles altos de vitamina D tenían el doble de probabilidades de sobrevivir que aquellas mujeres con niveles bajos.

El análisis incluyó a más de 4.500 pacientes con cáncer de mama durante un período de nueve años. El grupo con niveles elevados de suero tenía un nivel de vitamina D promedio de 30 nanogramos por mililitro (ng/ml), que en realidad no es un nivel óptimamente normal como 50 ng/ml.

Las mujeres en el grupo con niveles bajos de suero promediaron 17 ng/ml, que es el nivel promedio de vitamina D encontrado en pacientes con cáncer de mama. Los investigadores le sugieren a los médicos hacer parte de la atención del cáncer de mama el monitoreo y optimización de vitamina D y recomiendan que las pacientes con cáncer de mama deben restaurar sus niveles de vitamina D a un rango normal de 30-80 ng/ml.

Estudios confirman la importancia de la Vitamina D para la prevención del Cáncer.

Existen más de 800 referencias en la literatura médica que muestran la eficacia de la vitamina D - tanto para la prevención como para el tratamiento del cáncer.

La vitamina D tiene bastantes efectos anticancerígenos potentes, los cuales promueven la muerte de células cancerosas, conocidas como apoptosis e inhibición de la angiogénesis (crecimiento de vasos sanguíneos que alimentan un tumor).

Carole Baggerly, fundador del grupo de investigación sobre la vitamina D GrassrootsHealth, cree que hasta el 90% del cáncer de mama ordinario podría prevenirse, de hecho, estar relacionado con la deficiencia de vitamina D.

De acuerdo con un meta-análisis publicado en la edición de marzo 2014 de *Anticancer Research*,[3] *las* pacientes diagnosticadas con cáncer de mama que tuvieron niveles altos de vitamina D tuvieron el doble de probabilidades de sobrevivir en comparación con las mujeres con niveles bajos.[4,5,6]

El grupo con niveles de suero altos tuvo un nivel de vitamina D promedio de 30 nanogramos por mililitro (ng/ml). El promedio de las mujeres en el grupo con niveles de suero bajos fue de 17 ng/ml, que de hecho es el nivel promedio de vitamina D presente en los pacientes con cáncer de mama.[7]

Estos hallazgos indican que necesita *por lo menos* 30 ng/ml de suero de 25-hidroxivitamina D (25(OH) D) para prevenir que el cáncer se propague. Otras investigaciones sugieren que sería incluso mejor tener niveles de 80 ng/ml.

Un estudio,[8,9] publicado en el *British Medical Journal* el 17 de *junio,* vincula la optimización de vitamina D a un mejor pronóstico de cáncer entre las personas con antecedentes familiares de cáncer, independientemente del tipo de cáncer implicado, y un menor riesgo de muerte por cualquier causa, como consecuencia de su multi-variada influencia en su salud.

En este caso, se analizaron datos de ocho estudios basados en la población. Considerando los estudios que monitorearon a más de 26.000 europeos y americanos, de 50 a 79 años de edad durante un período de 16 años.

Los datos mostraron un patrón claro: las personas con niveles consistentemente más bajos de vitamina D fueron más propensos a morir a causa de diversos problemas de salud, incluyendo el cáncer, en comparación con aquellas con niveles más altos. Según los autores:

"A pesar de los niveles de 25(OH)D que varían fuertemente por país, sexo, y estación, la asociación entre la 25(OH)D, las mortalidades de causa específica fueron notablemente consistentes."

¿Cómo serían las cosas si la cura para el cáncer estuviera disponible en este momento? ¿Qué tal si la Agencia encargada de proteger su salud fuera también la que le impidiera curarse?

Todo el mundo habla de la vitamina D, especialmente desde que el Instituto de Medicina de la Junta de Nutrición y Alimentos (FNB) actualizó la cantidad diaria recomendada (RDA) para la misma. La verdad es que la mayoría de las personas somos deficientes en vitamina D, y los estudios demuestran que la suplementación con vitamina D puede prevenir y matar muchas infecciones y enfermedades, incluyendo el cáncer.

La vitamina D no es realmente una vitamina, aunque los científicos se refieren a ella como tal. En realidad, es una hormona esteroidea que se obtiene mediante la exposición al sol, fuentes de alimentos o suplementación. El término se refiere a vitamina D2 o D3, pero de acuerdo con el Consejo Nacional de Vitamina D, la D3, nombre químico de vitamina

D 25-hidroxi, es la vitamina D *real*, y es la misma sustancia producida de forma natural por su piel mediante la exposición solar.

Una investigación anterior está en controversia determinando la manera en que reacciona su cuerpo de acuerdo con el tipo de vitamina D. Sin embargo, encontró que la vitamina D3 *es 87% más eficaz que la vitamina D2*, y es la forma preferida en el tratamiento para la deficiencia de vitamina D. Se mide en unidades internacionales (IU) en nano gramos por mililitro, o ng/ml.

El consejo de la vitamina D considera que los niveles de vitamina D3 de una persona deben ser de 50 ng/ml, necesarios para que su organismo funcione apropiadamente. Para determinar si usted puede ser deficiente, es necesario revisar sus niveles de vitamina D, y lo ideal es hacerse una prueba regularmente para asegurarse que dichos niveles estén en su nivel optimo durante todo el año.

Catorce famosos investigadores de la vitamina D le dieron esta información a FNB, pero la FNB ignoró la información que los investigadores presentaron debido a que sus niveles actualizados de RDA llegaron a ser tan lamentablemente bajos que se duda que pudiera impactar en la deficiencia de los estadounidenses, y mucho menos luchar contra enfermedades como el cáncer y enfermedades del corazón.

Los expertos protestaron a los nuevos niveles "Imposibles" de RDA

Dependiendo de la edad, las nuevas recomendaciones son 600 a 800 UI al día en los adultos y de 0 a 600 UI al día en los niños. El FNB también dijo que el consumo de vitamina D en cantidades de 10.000 UI o más puede ser peligroso, algo que resulta ridículo, ya que una dosis de 30 minutos de sol puede proporcionar más de 10.000 UI en un adulto. Dado que numerosos estudios indican que los niveles mucho más elevados de vitamina D son necesarios para una salud óptima, no es de extrañar que los expertos no perdieran el tiempo para denunciar las recomendaciones de la FNB.

"Es casi imposible elevar significativamente sus niveles de vitamina D mediante la suplementación (en niveles de FNB)" es lo que el Consejo de Vitamina D público en su página web.

Agendas ocultas y conflictos de Interés

Ante la sospecha de que los conflictos de intereses y agendas ocultas desempeñaron un papel en esto, el Consejo de Vitamina D presentó una petición para la Libertad de Información (FOIA) para que pueda examinar las notas del proceso de la FNB. Aun están esperando una respuesta, pero pregunto si no tiene algo que ver con el hecho de que más de 1.350 ensayos clínicos se llevan a cabo por las compañías farmacéuticas más importantes sobre la vitamina D, todos ellos basados en la *prevención o cura* de muchas enfermedades y incluyendo 388 para el cáncer.

Desde cáncer de seno hasta cáncer de próstata, colorrectal, cáncer cerebral, e incluso carcinoma de células basales (cáncer de piel), las compañías farmacéuticas como Pfizer y Merck patrocinan o colaboran en los ensayos clínicos basados en la premisa de que la vitamina D sea administrada por vía oral, intravenosa o por vía tópica, para el cáncer de piel, para que pueda prevenir o curar el cáncer.

También las fundaciones e institutos de cáncer están en el jugo de los estudios clínicos. El Instituto Nacional del Cáncer y los Institutos Nacionales de Salud. Incluso el Departamento de Defensa de Estados Unidos y el

Departamento de Asuntos de Veteranos estudian las formas de prevenir y curar el cáncer con la vitamina D.

Lo que es realmente interesante es que varios de estos estudios están utilizando vitamina D **en cantidades de 50.000 UI** al día o más, lo cual descalifica contundentemente las pretensiones de la FNB de que la auto-suplementación de 10.000 IU, podrían ser peligrosas para su salud. Dado que estudios demuestran que los suplementos de hasta 40.000 UI por día no parecen ser tóxicos, y que las dosis tan bajas como 400 UI al día son ineficaces incluso para mantener la salud del esqueleto, y mucho menos prevenir el cáncer.

Definición de los Medicamentos y Suplementos de acuerdo con la FDA.

Más de 800 estudios muestran que la vitamina D podría tener posibilidades de curar o tratar el cáncer. Pero el problema es que es **una sustancia natural que no puede ser patentada** como un suplemento simple, equivalente a cero ingresos, en comparación con un medicamento de marca con receta. Esa es la razón por la cual muchos estudios relacionados con las vitaminas dependen de la manera en que la FDA define tanto los medicamentos como los suplementos.

Un medicamento se define como un producto destinado para el diagnóstico, cura, alivio, tratamiento o prevención de una enfermedad. Un suplemento se define como un producto que simplemente "suplementa" o "mejora" la dieta normal de acuerdo con las cantidades diarias recomendadas por la FDA. Los medicamentos y las tiendas de autoservicio que venden los suplementos no se les permite decir que la vitamina D, puede prevenir, mitigar o curar el cáncer sin que la FDA los acuse de vender un medicamento que no ha sido aprobado de acuerdo al proceso indicado por la FDA.

Una vez más, seguir el dinero para llegar a la verdad

El proceso para que un medicamento pueda ser comercializado cuesta un promedio de 350 millones de dólares y toma casi 10 años, una buena porción del dinero va directamente a la FDA a través de tarifas a los usuarios. Con los años estas tasas se han convertido en una fuente importante de financiación para la FDA. Las compañías farmacéuticas reciben a cambio aprobaciones y revisiones de una manera más rápida por la FDA.

Como resultado, se ha optado por un escenario vergonzoso, convirtiendo a la FDA en el complice necesario de las compañías farmacéuticas que mantienen una gran influencia sobre la FDA cuando se trata de proteger sus fuentes de ingresos, incluyendo la seguridad de que el negocio de los suplementos equivalente a unos 60 billones de dólares al año, no sea un obstáculo en la venta de los medicamentos.

La historia de las leyes y regulaciones de la FDA en los archivos de **Harvard Law School**, explica cómo hace años un grupo de trabajo de la FDA establecido esta política.

"... Para garantizar que la presencia de los suplementos alimenticios en el mercado no actúe como un desincentivo en el desarrollo de fármacos".

Por lo tanto, **¿cómo se relaciona esto con los niveles muy bajos de RDA y la vitamina D?**

Una mirada a los ensayos clínicos muestra que la mayoría de ellos implican suplementos de vitamina D3 de "alta potencia", colocándolos en la categoría de los medicamentos si resulta que pudieran mitigar, tratar o curar el cáncer. Y eso significa que se puede patentar, y ser vendidos a un alto precio.

Magnesio y Cancer

Según reflejan los resultados de un metaanálisis publicado por el ***British Journal of Cancer***, el uso de aspirina puede reducir el riesgo de cáncer de próstata.

Los investigadores del Centro Nacional de Oncología de Japón en Tokio han encontrado que un aumento de la ingesta de magnesio reduce el riesgo de cáncer de colon en un 50 %.

Los hombres con la mayor ingesta promedio de magnesio, dosis minimas de 327 mg. al día fueron asociados con un riesgo menor, del 52% de cáncer de colon en comparación con los hombres que consumían la menor ingesta promedio.

Publicado en el Diario de Nutrición,[1] el trabajo indagó en 87.117 personas con una edad media de 57 años y les dio seguimiento durante ocho años. La ingesta dietética se evaluó utilizando un cuestionario de frecuencia alimentaria. La ingesta promedio de magnesio para hombres y mujeres fueron 284 y 279 miligramos por día.

El magnesio estabiliza el ATP,[2] permitiendo transcripciones y reparaciones del ADN y el ARN.[3] reposición de magnesio produce rápida desaparición de los tumores del periostio.[4]

Investigadores de la Escuela de Salud Pública de la Universidad de Minnesota también concluyeron que las dietas ricas en magnesio reducen la incidencia de cáncer de colon.[5] Y estudios previos en Suecia[6] informaron de que las mujeres con el mayor consumo de magnesio tuvieron un 40% menor riesgo de desarrollar cáncer que aquellas con la menor ingesta de este mineral.

Nadie piensa que el déficit de magnesio puede aumentar el riesgo de cáncer, sin embargo, encontramos que, así como la deshidratación o asfixia severa pueden causar la muerte, la deficiencia de magnesio puede conducir directamente al cáncer. Se sabe que la carcinogénesis induce las alteraciones en la distribución del magnesio, causando la movilización del magnesio a través de las células de la sangre y el agotamiento del magnesio en los tejidos no-neoplásicos.

La deficiencia de magnesio es cancerígena, y en el caso de los tumores sólidos, un alto nivel de suplemento de magnesio inhibe la carcinogénesis.[7] La deficiencia de la carcinogénesis como del magnesio aumentan la permeabilidad de la membrana plasmática y la fluidez.

Anghileri [8] [9] propuso que las modificaciones de las membranas celulares son los principales factores desencadenantes de la transformación celular que conduce al cáncer. Al usar células de cánceres inducidos, encontraron que hay mucho menos magnesio vinculándose a los fosfolípidos de la membrana de las células de cáncer comparadas con las membranas celulares normales.[10]

Se ha sugerido que la deficiencia de magnesio puede provocar la carcinogénesis mediante el aumento de permeabilidad de la membrana.[11] Las membranas de las células deficientes en magnesio parecen tener una superficie más suave de lo normal y disminución de la viscosidad de la membrana, análoga a los cambios en las células en la leucemia humana.[12][13]

Hay un cambio drástico en el flujo iónico de las membranas celulares externa e interna, a mayor cantidad de Calcio y Niacina, bajos niveles de Magnesio y K, tanto en las membranas deterioradas de cáncer como deficiencia de magnesio.

Y encontramos que las principales sales (Pb) son más leucemogénicos cuando se les administra a las ratas con deficiencia de magnesio que cuando se les da a las ratas adecuadas de magnesio, lo que sugiere que el magnesio tiene un efecto protector.[14]

La Escuela de Salud Pública del Medical College Kaohsiung en Taiwán encontró que el magnesio también ejerce un efecto protector contra el cáncer gástrico, pero sólo para el grupo con los niveles más altos.[15]

Según la Fundación Nacional para la Investigación del Cáncer, el valor de los minerales como parte de una dieta contra el cáncer es con frecuencia pasado por alto.

Sin embargo, los minerales pueden desempeñar un papel vital en la lucha contra el cáncer. Varios estudios han demostrado una tasa de cáncer en las regiones con niveles bajos de magnesio en el suelo y en el agua potable. En Egipto, la tasa de cáncer era sólo del 10%. En el pueblo rural era prácticamente inexistente. La principal diferencia era una ingesta de magnesio extremadamente alta, de 2.5-3 gr. en estas poblaciones sin cáncer, más de diez veces más que en los países occidentales.[16]

Los datos sugieren que lo mismo es válido para el selenio. Una dieta rica en selenio protege contra el cáncer de estómago, mama, esófago, pulmón, próstata, colon y recto.

Según el **Dr. Harold Foster**, las tasas de mortalidad por cáncer son más bajas cuando los niveles de selenio en la sangre son altos. Los que han estudiado las diferencias geográficas han visto que en las regiones de bajo contenido de selenio ocurren las mayores tasas de fallecimiento por linfomas malignos y cáncer de la lengua, esófago, estómago, colon, recto, hígado, páncreas, laringe, pulmón, los riñones y la vejiga.

Además, los pacientes de cáncer con bajos niveles de selenio tienden a tener una difusión más amplia de la enfermedad, más recurrencias, y mueren más pronto.[17]

En China, donde los niveles de selenio están por los suelos varían mucho más dramáticamente y la población es menos móvil, un estudio ecológico en el año 1985 mostró dramáticos resultados vinculando el cáncer con deficiencias de selenio.

El **Dr. Shu-Yu Yu** midió el contenido de selenio en la sangre almacenada en bancos de sangre en 30 diferentes regiones en China , y clasificó las regiones como de alto contenido de selenio, medio contenido de selenio y bajo contenido de selenio. Luego compararon las tasas de mortalidad por cáncer a las tasas de selenio y encontraron que había una correlación exacta. En la clasificación de bajo contenido de selenio, tres veces más personas murieron de cáncer que en la clasificación de alto contenido de selenio.

El país de África Occidental de Senegal está dominado por altas concentraciones de selenio en el suelo, y por lo tanto en sus alimentos, como es de esperarse, los hombres senegaleses tenían las tasas más bajas del mundo de cáncer de tráquea, bronquios, pulmón, estómago y colon, el cuarto nivel más bajo de cáncer de próstata, y el sexto lugar más bajo de incidencias de cáncer de esófago.

Las mujeres senegalesas tuvieron la menor incidencia de cánceres de tráquea, bronquios, pulmón, esófago, estómago y colon, y la segunda más baja de cáncer de mama, y la quinta más baja para el cáncer del útero.

El selenio ayuda a detener la reproducción de las moléculas de ADN dañadas, lo que significa que actúa para prevenir el desarrollo de tumores.

En la Guía del médico de Productos Naturales de Salud el **Dr. James Howenstine** dice: *"Contribuye a la muerte de las células pre-cancerosas y cancerosas. Su muerte parece ocurrir antes de que se puedan replicar, por lo tanto, ayuda a detener el cáncer antes de que empiece"*.

*Un estudio realizado en 1996 por el **Dr. Larry Clark**, de la Universidad de Arizona demostró lo efectivo que puede ser el selenio protegiendo contra el cáncer.*

En el estudio de 1.300 personas mayores, la incidencia de cáncer entre los que tomaron 200 microgramos de selenio al día durante unos siete años se redujo en un 42% en comparación con aquellos que recibieron un placebo.

Según el estudio que se publicó en el Diario de la Asociación Médica Americana el 25 de diciembre de 1996. *"Las muertes por cáncer para aquellos que tomaron el selenio se redujeron casi en un 50%"*

Además, las personas que habían tomado selenio tuvieron un 63% de menos casos de cáncer de próstata, un 58% de menos cáncer colon-rectal, el 46% de menos casos de cáncer de pulmón y cánceres en general un 37% menos. El selenio fue encontrado que reduce el riesgo de cáncer de pulmón en un grado mayor que dejar de fumar.[18]

Gran parte de lo mismo puede decirse acerca de las posibilidades de prevención y tratamiento del cáncer con yodo y bicarbonato de sodio. Poca gente sabe que al menos uno de cada cinco tipos de cáncer es causado por infección y que está descontando la teoría de que el cáncer es un hongo.

Para alertar la opinión pública de este hecho poco conocido, una campaña masiva por la *Unión Internacional contra el Cáncer* (UICC) sobre el tema de las actualizaciones de prevención con nosotros sobre los virus y bacterias que pueden conducir a la mortal enfermedad.

Según el **Profesor David Hill,** presidente de la UICC:

"De los 12 millones de personas que son diagnosticadas con cáncer cada año, alrededor del 20% de los casos pueden atribuirse a infecciones virales y bacterianas como causa directa o aumento en el riesgo de cáncer".

El yodo se puede tomar en dosis altas para siempre, ya que el cuerpo necesita yodo, mientras que no necesita aspirina.

El yodo es anti-viral y anti-bacteriano, así como una sustancia principal que puede ser utilizada contra las infecciones de hongos con el poderoso mazo de bicarbonato de sodio ayudando enormemente en este sentido.

Los minerales son y siempre han sido las principales medicinas que tenemos, tanto para prevenir como para tratar el cáncer, y que debería ser obvio que son más seguros que el uso de la aspirina, el cual es bastante peligroso de usar a largo plazo.

Recomiendo que el **cloruro de magnesio** sea elegido como la mejor sal de magnesio y que debería ser utilizado tanto por vía oral como transdérmica.

El aceite puro de magnesio con niveles extremadamente bajos de mercurio es la opción obvia - se debe evitar el uso de productos procedentes del Mar Muerto y del Gran Lago Salado en Utah ya que ambas áreas tienen niveles muy altos de contaminación por mercurio.

Referencias

[1] "Ingesta elevada de magnesio en la dieta diaria puede disminuir el riesgo de cáncer colon-rectal en los hombres japoneses" Volumen 140, páginas 779-785 Autores: E. Ma, Sasazuki S., M. Inoue, Iwasaki M., N. Sawada, R. Takachi, S. Tsugane, Japón, Centro de Salud Pública prospectivo basado en la Comisión de Estudio.
[2] Mg2 + es crítico para toda la energética de las células, ya que es absolutamente necesario que el Mg2+ sea vinculado (quelado) por el ATP (trifosfato de adenosina), el compuesto central de la alta energía del cuerpo. ATP sin el vinculante Mg2+ no puede crear la energía que normalmente es utilizada por enzimas específicas del cuerpo para producir proteínas, ADN, el ARN, transportan el sodio o el potasio o el calcio dentro y fuera de las células, ni fosforila proteínas en respuesta a señales hormonales, etc. De hecho , el ATP sin suficiente Mg2+ no es funcional y conduce a la muerte celular. Consolidada Mg2 + tiene el trifosfato en la posición estereoquímica correcta para que pueda interactuar con el ATP utilizar enzimas y Mg2 el + también polariza la espina dorsal del fosfato de modo que la 'parte posterior del fósforo es más positivo y susceptible al ataque de agentes nucleofílicos como iones de hidróxido u otros compuestos con carga negativa. En pocas palabras, Mg2 + en concentraciones crítica es esencial para la vida, "dice el Dr. Boyd Haley, quien afirma con fuerza que," Todos los mecanismos de desintoxicación tienen como base la energía requerida para eliminar una sustancia tóxica en necesidad de Mg-ATP para impulsar el proceso. Nada se ha hecho en el cuerpo que no use energía, y sin Mg2 + esta energía no puede ser ni utilizada. "La desintoxicación de venenos químicos cancerígenos es esencial para que la gente quiere evitar los estragos del cáncer. La importancia del magnesio en la prevención del cáncer no debe ser subestimada.

[3] El magnesio tiene un papel central en la regulación del ciclo celular, incluyendo aquel de afectar la transforilación y la síntesis del ADN, ha sido propuesta como el controlador del crecimiento celular, en lugar del calcio. Se postula que el Mg + + controla la sincronización de los ciclos del eje y los ciclos de los cromosomas por medio de cambios en la concentración intracelular durante el ciclo celular. Los niveles de magnesio caen cuando las células crecen hasta alcanzar un nivel que permite la formación del eje. La afluencia de Magnesio, entonces, provoca la ruptura del eje y la división celular.

[4] Hunt, B.J., Belanger, L.F. localizada, multiforme, hiperplasia subperióstico y osteomyelosclerosis generalizada en ratas deficientes en magnesio. Calcif.Tiss.Res. 1972; 9:17-27.

[5] Periódico Estadounidense de Epidemiología (Vol. 163, Pág. 232-235).

[6] Diario de la Asociación Médica Estadounidense, Vol. 293, Pág. 86-89.

[7] Durlach J, M Bara, Guiet-Bara A, Collery P. Relación entre el magnesio, el cáncer y metales cancerígenos o contra el cáncer. Investigación contra el cáncer. Noviembre-diciembre de 1986; 6 (6) :1353-61.

[8] Anghileri, L.J. variaciones de las concentraciones de magnesio durante carcinogenesis.Magnesio; Boletín 1979 1:46-48.

 [9] Anghileri, L.J., Collery, P., Coudoux, P., Durlach, J. (Relaciones experimentales entre el magnesio y el cáncer.) Boletín del Magnesio 1981; 3:1-5.

[10] Anghileri, L.J., Heidbreder, M. Weiler, G., Dermietzel, R. hepatocarcinogénesis por tioacetamida: correlaciones de cambios histológicos y bioquímicos, y el posible papel de lesión de la célula. Exp. De la célula. Biol. 1977; 45:34-47.

[11] Blondell, J.W. El efecto contra el cáncer del magnesio. Hipótesis Médica 1980; 6:863-871.

[12] Whitney, R.B., Sutherland, R.M. La influencia del calcio, el magnesio y la adenosina cíclica 3'5'-monofosfato en la reacción de linfocitos mixtos. J. Immunol. 1972; 108:1179-1183.

[13] Petitou, M., Tuy, F., Rosenfeld, C., Mishal, Z., Paintrand, M., Jasmin, C., Mathe, G., Inbar, M. Disminución de microviscosidad de los lípidos de membranas en las células leucémicas , dos mecanismos posibles Proc.. Natl. Acad. Ciencia. Estados Unidos 1978; 75:2306-2310.

[14] Hass, G.M., McCreary, PA, Laing, GH, Galt, RM Aspectos linfoproliferativos y inmumunológicos de la deficiencia de magnesio. En magnesio en la salud y en la enfermedad (del 2º Simposio Internacional de Magnesio, Montreal, Canadá, 1976), b Eds. Cantin M., MS Seelig, Publ. Spectru, Press, NY, 1980, pág. 185-200.

[15] CY Yang et al. JPN J Investigador de Cancer 1998 febrero; 89 (2) :124-30. Calcio, magnesio y nitrato en el agua potable y la mortalidad por cáncer gástrico.

[16] 19 de mayo 1931, el Dr. P. Schrumpf-Pierron presentó un documento titulado "Sobre la Causa de la rareza de cáncer en Egipto", que fue publicado en el Boletín de la Academia de Medicina, y el Boletín de la Asociación Francesa para Estudios de cáncer en julio de 1931./ www.mgwater.com/rod02.shtml

[17] de crianza de alta definición. "Paisajes de Longevidad: La conexión del calcio-selenio-Mercurio en el Cáncer y las enfermedades cardíacas," Hipótesis Médica, vol. 48, Pág. 361-366, 1997.

[18] Clark LC. La epidemiología de selenio y el cáncer. Fed Proc, 1985; 44:2584-2590.

CLORURO DE CESIO

"Cloruro de cesio (terapia de alto pH): Una cura para el cáncer". Cita: "El Cesio, un elemento alcalino natural que ha demostrado que afecta a la célula del cáncer de dos maneras.

En primer lugar, el Cesio limita la captación celular de los nutrientes como la glucosa la célula de cáncer muere de hambre y disminuye la fermentación.

En segundo lugar, el Cesio eleva el pH de la célula al rango de 8.0, neutralizando el ácido láctico débil y deteniendo el dolor en un plazo de 12 a 24 horas. Un rango de pH de 8.0 es un entorno mortal para las células del cáncer, mueren en unos pocos días y son absorbidas y eliminadas por el cuerpo.

Bicarbonato de sodio utilizado con la melaza. Comience con 1 cucharadita de bicarbonato de sodio con 1 cucharadita de melaza y una taza de agua. No Agua caliente. Temperatura ambiente. Ingiera durante 4 días.

Quinto día: tomar la solución dos veces al día. Tengamos presente que las células cancerosas permanecen latentes a un pH de 7.0 - 7,5 y mueren en un pH de 8.0 - 8.5., cabe aclarar aquí que hay que tener en cuenta que deben ser medidos los pH de la saliva y la orina pH ya que el pH de la saliva a veces puede no reflejar el pH de la sangre.

Sexto día: Todavía tomo 2 cucharaditas de bicarbonato de sodio con 2 cucharadas de melaza y 1 taza de agua dos veces al día. Tenemos ingerir un complemento de magnesio.

MNBS2 significa melaza negra y bicarbonato de sodio, 2 cucharadas de cada uno. Añadir agua.

Nota: cuanto más alcalinos están los tejidos, más oxígeno parece actuar, pero un pH alto como este no puede mantenerse durante semanas, ya que puede convertirse en un estado peligroso de alcalosis.

El cloruro de cesio / Protocolo de DMSO

En lo que respecta al tratamiento de cánceres avanzados, como el cáncer en estado IV, de rápido crecimiento, los cánceres que se han extendido de manera significativa, los cánceres de alta letalidad, etc., *el protocolo de cloruro de cesio es uno de los tratamientos contra el cáncer más probado en la actualidad.* Este tratamiento se puede utilizar en pacientes recién diagnosticados o pacientes con tratamiento, siendo alimentados por tubos de alimentación o los pacientes alimentados por vía intravenosa La flexibilidad de este tratamiento es simplemente increíble.

La única desventaja de este tratamiento es el potencial para la inflamación causada por el sistema inmune ataca las células cancerosas que están en el proceso de morir.

La buena noticia es que los nuevos productos están actuando perfectamente en la prevención de esta inflamación. Esencia de la Vida usa un producto llamado ácido ursólico para minimizar o eliminar el tratamiento causó la inflamación.

El ácido ursólico, extracto de salvia, parece conseguir los mismos resultados en los seres humanos que se encuentran en los estudios de laboratorio.

El Ácido ursólico y sus derivados se encuentran en varias especies vegetales, las cuales son principalmente de la familia de las labiadas. Las plantas de esta familia tienen acciones medicinales, las cuales confieren algunas de las funciones que tiene este compuesto. A parte de estas plantas, el ácido ursólico también se puede encontrar en la cáscara de algunas frutas como manzanas, peras, arándanos y ciruelas. Por último, este compuesto puede estar presente también en la cera protectora de las algas marinas, y en cosmética se puede utilizar extrayéndolo mediante síntesis química.

El Ácido ursólico ayuda a controlar la inflamación asociada con la respuesta del sistema inmune a las células que mueren de cáncer. Este producto también es beneficioso en la respuesta del sistema inmune puede causar muchos problemas con el exceso de líquido en el área afectada, como cáncer de pulmón y el cáncer cerebral.

Si bien estas páginas entran en profundidad sobre el uso de *cloruro de cesio* en el tratamiento del cáncer, **no** están **diseñadas** para enseñar a una persona cómo tratarse a sí mismas. Literalmente, se necesitaría un libro completo para hacer frente a cada situación de los pacientes. Estas páginas les ofrecerá un "Panorama general" de este tratamiento, pero no es un manual de tratamiento.

Este es un tratamiento alternativo del cáncer en el que es de vital importancia la utilización segura y eficaz de este protocolo para cada situación. La clave para un tratamiento contra el cáncer con éxito utilizando cloruro de cesio es de dos puntos:

1) Uso de la mejor calidad de cloruro de cesio,
2) Trabajar con el mejor de los expertos.

Algunas personas se muestran reticentes a iniciar el tratamiento de cloruro de cesio debido a las advertencias de seguridad. Pero deberíamos mirarlo de otra forma: si usted tiene cáncer avanzado, sus probabilidades de supervivencia con la medicina alopática es prácticamente 0%. "Sí, cero".

El proceso del cáncer. Por diversas razones, a veces no puede entrar en las células normales el oxígeno suficiente. Es evitar que el oxígeno penetre en las células, como los ácidos grasos trans adhiera a las paredes de las células normales. Cualquiera que sea la causa, las células cancerosas son anaeróbicas. Cuando el nivel de oxígeno que entra en una célula normal se vuelve demasiado baja, o el recuento de molécula de ATP es muy bajo, una célula normal se convierte en anaeróbica.

Un Premio Nobel fue otorgado para demostrar que **las células cancerosas son anaeróbicas,** lo que significa que no se queme la glucosa, sino que fermentan la glucosa para obtener su energía.

*"Más de setenta y cinco años atrás el **Dr. Otto Warburg** publicó el documento que describe el ambiente de la célula de cáncer. Una célula normal sufre un cambio adverso cuando ya no pueden tomar el oxígeno para convertir la glucosa en energía por la oxidación. En la ausencia de oxígeno, la célula vuelve a un programa nutricional primitivo para sostenerse, la conversión de la glucosa, por la fermentación. El ácido láctico producido por la fermentación de la célula reduce el pH (equilibrio ácido / alcalino) y destruye la capacidad del ADN y ARN para controlar la división celular ... las células cancerosas comienzan a multiplicarse sin control. El ácido láctico al mismo tiempo causa dolor local intenso y destruye las enzimas de la célula. Por lo tanto, el cáncer aparece como una masa de rápido crecimiento celular externa con un núcleo de las células muertas. **Fuente:*** http://www.cancer-coverup.com/fighters/cesium-science.htm

En ausencia de oxígeno, la fermentación se somete a la glucosa en la creación de ácido láctico. Esto hace que el pH de la célula para caer de entre 7,3 hasta 7,2 hasta 7 y más tarde a 6,5, y en etapas más avanzadas del cáncer y metástasis en el pH desciende a 6,0 y hasta 5,7.

El **Dr. Warburg** declaró: *"Pero hoy en día nadie puede decir que uno no sabe qué es el cáncer y su causa principal. Por el contrario,* **no hay ninguna enfermedad cuya causa principal es más conocida,** *de modo que la ignorancia de hoy ya no es una excusa que no se puede hacer más sobre la prevención, que la prevención de cáncer vendrá no hay duda, porque el hombre quiere sobrevivir. Pero cuánto tiempo se evitará la prevención depende de cuánto tiempo los profetas del agnosticismo tendrá éxito en la inhibición de la aplicación de los conocimientos científicos en el campo del cáncer.* ***En el ínterin , millones de hombres que mueren de cáncer de forma innecesaria ".*** Ganador del Premio Nobel Otto Warburg en una reunión de premios Nobel, 30 de junio 1966. **Fuente:** http://www.alkalizeforhealth.net/Loxygen3.htm

La causa y naturaleza de cáncer, la acidez, es lo mismo que el cloruro de cesio y la dirección DMSO. En términos de pura teoría, nada es mejor para curar el cáncer que subir el pH de las células del cáncer.

El Cesio se utiliza en tratamientos del cáncer

La teoría detrás del cesio tratamiento para el cáncer es en gran medida el resultado del **Dr. A. Keith Brewer,** mientras que el **Dr. Brewer** por sí mismo probablemente no tratara a ningún paciente de cáncer, en su investigación era común que aquellos que estaban tratando a los pacientes de cáncer administraran 6 gramos de cesio al día.

El cesio utilizado en aquel entonces, probablemente el carbonato de cesio, no era tan efectivo, como el cloruro y hoy en día el cesio líquido iónico. Seis gramos de carbonato de cesio es aproximadamente equivalente a la de 3 gramos de cloruro de cesio líquido iónico.

La cuestión clave es qué tan grande son los grupos de átomos de cesio. Si el clúster es demasiado grande, ya que a menudo el cesio en polvo prácticamente no penetra dentro de las células cancerosas. El Cesio simplemente no funciona a menos que penetre dentro de las células cancerosas.

El cesio:

1) Hace que el cáncer de células alcalinas. Nota: la sangre no se hace alcalina, sólo el interior de las células cancerosas.

2) Límites de la ingesta de glucosa en la célula (lo que mueren de hambre en la celda y hacer de la célula "enfermas" por falta de alimentos),

3) neutraliza el ácido láctico, que es realmente lo que hace que la célula se multiplican sin control, y

4) Se detiene el proceso de fermentación, que es un efecto de limitar el segundo a la glucosa.

Un practicante de cloruro de cesio fue **Hans A. Nieper, MD, (1928-1998**), que se practica en Hannover, Alemania. Muchas celebridades y ejecutivos de Estados Unidos se desplazaron a Alemania para ser tratado por el **Dr. Nieper**, incluido uno de los Presidente de los Estados Unidos.

Cloruro de cesio líquido iónico actúa sobre las células de cáncer altamente alcalinas, por lo general 8.0 y superior, matando así a las células cancerosas o las debilitándolas hasta tal extremo que el sistema inmunológico las destruye. El cloruro de cesio no sólo mata las células cancerosas, directa o indirectamente, de inmediato se detiene la llamada metástasis del cáncer, puede empezar encogimiento de la masa del tumor en cuestión de semanas, y casi siempre se detiene el dolor del cáncer dentro de 24 a 48 horas, dependiendo de lo que está causando el dolor .

El cloruro de cesio no asume realmente el papel de asesino de las células cancerosas, es en realidad el cloruro de cesio mata a los microbios dentro de las células de cáncer no mata las células cancerosas a sí mismos. Si las células cancerosas se revierten en las células normales hay mucho menos restos para que el cuerpo pueda deshacerse de ellos.

"Muchas pruebas en seres humanos han llevado a cabo por H. Nieper en Hannover, Alemania y por el Sr. H. Sartori en Washington, DC, así como por una serie de otros médicos. En general, los resultados han sido muy satisfactorios. Se ha observó que todos los dolores asociados con el cáncer de desaparecer dentro de 12 a 24 horas, salvo en muy pocos casos en que hubo un problema al retirarse la morfina para tales casos se requiere un par de horas. Fuentes: http://www.cancer-coverup.com/brewer/printbrewerreport.htm

Tenga en cuenta que se trata de las células de **cáncer,** no el suero sanguíneo, que se eleva a 8,0 o superior. El organismo mantiene el suero de la sangre dentro de un pequeño rango de pH, alrededor de 7,4.

El Protocolo de cloruro de cesio apunta directamente a las células cancerosas. Las células normales no injieren el cloruro de cesio. DMSO permite que el cloruro de cesio para apuntar las células de cáncer de una manera aún más dramática.

Éstos son los sitios web con más información acerca de la revolucionaria investigación del *Dr. Brewer*. Fuente: http:// www. cancer -coverup. com/ brewer/ printbrewerreport.htm ; http://www.mwt.net/ ~ drbrewer / brew_art.htm cáncer #

La importancia de potasio en la sangre

Una cita de la *Universidad de Maryland:* *"La hiperpotasemia es un exceso de* potasio sérico. *La mayoría de potasio en el cuerpo (98%) se encuentra dentro de las células, sólo una pequeña cantidad normalmente circula en la sangre, es decir, el suero. El* **equilibrio de potasio entre las células y la sangre *es fundamental para el cuerpo. Afecta la manera en que el trabajo de las membranas celulares y regula la acción del corazón y las vías entre el cerebro y los músculos. Si usted tiene exceso de potasio en la sangre, por lo general es excretada por los riñones. Sin embargo, los niveles pueden ser muy alto si bien sus riñones no están funcionando, que es la causa más frecuente de hiperpotasemia. Otra causa es la liberación de las células dañadas de potasio 'en el torrente sanguíneo más rápido incluso que los riñones normales pueden desactivarla. Medicamentos o dieta también puede afectar la cantidad de potasio en la sangre. Hiperpotasemia es una condición grave que debe tratarse de inmediato.* **Fuente:** www.umm.edu/altmed/ConsConditions/Hyperkalemiacc.html

Aquí tenemos una cita en lo que hace al cloruro de cesio de potasio en el cuerpo de un paciente con cáncer:

"Algunos pacientes con cesio desarrollar la evidencia del agotamiento de potasio para **el potasio sérico** *necesario hacer un seguimiento junto con los niveles sanguíneos de ácido úrico. Cualquier tratamiento alcalino cambia el pH del cuerpo hacia un estado más alcalino. Este movimiento hace de potasio* **en las células**, *es decir, que agota niveles séricos de potasio, que puede dar lugar a valores bajos de potasio sérico. Este movimiento de potasio en las células significa que una persona puede*

convertirse en un grado de agotamiento de potasio, incluso si no hay diarrea o vómitos. ***Fuente:*** http://www.newswithviews.com/Howenstine/james14.htm

En otras palabras, el cloruro de cesio no eliminar el potasio de las células de cáncer, sino que las unidades de potasio en las células cancerosas, lo que reduce los niveles séricos de potasio en la sangre. De potasio, debe completarse a la dieta de cáncer para aumentar la cantidad de potasio sérico. Sin embargo, si el potasio sérico ser muy alto, entonces la hiperpotasemia puede resultar. Este es el delicado equilibrio de los niveles séricos de potasio que las fuerzas de un paciente de cáncer a que sus niveles de potasio sérico revisado cada dos semanas. El daño renal puede resultar si el potasio sérico es muy alto, pero los altos niveles de agua potable por lo general se ocupan de este problema.

Kalemia síntomas de **hipoglucemia**, niveles séricos de potasio muy bajos, incluyen:

"... La fatiga, debilidad muscular y calambres y parálisis intestinal, que puede conducir a la hinchazón, estreñimiento y dolor abdominal. Hipopotasemia severa puede provocar parálisis musculares o ritmos anormales del corazón (arritmias cardíacas) que pueden ser mortales".
Fuente: http://lpi.oregonstate.edu/infocenter/minerals/potassium/index.html

Los síntomas de la **hiperpotasemia**, exceso de potasio en suero, se incluyen: *"Hormigueo de las manos y los pies, debilidad muscular y parálisis temporal. La complicación más grave de la hiperpotasemia es el desarrollo de un ritmo cardíaco anormal (arritmia), que puede conducir a un paro cardíaco".* **Fuente:**
http://lpi.oregonstate.edu/infocenter/minerals/potassium/index.html

LOS HÁBITOS CULINARIOS

Cuando se habla de los hábitos culinarios, en cualquier aspecto de la nutrición, todos tendemos a pensar casi lo mismo: "si siempre se ha cocinado así", en casa de la abuela, de mi madre, etc. Pues es cierto, pero eso no quiere decir que en la actualidad, donde casi todo es estudiado, puedan encontrarse datos para justificar que algunos de esos hábitos no son todo lo recomendables que quisiéramos. Tampoco es necesario irse al otro extremo dejándolos radicalmente. Se trata de conocer, cuando existan, esos posibles efectos "no deseados" para poder corregir los defectos y también para poder hacer un uso racional y adecuado de los mismos.

La peor parada en esta historia ha sido "la barbacoa" y en general las formas de cocinar a muy alta temperatura y con acción directa sobre los alimentos.

Cuando alimentos como la carne, sobre todo, el pescado y algunas verduras, se cocinan directamente sobre el fuego procedente de la combustión del carbón o leña, se producen en su superficie unos compuestos, hidrocarburos aromáticos policíclicos, que proceden de la combustión de las proteínas y que resultan altamente tóxicos.

Con estos mismos procedimientos culinarios se pueden alterar los glúcidos de algunos alimentos; pan tostado, patatas fritas y análogos, debido a la reacción con proteínas y grasas a elevadas temperaturas, ya que forman compuestos tóxicos, reacciones de Maillard.

Como intervienen la alimentación en el proceso canceroso.

Aunque los estudios realizados son muchos, los resultados son poco concluyentes. El principal problema con el que se cuenta es que la formación de un tumor puede ser un proceso muy largo. Pueden pasar entre 5 y 10 años desde que comienza la alteración celular hasta que las células se convierten en tumorales, que es cuando su crecimiento y reproducción se escapan de los mecanismos de control biológicos. Establecer el momento del desarrollo tumoral en el que intervienen los alimentos, así como cuáles, en qué cantidad, etc., está siendo muy difícil.

No obstante, se han establecido unas líneas generales de actuación de los alimentos en el desarrollo de tumores, que son compartidas por muchos autores, y constituyen las bases teóricas de los ensayos y estudios más actuales.

De las diferentes clasificaciones de los alimentos, según su relación con el momento del crecimiento del tumor, son la del Doll y Peto en 1981 y Cohen en 1987 las más aceptadas y se resumen a continuación:

En la fase de inicio

1.- Alimentos que contienen elementos potencialmente carcinógenos. Es decir, alimentos que pueden alterar la información genética y alterar las células. En este grupo se encuentran:

- En alimentos naturales (sin determinar)
- En alimentos manipulados (ahumados, barbacoas...)
- En alimentos contaminados (aflatoxinas)

2.- Alimentos que se ingieren y que en el proceso de la digestión producen tóxicos cancerígenos. En muchos casos se puede reducir o incluso eliminar esta situación, gracias a algunas vitaminas y minerales.

- Los nitratos y nitritos (no carcinógenos) se convierten en nitrosaminas (carcinógenos).

- Algunos compuestos del metabolismo de esteroles y ácidos biliares
-Productos del metabolismo de las grasas.

3.- Alimentos que actúan como transportadores de cancerígenos. Tienen la capacidad de acercar a las células elementos que pueden ser perjudiciales. Otros actúan como cofactores, es decir, se unen a elementos que existen en el organismo y el compuesto que se produce es el que puede ser potencialmente cancerígeno.

De esta forma parece que actúan:

-Las bacterias de colon, que transportan sustancias a través de la membrana del intestino.

- Elevado contenido intestinal y/o aumento del tiempo de tránsito gastrointestinal, en ambos casos se favorece (por mayor superficie o por mayor tiempo) la posibilidad de transporte a través de las membranas intestinales.

- Sistemas enzimáticos alterados (cofactores)
- Antioxidantes que captan los radicales libres (cofactores)

En la fase de promoción

4.- Situaciones que son utilizadas por las células tumorales para favorecer su crecimiento y multiplicación.

- Deficiencias de vitamina A y beta carotenos
- Niveles anómalos de estrógenos

Fase de regulación y expresión del tumor

5.- Los alimentos proporcionan energía y nutrientes a todas las células del organismo, incluso a las tumorales. Parece demostrado que en esta fase del crecimiento tumoral es la grasa el principio inmediato más y mejor utilizado por las células tumorales.

También cuando se lanzan teorías sobre los efectos beneficiosos de algunos alimentos se hace sobre las mismas hipótesis.

La importancia de la alimentación en pacientes de cáncer.

Ante todo, quiero dejar bien aclaro que para aprovechar al máximo los beneficios de los alimentos conviene que estos no estén muy procesados y hayan sido mínimamente expuestos a los efectos del calor, por lo que se debe ingerir abundantes alimentos crudos en forma de ensaladas, zumos, batidos y gazpachos. Cuando los alimentos sean cocinados utilizar como técnicas culinarias las menos agresivas: vapor y hervido a baja temperatura.

Este tipo de alimentación permite gozar de energía y vitalidad, y ayuda a mantener al sistema inmune fuerte y activo.

El binomio alimentación-cáncer se trata desde dos vertientes diferentes. Por un lado, considerando la dieta como factor precursor o de prevención del cáncer y, por otro, desde el papel de la dieta en el tratamiento del paciente oncológico.

No es nada fácil establecer una relación clara y directa entre alimentación y cáncer. Los diferentes estudios no han demostrado individualmente de forma clara, ni el grado de relación, ni el momento del desarrollo tumoral en el que intervienen algunos alimentos o determinados hábitos alimentarios. Sin embargo, son tantos los estudios llevados a cabo y tan amplia la información en ellos recogida, que al estudiar el problema desde una perspectiva global e integradora los resultados son más que convincentes.

Dietas ricas en carnes y grasas, algunas vitaminas y micronutrientes han obtenido, después de muchos estudios, calificaciones de promotores o protectores del cáncer respectivamente. A lo largo de estas páginas, intentaremos esquematizar los datos más actuales a este respecto y las normas básicas de alimentación.

La otra cara del problema la encontramos en, el tratamiento nutricional de los enfermos oncológicos, que relaciona la nutrición y el cáncer, ha dado en los últimos años frutos muy positivos, permitiendo una mayor calidad de vida a los enfermos sometidos a terapias curativas o paliativas. Quizás los mejores resultados se centran en las terapias paliativas, que han cobrado un especial interés por ser las más efectivas a corto plazo y por haberse convertido algunos procesos oncológicos, en enfermedades crónicas.

En estas páginas sintetizaremos los aspectos más relevantes acerca de estas cuestiones.

Ya en 1984, el *Instituto Nacional del Cáncer de Estados Unidos* estableció que un 35% de los tumores tenían su origen o estaban relacionados con factores alimentarios. Esta cifra es comparable a la de los casos de cáncer producidos por el tabaco, contabilizados en un 30%.

Así, hace ya mas de 15 años que los expertos sitúan los factores alimentarios a la cabeza de los factores de riesgo tumoral, debidos a una influencia ambiental externa.

Más recientemente, el primer informe global sobre dieta y cáncer, publicado en septiembre de 1997 por el Fondo Internacional para la Investigación del Cáncer, junto con el Instituto Americano para la Investigación del Cáncer, no deja lugar a dudas sobre la íntima relación existente entre cáncer y dieta. *Alimentos, Nutrición y Prevención del Cáncer: Una Perspectiva Global* es un informe de 650 páginas elaborado por un equipo internacional de 15 científicos de 9 países, apoyados por más de 100 críticos, que evaluaron más de 4.000 estudios sobre la dieta y el cáncer.

El informe estimo que un cambio en la dieta puede reducir la incidencia global de cáncer entre un 30 y un 40%, lo que equivale a entre tres y cuatro millones de casos anuales en todo el mundo. Junto con el abandono del tabaco implica que entre el 60 y el 70% de los cánceres son evitables.

Para los factores estudiados que aumentan o disminuyen el riesgo de un cáncer dado, la intensidad de la asociación se clasificó como "convincente", "probable" o "posible". En general, los alimentos vegetales reducen el riesgo de cáncer. Por ejemplo, las verduras reducen el riesgo de cáncer de boca y faringe, esófago, pulmón, estómago, colon y recto, convincente, laringe, páncreas, mama y vejiga, probable, hígado, ovario, endometrio, cuello del útero, próstata, tiroides y riñón, posible. De manera similar, las frutas reducen el riesgo de cáncer de boca y faringe, esófago, pulmón y estómago, convincente, laringe, páncreas, mama y vejiga, probable, ovario, endometrio, cuello del útero y tiroides, posible.

Por contraste, el alcohol, la carne, las dietas grasas y la obesidad incrementan el riesgo de diversos cánceres. La carne, por ejemplo, probablemente incrementa el riesgo de cáncer colorectal, y posiblemente incrementa el riesgo de los de páncreas, mama, próstata y riñón.

La investigación continua y los medios de comunicación no paran de bombardearnos con los resultados de nuevos estudios epidemiológicos o con algún nuevo compuesto derivado de alguna extraña planta amazónica. Sin embargo, el fantasma del cáncer sigue acechando a millones de personas cada día, sin que nadie encuentre la formula magistral que lo erradique para siempre de nuestras vidas. Quizá la respuesta no sea sencilla, ...o a lo mejor es tan simple que la hemos olvidado.

Los que siguen una dieta vegetariana tienen un 40% menos de probabilidades de sufrir cáncer o enfermedades del corazón que los que comen carne, según un estudio publicado en *TheBritish Medical Journal* que comparaba análisis de 6.115 vegetarianos con los de 5.015 amigos omnívoros de éstos.

Guía de Alimentación y Salud - UNED - Alimentación y Cáncer

Diferentes estudios realizados en animales han aportado que la alimentacion ricas en grasa tienen efectos cancerígenos, mayormente las fases iniciales de los tumores, debido esto a en esta fase las células tumorales utilizan las grasas como fuente de energía (LaVecchia, 1992).

Estas grasas también influllen en el desequilibrio hormonal. Esto suele provocar desequilibrio hormonal y la alteración de algunas células sobre las que estas hormonas actúan, lo que incide positivamente en la fase II del desarrollo de tumores. Las investigaciones sugieren que la sobrealimentación se relaciona con un aumento de la incidencia de cáncer de mama.

En los ácidos grasos poliinsaturados se ha encontrado un efecto estimulador del cáncer de mama, páncreas y colon. No asi en, los ácidos Omega 3 que parecen tener un efecto protector. (W. Y McMahon, 1984).

En general para la grasa se ha encontrado efecto directo:

- Sobre el metabolismo celular
- Cambios en los receptores hormonales
- Modificación de sustancias químicas intracelulares

Y como efectos indirectos:

- Alteracion en la composición de la bilis, las bacterias actúan sobre ella y atacan la pared intestinal.

En hidratos de carbono, el efecto indirecto y menor que el de las grasas. La relación entre peso corporal y cáncer es positiva. Las dietas hipercalóricas se relacionan con el cáncer de mama, colon, recto, útero y riñón.

Mis mejores estrategias para prevenir del Cáncer

A lo largo de todas estas páginas parecerá que existen repeticiones de tratamientos y productos. No, no es así. Podemos encontrar similitud es muchas de las páginas debido a que el concepto del tratamiento del cáncer de una forma alternativa practicado por diferentes científicos y profesionales de la salud "con un mismo punto en común". Tratamientos e investigaciones con plantas y productos con casi las mismas propiedades dirigidos todos a matar solo la células cancerígenas.

Caminos distintos para un solo punto de encuentro "eliminar el Cáncer".

Preparación de Alimentos. Coma por lo menos un tercio de los alimentos crudos. Evite freír o asarlos al carbón; en lugar de ello hierva, escalfe o cocine al vapor sus alimentos. Considere agregar a su alimentación alimentos enteros que combaten el cáncer, hierbas, especias y suplementos, como el brócoli, la curcumina y resveratrol.

Carbohidratos y Azúcar. Elimine de su alimentación los alimentos procesados, azúcar/fructosa y alimentos a base de granos. Esto aplica también a los granos enteros y orgánicos sin procesar, ya que tienden a descomponerse rápidamente y subir su nivel de insulina. La evidencia es bastante clara, si usted quiere evitar el cáncer, o si actualmente tienen cáncer, es absolutamente necesario evitar todas las formas de azúcar, sobre todo fructosa, que es la que alimenta las células cancerosas y promueve su crecimiento. Asegúrese de que su consumo total de fructosa sea de alrededor de 25 gramos al día, incluyendo las frutas.

Proteínas y Grasas. Considere la posibilidad de reducir sus niveles de proteína a un gramo por kilogramo de peso corporal magro. No es común que la mayoría de los adultos necesiten más de 100 gr. de proteína y probablemente ni siquiera la mitad de esa cantidad. Incorpore el exceso de proteínas con grasas de alta calidad, tales como los huevos orgánicos de gallinas de pastoreo, carnes de alta calidad, aguacates y aceite de coco.

Transgénicos. Evite los alimentos transgénicos o genéticamente modificados, ya que suelen estar tratados con herbicidas como Roundup (glifosato), y es probable que sea un cancerígeno. Un equipo de investigación francés que ha estudiado ampliamente el Roundup concluyó que es tóxico para las células humanas, y probablemente cancerígeno para los seres humanos. Elija alimentos frescos, orgánicos, de referencia que sean cultivados localmente.

Grasas Omega-3 de Fuentes Animales. Normalice su proporción de grasas omega-3 y omega-6, al tomar un Omega 3 de alta calidad y reducir el consumo de aceites vegetales procesados.

Probióticos Naturales. Al optimizar su flora intestinal reducirá la inflamación y fortalecerá su respuesta inmune. Los investigadores han descubierto un mecanismo dependiente del microbio a través del cual algunos tipos de cáncer acumulan una respuesta inflamatoria que estimula el desarrollo y el crecimiento. Ellos sugieren que la inhibición de citoquinas inflamatorias podría retardar la progresión del cáncer y mejorar la respuesta a la quimioterapia.

Agregar a su alimentación diaria vegetales fermentados naturalmente es una manera fácil de prevenir el cáncer o acelerar la recuperación. También puede añadir un suplemento probiótico de alta calidad, pero los alimentos fermentados naturalmente, son mejor.

Ejercicio. El ejercicio reduce los niveles de insulina, lo que crea un entorno de bajo nivel de azúcar que desalienta el crecimiento y la propagación de las células cancerosas. En un estudio de tres meses de duración, se descubrió que el ejercicio altera las células inmunes de una enfermedad más potente, una forma combatiente de los sobrevivientes de cáncer que se les aplico quimioterapia.

Los investigadores y organizaciones de cáncer recomiendan cada vez más hacer ejercicio con regularidad con el fin de reducir el riesgo de cáncer, y ayudar a mejorar los resultados del cáncer. La investigación también ha encontrado evidencia que sugiere que el ejercicio puede ayudar a que la apoptosis se dispare (muerte celular programada) en las células cancerosas. Idealmente, su programa de ejercicios debe incluir equilibrio, fuerza, flexibilidad, entrenamiento de alta intensidad por intervalos (HIIT).

Vitamina D: Existe evidencia científica de que usted puede *disminuir su riesgo de cáncer a más de la mitad con tan solo* mejorar sus niveles de vitamina D con la exposición solar adecuada. Su nivel sérico debe mantenerse constante a 50-70 ng/ml, pero si usted está recibiendo tratamiento para el cáncer, su nivel sérico debe estar entre 80 a 90 ng/ml para obtener un beneficio óptimo.

Si usted toma vitamina D oral y tiene cáncer, sería muy prudente monitorear los niveles sanguíneos de vitamina D con regularidad, así como tomar un suplemento de vitamina K2, ya que la deficiencia de K2 es lo que produce los síntomas de toxicidad de vitamina D.

Dormir. Asegúrese de dormir lo suficiente. La falta de sueño puede interferir con su producción de melatonina, que se asocia con un mayor riesgo de resistencia a la insulina y aumento de peso, los cuales contribuyen a la virilidad del cáncer.

Exposición a Toxinas: Reduzca su exposición a toxinas ambientales como pesticidas, herbicidas, productos químicos de limpieza del hogar, ambientadores sintéticos y cosméticos tóxicos.

Exposición a la Radiación: Limite su exposición y protéjase contra la radiación producida por los teléfonos celulares, torres, estaciones base y estaciones Wi-Fi, también reduzca al mínimo la exposición a los escaneos médicos basados en la radiación, incluyendo los rayos X dentales, tomografías computarizadas y mamografía

Manejo del Estrés: El estrés es un importante contribuyente a las enfermedades. Incluso el CDC indica que el 85% de las enfermedades son impulsadas por factores emocionales. Es probable que el estrés y los problemas emocionales no resueltos puedan ser más importantes que los problemas físicos, así que asegúrese de mantener un buen control.

Referencias

1 Cancer Facts & Figures 2013

La Dieta y el Cáncer

Los requerimientos diarios de nutrientes llamados también RDA fueron estimados hace más de 50 años cuando el ámbito de la bioquímica era muy pequeño y no ha sido actualizado por diversas causas ajenas a la salud. La industria farmacéutica y la de alimentos tienen una gran ingerencia en esta decisión porque se ven beneficiadas con esto.

Por otra parte, las políticas de educación médica orientadas y sostenidas por la industria farmacéutica han mantenido la nutrición clínica como algo inexistente en las universidades. De 130 facultades de medicina en los Estados Unidos, sólo 30 incluyen esta cátedra, pero el promedio de tiempo que un médico graduado recibe de esta materia, entre todas las facultades en ese país es de dos horas.

A pesar de todos los testimonios que puedan ver diariamente en los enfermos muchos médicos continuan pensando que las deficiencias de nutrientes como el escorbuto, el beri-beri son cosa del pasado o permanecen desinteresados de esta situación y continúan formulando exclusivamente fármacos y acallando el interés que muestran los pacientes.

El Consumo de Carnes. Numerosos estudios de población atestiguan una relación muy clara entre la ingesta de cárnicos y la incidencia de cáncer. Sociedades como los Hunza en Pakistán, los Jainas en India, los Adventistas ortodoxos que son básicamente vegetarianos muestran una incidencia de cáncer mucho menor que el promedio.

Varios observaciones indican que el consumo de carne es antinatural para el ser humano: Al igual que los animales herbívoros el ser humano tiene un intestino muy largo, más de 3 veces el largo de su tronco.

Nuestro intestino está desprovisto de las enzimas que tienen los animales carnívoros. Nuestra dentadura y nuestros hábitos de ritmo de comida son semejantes a los de los rumiantes. Tenemos desarrollados los incisivos y los molares para cortar verduras y moler los granos. No tenemos colmillos afilados ni garras para desgarrar la carne.

Dada la acidificación en que está el enfermo de cáncer, su primer requerimiento es tener una dieta alcalinizante. Las carnes son los alimentos más acidificantes, y empeoran el estado de acidez existente en estos enfermos. Muy a menudo el mismo paciente rechaza la carne o el olor de la comida cuando se cocina debido a la carne.

Nuestra dieta tradicional orientada solo por el paladar y rica en carbohidratos, fritos, aceites hidrogenados, aditivos sin control y carnes y deficitaria en vitamina C, E, las del complejo B, zinc, magnesio, manganeso, germanio, selenio, y otros cationes minerales etc. es causa del 70% de los cánceres.

La medición la acidez, pauta clave del seguimiento. Desgraciadamente las medidas de tamizaje o diagnóstico oficiales se limitan sólo a estudios como mamografías, citologías o determinación de marcadores tumorales que son muy costosos y demorados.

La determinación del pH en saliva y orina sería un indicador mucho más amplio y económico. Puede hacerse en casa y ser parte de un monitoreo más frecuente y sencillo. Cualquiera sea la terapia que el paciente reciba el organismo del enfermo para mejorar siempre debe aumentar su pH. Esto se aplica a cualquier enfermo crónico. Este procedimiento es muy simple y fácil puede hacerse con cintas comunes que se exponen al material y al cabo de uno o dos minutos dan una medida según el color.

Los medidores digitales tienen una amplia gama de precios y son fáciles de usar. Al igual que los glucómetros manuales digitales, pueden ser usados por el mismo paciente para ver como cada comida o tipo de actividad influye en su acidez corporal.

La dieta en el paciente concologico

En el tratamiento actual de las enfermedades tumorales, el soporte nutricional constituye uno de los pilares fundamentales. Se ha comprobado, y se conoce desde toda la historia de la medicina, que un buen estado nutricional proporciona el soporte adecuado para una mayor efectividad de las terapias, para una mejor defensa contra agentes infecciosos y sobre todo para conseguir mayor calidad de vida.

Es muy frecuente la desnutrición asociada a los procesos oncológicos tanto en los malignos como en algunos casos de tumores benignos, como ocurre en algunos linfomas. La situación de desnutrición se manifiesta con la aparición de astenia, adelagazamiento y anorexia:

- La astenia suele preceder al adelgazamiento y obedece, en la mayor parte de los casos, a la invasión del tumor de algunos órganos y tejidos como el linfático o sanguíneo de forma que impide una buena oxigenación de los tejidos y reduce la capacidad de aireación pulmonar.

- El adelgazamiento manifestado como pérdida de peso, aunque el número y cantidad de comida sean normales.

- La anorexia, sobre cuyo origen existen muchos interrogantes, parece verse favorecida por muchos factores; sensación de saciedad permanente, alteraciones metabólicas, hormonas relacionadas con el crecimiento del tumor, náuseas, vómitos, alteraciones digestivas, inflamación del tubo digestivo y como consecuencia mala absorción de los nutrientes. A esto, se suele sumar una cierta depresión, cambio en el sentido del gusto, rechazo a determinados alimentos, etc. Situaciones todas derivadas de los tratamientos quimioterápicos y de la radioterapia.

No está demasiado claro cuál es el origen específico de estas situaciones, pero diferentes estudios y la larga historia de esta enfermedad han permitido conocer un poco algunas causas:

- El tumor utiliza nutrientes para crecer y desarrollarse. Este "gasto extra" de nutrientes, deja al huésped, enfermo, en situación de menor disponibilidad de los mismos. Así, y para que los tejidos y órganos puedan abastecerse, se produce alteración del metabolismo de las grasas, proteínas e hidratos de carbono que, de forma poco adecuada, intentan compensar todas las necesidades.

- Se produce un aumento del metabolismo basal hasta en un 50%, aumenta nuestro consumo en reposo y como consecuencia la glucosa en sangre tiende a bajar bastante.

- **Aumento de la glucolisis anaerobia, es la combustión sin oxigeno del glucógeno muscular.** El ácido láctico producido es transportado al hígado con la sangre venosa donde se transforma en glucógeno hepático, quedando disponible para ser convertido otra vez en glucosa que se utilizará para compensar la hipoglucemia.

- Aumento de la producción de lactato, con la consecuente acidificación de la sangre y trastorno renal.

- **Aumento de la neoglucogénesis, una ultima vía de obtención de glucosa en el organismo a partir de la transaminación de los aminoácidos**. El ácido pirúvico obtenido, o los metabolitos a él asociados, se pueden transformar a glucosa en el hígado o en la corteza renal y contribuir de alguna manera al aumento de la glucosa en sangre.

-El balance nitrogenado es muy variable, depende de los múltiples factores que se relacionan con la regularidad de la dieta, las necesidades de recuperación de tejidos del organismo y lo consumido por el propio tumor.

- Alteración del metabolismo de las proteínas, si la dieta no aporta suficientes proteínas consumiremos nuestras reservas: los músculos y tejidos internos, Como consecuencia se produce *desnutrición por causas metabólicas*, lo cual supone que nuestros sistemas de regulación de nutrientes están más allá de sus posibilidades.

- La aplicación de *terapias antitumorales,* quimioterapia, radioterapia, transplante de médula etc., tiene graves efectos sobre la salud general del enfermo. Hay que tener en cuenta que se emplean compuestos que resultan muy tóxicos para el organismo, además de producir inflamación de diferentes tejidos, sobre todo los del tracto digestivo. Esta situación provoca que no se pueda lleva a cabo una buena absorción de nutrientes. Estos tratamientos también provocan nauseas, vómitos y otras alteraciones digestivas, que tienen consecuencias muy negativas sobre el apetito. En este caso se produce desnutrición *yatrógena,* provocada por la medicación.

- ***Quimioterapia:*** Anorexia, nauseas, vómitos, diarrea, estreñimiento, estomatitis, esofagitis. Además son muy frecuentes trastornos del sabor, complicaciones infecciosas etc. Todos estos síntomas suelen durar varias semanas. También suele aparecer fiebre, debido a la disminución del sistema de defensa. Esta situación suele aumentar en un 25% las necesidades energéticas.

- ***Radioterapia:*** Suele producir efectos tardíos. Cuando las radiaciones se aplican sobre cabeza y cuello suelen aparecer trastornos en el gusto y en el olfato, sequedad de boca, gingivitis, disfagia, caries etc. Cuando se irradia la zona abdominal y pélvica son frecuentes las alteraciones diarreicas, vómitos, enteritis, fístulas etc. En la irradiación torácica son frecuentes las esofagitis, disfagia, nauseas, vómitos etc.

También suele aparecer sensación de fatiga y consecuente disminución del apetito. Las secuelas tardías siempre están relacionadas con la malabsorción que suele ser consecuencia de la inflamación crónica del intestino.

- *Inmunoterapia:* Se suele asociar con fatiga, fiebre y debilidad que conllevan disminución del apetito y aumento en la necesidad de proteínas y calorías. Otro de los factores que intervienen de forma decisiva en la desnutrición es la localización del tumor. Tienen efectos determinantes en la desnutrición, y desde estadios muy tempranos de la neoplasia, los tumores que se localizan en el tubo digestivo: esofágicos, gástricos y cercanos. Muchas veces suponen un impedimento físico al paso de comida, por lo que el enfermo deja de comer. Otras veces es la importante alteración de los tejidos por parte del tumor, la culpable de una mala absorción de nutrientes, por lo que el enfermo sufre las consecuencias. A esta desnutrición se le llama *locorregional,* es decir debida a la localización del tumor.

LA ALIMENTACIÓN DEL PACIENTE ONCOLÓGICO

La alimentación en estos pacientes se plantea en unos casos como apoyo a la terapia antineoplásica (tratamientos curativos) y en otros como ayuda en los tratamientos paliativos.

En ambos casos, el objetivo es el mantenimiento de un buen estado nutricional que permita un mejor estado general y una mayor calidad de vida.

El objetivo es mantener el buen estado nutricional en aquellos casos en los que aún no se ha producido deterioro del mismo o bien conseguir mejorar el estado nutricional en los que el deterioro es manifiesto. En esta situación no se entiende como buen estado nutricional aquél que se define con buenas cifras de colesterol total, glucosa, ácido úrico, etc. en sangre, sino que se trata de que el enfermo no caiga en una malnutrición proteico-energética, que limite de alguna forma las posibilidades de éxito clínico contra la enfermedad. En estos casos se trata de evitar el desgaste de masa muscular y la pérdida de reserva grasa. No importa que el enfermo mantenga una cierta obesidad, es preferible esto a una desnutrición. Hay que saber que, si se produce alguna alteración, será corregida después de los tratamientos.

Como objetivos generales se pueden enumerar:

- Frenar el catabolismo proteico
- Restaurar el compartimento graso
- Corregir deficiencias en vitaminas y minerales

Gracias a esto se conseguirá:

- Mejorar la tolerancia a la terapia antitumoral
- Aumentar las posibilidades de éxito con los tratamientos
- Mejorar la calidad de vida del paciente

Estrategia. El que en muchos casos el cáncer se haya convertido en una enfermedad crónica y consecuentemente la vida de los enfermos se haya alargado mucho, no deja , a esta enfermedad, exenta de problemas. Las terapias más efectivas contra la enfermedad suponen importantes trastornos tanto físicos como psíquicos. Mediante una adecuada alimentación se pueden paliar algunas de las consecuencias de esta compleja situación.

Cada paciente necesita una terapia específica que se debe basar en:

- Valoración del estado nutricional
- El tipo de cáncer. Acotar la influencia
- La situación psicológica con la que se afronte la enfermedad.

Cuando se interviene desde la nutrición es fundamental tener clara la finalidad de la terapia:

La estrategia de la alimentación se debe plantear a tres niveles:

Nivel Preventivo: en este tipo de estrategias se pretende mantener durante el mayor tiempo posible, el buen estado nutricional que el paciente presenta en la situación de partida. Calcular el gasto que puede ocasionar la aplicación de la terapia y el propio tumor.

Nivel Coadyuvante, a otras terapia: Cuando el estado nutricional es deficiente y el paciente debe ser sometido a tratamientos antitumorales, se debe aplicar un tratamiento nutricional específico en aras a afrontar mejor los severos efectos que éstas producen. Se conseguirá así una mejor tolerancia y una mayor efectividad de los tratamientos.

Nivel Paliativo: El tratamiento de los pacientes en fase terminal se orienta a conseguir aliviar los trastornos producidos por la enfermedad.

Recomendaciones dietéticas para la alimentación oral. Es muy importante hacer un diseño individualizado de la dieta teniendo en cuenta:

- Situación del tumor
- Grado de afección del paciente
- Pronóstico a corto y medio plazo
- Situación nutricional
- Terapias aplicadas

Siempre que se pueda, se debe asegurar:

- De 1 litro a litro y 1/2 de líquido al día
- Dos piezas de carne, pescado, huevo por día
- 2-3 piezas de fruta

El líquido suplementado con vitaminas, proteínas, como pueden ser los zumos, etc. Se deben evitar siempre las calorías vacías. Hay que tener en cuenta que el 16% del valor energético total debe ser de origen proteico. La relación caloría / gr nitrógeno debe ser 150/1.

Cuando la alimentación oral no es posible. La nutrición artificial, enteral o parenteral, se inicia cuando las expectativas de tratamiento son buenas y la situación de desnutrición es manifiesta. En los casos en los que la perspectiva positiva no es clara, pero la localización del tumor impide la ingesta oral también se debe emplear, y de hecho, todos los protocolos de soporte nutricional para enfermos oncológicos lo contemplan.

Según **Albert S. Baldwin, profesor de Biología de la Universidad de Carolina del Norte**, las terapias que combinan fármacos y dieta se muestran prometedoras, ya que incluir resveratrol en la alimentación puede aportar grandes beneficios".

Zanahoria: "Los alfa y betacarotenos de la zanahoria reducen la posibilidad de padecer cáncer de pulmón. En ayunas detiene el cáncer hepático", en palabras del Dr. Saz Peiró, que recomienda tomar un vaso de jugo fresco y de cultivo biológico al día.

Más alimentos que previenen o combaten el cáncer. Para prevenir o combatir el cáncer, es de mucha ayuda una dieta que incluya los alimentos protectores, y excluyan los perjudiciales. Te contamos cuales son cada una de ellos.

Existen alimentos que pueden ayudar tanto a prevenir como a retardar el progreso de un determinado tipo de cáncer, por lo que serían muy apropiados para consumir tanto por aquellos que buscan evitar los riesgos de tener esta enfermedad, como por quienes ya la tienen, pero buscan combatirla con todas las armas posibles.

Por cierto, siempre será necesario que se consulte a un doctor o nutricionista, -quienes posiblemente podrían pedirles algunos análisis para evaluar si el consumo ampliado de estos alimentos no podrían provocarle algunos efectos colaterales-, antes de seguir cualquiera de las sugerencias que aquí o en otros artículos se enlistan.

Cinco alimentos que han de evitarse.

1. Aceites hidrogenados, como la margarina. O los alimentos que tienen aceites hidrogenados entre sus ingredientes, así como también cualquier tipo de comidas fritas.

2. Comidas con grasas animales, como por ejemplo la leche entera o cremas, queso, yogur entero, manteca, salsas. Este tipo de productos pueden contribuir al desarrollo del cáncer y pueden interferir en la absorción de los carotenoides.

3. Leche entera.

4. Carne con 96% de grasa.

5. Carnes rojas en general.

Un grupo de Investigadores del Instiruto Karolinska de Estocolmo (Suecia) corroboran que el consumo de carnes rojas y procesadas colaboran en el riesgo de cancer colorrectal. El trabajo fue publicado en el International Journal of Cancer.

El estudio fue realizado aa 7367 personas que habitualmente consumian carnes rojas y a 7.903 que consumian carnes procesadas. Pues bien, el riesgo de cáncer colorrectal es un 28% mayor entre quienes consumen carnes rojas y un 20% entre quienes habitualmente consumen carnes procesadas.

La Oncología oficial ignora la Biología básica del Cáncer.

Conocer el comportamiento biológico de las células cancerosas es fundamental para definir como intervenir.

Estamos acostumbrados a considerar el cáncer como un enemigo muy poderoso, capaz de invadir los tejidos y resistir a todo esfuerzo terapéutico. Esto es totalmente equivocado. Las células cancerosas son mucho más débiles que las normales porque su metabolismo es muy ineficiente. Solo pueden usar la glucosa como alimento y obtienen 18 veces menos cantidad de energía de una molécula de glucosa que una célula normal. Sólo pueden vivir en un medio ácido, con muy poco oxígeno y únicamente pueden usar la glucosa como alimento. Cuando el pH baja, el suministro de oxígeno a las células sufre.

El **Dr. Otto Warburg**, recibió el premio Nóbel en 1931 al descubrir y explicar este comportamiento. Desgraciadamente la oncología oficial piensa solo que debe destruirse el tumor a toda costa con poderosos venenos celulares a pesar del daño al paciente y el costo que implique.

Hay innumerables estudios orientados según otros lineamientos, con sustancias que refuerzan la ecología del huésped y sus defensas en lugar de intentar destruir el tumor. Estos nutrientes al contrario de los fármacos oncológicos, son carentes de toxicidad y baratos.

Terapias anticancer ignoradas Oficialmente

La Terapia Gerson. A mediados del siglo XX el Dr. Max Gerson postuló que en el cáncer al igual que en otras enfermedades crónicas y en el mismo envejecimiento, el trastorno bioquímico fundamental era el aumento de la permeabilidad de las membranas celulares lo que ocasionaba un aumento del sodio, de agua y de desechos nocivos dentro de la célula y una salida del potasio intracelular. Esto ocasiona una disminución del potencial del membrana y un agotamiento de la misma. Para corregir esta situación ideó unas dietas con base en zumos de vegetales frescos ricos en potasio, muchos líquidos y ausencia de sodio. Además, enemas de café que mostraban ser de gran ayuda. Posteriormente agregó soluciones de glucosa con potasio y dosis bajas de insulina cristalina con objeto de meter potasio a las células junto con la glucosa, esta terapia ha sido llamada soluciones repolarizantes. Durante cuarenta años los resultados hicieron famosa esta terapia.

La Vitamina C. Para poder extenderse por los tejidos, el cáncer produce una enzima llamada hialuronidasa que disuelve el colágeno que une las células normales entre sí. El Dr. Ewan Cameron supuso que una sustancia que apoyara esta matriz de colágeno debería ser de ayuda en el tratamiento del cáncer y ensayó la vitamina C en miles pacientes. Notó que cuando tomaban alrededor de 10 gramos diarios mejoraban su apetito, tenían más energía y recuperaban su antigua forma de vida mucho mejor que los que recibían el tratamiento oficial. Incluso podían dejar la morfina en pocos días.

El *Dr. Cameron junto con Linus Pauling, 2 veces premio Nóbel,* llevó a cabo varios estudios sobre el papel de la vitamina C.

"Con el uso adecuado de vitamina C para el cáncer podemos disminuir la tasa de muerte en un 75%. Todo paciente con cáncer debería recibir vitamina C." - ***Dr. Linus Pauling***

La vitamina C aumenta la concentración de linfocitos, (las células que combaten el tumor). 10 gramos diarios triplican la cuenta.

La mayoría de los animales, que tienen una incidencia de cáncer mucho menor que el ser humano, produce vitamina C. Las cantidades usuales en estas especies son un promedio de 100 veces mayor que lo que los requerimientos diarios mínimos, (65 mgs/día), proponen para el ser humano.

Las concentración de vitamina C está muy disminuida en los pacientes con cáncer.

Los cambios tisulares alrededor del tumor canceroso son idénticos a los observados en el escorbuto.

A diferencia de los agentes quimioterápicos del cáncer, la vitamina C no sólo aumenta el tiempo de supervivencia del paciente sino que también produce una mejoría general en la salud y una sensación de bienestar.

Las personas que tienen una alta ingesta de vitamina C crean más anticuerpos y de moléculas de "complemento", (una sustancia integrante de la inmunidad), que son necesarias para la destrucción de células malignas.

Se necesita vitamina C para que las enzimas del hígado limpien la sangre de las sustancias nocivas del tumor y las que son producto de la radioterapia y/o quimioterapia.

También evita el daño ocasionado por varios agentes carcinogénicos y por los radicales libres.

El tratamiento convencional del cáncer disminuye la cantidad de vitamina C, empeorando esta deficiencia.

La vitamina C se encuentra en muy alta cantidad el brócoli, el perejil, una grosella india, la grosellas negras, los pimientos picantes, y los dulces, los pimientos rojos tienen más vitamina C que los verdes.

Se encuentra en alta cantidad en las coles de Bruselas, el repollo, la coliflor, los cebollines, la col rizada, y las guayabas.

En cantidad intermedia en los espárragos, los melones, la achicoria, las naranjas, los limones, las fresas, los tomates maduros, los rábanos, las espinacas, los calabacines y las alcachofas.

Aunque algunos médicos lo pregonan, el riesgo de litiasis renal por ácido oxálico es solo teórico. En realidad esto no se ha visto entre los miles de personas que reciben vitamina C.

Hay estudios que muestran el valor preventivo y terapéutico de la vitamina C en más de 120 tipos de cáncer. La Fundación Vitamina C ofrece esta información sin costo a pacientes y a médicos. Igualmente, el ***Dr. Robert Cathcart***, en su página en Internet incluye numerosos estudios y artículos.

La vitamina C puede darse en forma de ascorbato de sodio endovenoso. En forma parenteral no se debe usar ácido ascórbico por ser dolorosa, menos soluble y menos fácil de manejar. Las dosis pueden llegar hasta 150 o 200 gr. en el día.

Escualeno. Este aceite fue aislado por primera vez del hígado de un tiburón de aguas profundas, aunque constituye parte integrante de la piel del ser humano. Se encuentra también en el aceite de oliva. El escualeno libera oxígeno en los tejidos al igual que el germanio, el ozono y el peróxido de hidrógeno.

Junto con vitamina E y aloe vera ha sido usado en pacientes de cáncer observándose una reducción de los tumores en más de un 33%. Además, ayuda a desintoxicar varias sustancias químicas nocivas y protege contra sustancias cancerígenas, tóxicos y contra la radiación ultravioleta.

Cuando se expusieron ratones de laboratorio a niveles letales de radiación sobrevivieron más tiempo cuando se les administró escualeno. Se utiliza como suplemento en varios programas de salud en Alemania, Japón, Corea y otros países. Su dosificación debe ser de 1 a 3 gramos diarios.

Los Aceites Omega. Se denominan omega a la familia de aceites necesarios para nuestro organismo por no poder ser sintetizados. Son precursores de un amplio conjunto de sustancias llamadas genéricamente eicosaniodes; entre los cuales están las prostaglandinas, los leucotrienos, el tromboxano, y varias otras sustancias que en grupo constituyen una especie de sistema de comunicación celular muy antiguo.

Los **omega 3 y omega 6** tienen numerosas funciones metabólicas. Su deficiencia da lugar entre otros a depresión, agresividad, tendencia al alcoholismo, infecciones recurrentes, diabetes, cáncer, enfermedades degenerativas ya que el sistema de comunicación esta en la base de todos los procesos que se llevan a cabo en el ambiente celular y tisular. Las prostaglandinas a que dan lugar son sustancias con una vida media muy corta muy difíciles de medir en pruebas de laboratorio y usualmente no se detectan en la sangre.

Existen prostaglandinas llamadas "de guerra" que se liberan cuando existen infecciones o inflamación para favorecer estos eventos. Las prostaglandinas "buenas" dan lugar a menor permeabilidad de los tejidos a los leucocitos, menor producción de leucocitos y anticuerpos en la sangre, menor adhesividad plaquetaria, etc. La familia de **omega 3,** es producida en su mayoría por el plancton de los mares de aguas frías. Es consumido por una cadena de depredadores, y el ser humano lo toma de peces como el salmón, el atún, las sardinas, etc. Los únicos vegetales que lo contienen son las semillas de onagra, de borraja del Canadá, el de linaza y el de canola, (millo).

El **Dr. Warburg** había observado que los aceites omega adicionados a los huevos de erizo de mar incrementaban en ellos el consumo de oxígeno en un 2.200%. Intentó este proceso en seres humanos con cáncer para tratarlos, pero no tuvo éxito porque usó acido butírico, no es un aceite omega. La ***Dra. Johanna Budwig*** repitió el experimento de Warburg en 1951 agregando una mínima cantidad de ácido linoleico, omega 6, y rehabilitó el metabolismo aeróbico de las células cancerosas, volviendo a convertirlas en células normales.

Ella además había observado que los ácidos grasos esenciales se combinan con los aminoácidos que contienen azufre, metionina y cisteína, para formar las lipoproteínas de la piel, las membranas celulares y todas las membranas interiores de la célula. Dio a sus pacientes grandes cantidades de aceite de semillas de lino, omega 3 y 6, combinado con leche sin pasteurizar, desnatada y fermentada, acompañados ambos por zanahorias ricas en betacaroteno, verduras frescas rics en vitamina C, cereales enteros y hierbas aromáticas como la canela y el anís. Ella no tardó en descubrir que no sólo los enfermos de cáncer sino muchos otros respondían a este programa. Esta mezcla ha sido llamada "Crema Budwig" y es ampliamente usada en el manejo de enfermos crónicos en Alemania y Suiza.

La **Dra. Budwig** pensaba que era necesaria además la energía solar para tener el impulso inicial que ponía en marcha el ciclo de Krebs, la fase aeróbica del metabolismo de la glucosa. Calculó la frecuencia de resonancia de los electrones pi de la lipoproteína 6.900 amgstroms, en la parte roja del espectro visible. Expuso a sus pacientes a la luz roja de un láser de rubí y mejoraron más rapido que antes.

En una entrevista radial en Stuttgart en 1967, dijo que el 90 % de los enfermos de cáncer, incluso casos avanzados en los que la radiación y la cirugía habían fracasado, respondieron a sus métodos. La **Dra. Budwig** indicó que los inductores del cáncer son simplemente «ladrones de electrones», cualquier cosa que impida que la luz active los ciclos de Krebs en las células cancerosas. El **Dr. Gerson** repitió esta experiencia al dar a sus enfermos aceite de semillas de lino logrando los mismos resultados. En la Clínica Gerson en México hoy continúan aplicando esta terapia con éxito.

En Sudáfrica se trató a pacientes terminales de cáncer con hasta treinta cápsulas diarias de Efamol, aceite de Onagra. De los veintiún pacientes que iniciaron el estudio, todos sobrevivieron por lo menos el doble del tiempo que se esperaba.

Selenio. Varios estudios de población han establecido una clara relación directa entre el contenido de selenio del suelo de una región y la baja incidencia en sus moradores de cáncer de pulmón, recto, vejiga, cuello de útero, esófago y endometrio. Esto ha sido documentado en varias regiones de China y en varios países del mundo. Costa Rica, Taiwan, Japón y Singapur, por ejemplo, están entre los países con alto contenido en este mineral en el suelo y baja incidencia de cáncer. El selenio puede reducir los casos de cáncer en un 40% y el índice de mortalidad en un 50%. Los detalles de esta investigación fueron publicados por el *Journal of the American Medical Association* en 1996 aunque como de costumbre la editorial aconsejaba "No saque conclusiones prematuras sin más investigación". Esto no se hubiera dicho si se tratara de un fármaco costoso patentado por un laboratorio.

El Instituto Nacional de Cáncer de los Estados Unidos publicó en ese mismo año el estudio más exitoso en prevención de cáncer hasta ahora hecho. Durante 10 años, 1312 voluntarios recibieron 200 mcg de levadura de selenio, se reportó una disminución del 49% en los índices de mortalidad de los tres cánceres más frecuentes, pulmón, próstata y recto.

Un estudio hecho en Finlandia mostró niveles inferiores de selenio en pacientes de cáncer masculinos frente a los de personas sanas.

En los pacientes con linfomas hay una marcada disminución de los niveles de este mineral.

El selenio es un antioxidante poderoso que :

* Es indispensable para el trabajo de la Vitamina E.
* Fortalece el sistema inmunológico.
* Facilita la glutation peroxidasa, (tal vez la enzima antioxidante más importante.)
* Mejora la actividad de los leucocitos, las células asesinas naturales y de los macrófagos.
* Facilita la producción de anticuerpos.
* Es necesario en la producción de interferón.
* Se recomienda tomar entre 200 y 400 microgramos diarios.
* El selenio se encuentra en los cereales enteros, la levadura de cerveza, los productos agrícolas orgánicos cultivados en suelos enriquecidos con este mineral, y especialmente en las nueces de Brasil. En sobredosis el selenio puede llegar a ser tóxico. En ciertas partes del mundo donde la dieta proporciona hasta 700 mcgs al día , no se han visto efectos secundarios o toxicidad.

- De las formas activas las mejores son el selenito de sodio y la seleniometionina.

Vitamina E. Este factor antioxidante ha sido extensamente estudiado como preventivo de la enfermedad tumoral. *El Dr. Wald* publicó un estudio en *el British Journal of Cancer* en 1984 en el que mostraba una relación directa entre la ingesta de Vitamina E y la baja incidencia de cáncer. Otro estudio en 36000 adultos durante ocho años, mostró que los menores niveles de vitamina E tuvieron mayor riesgo de desarrollar cáncer.

Específicamente la displasia cervical, el cáncer de colon, de cuello de útero, de mama, pulmón y bucofaringe muestran la más estrecha correlación. La acción de la vitamina E depende de la presencia de selenio, vitamina C, y de otros carotenoides. También su dosificación debe exceder a las RDA oficiales, las dosis protectoras comienzan a partir de 400 UI, que normalmente aparecen en los suplementos comerciales.

Algunos investigadores han pretendido mostrar lo contrario usando las 30 UI que indica la RDA y dándolas solas. Su ciclo de vida en el organismo es muy corto para mostrar una acción.

La Vitamina E se encuentra en gran cantidad en los aceites vírgenes obtenidos por presión en frío, soya, ajonjolí, germen de trigo, lizana, oliva, canola. También en los aguacates y las nueces.

Las Sales de Cesio. Las células tumorales requieren un pH ácido para poder vivir solo así puede mantenerse el ambiente anaeróbico que les es indispensable.

El **Dr. A. Keith Brewer** escribió un artículo "Terapia para el Cancer con pH elevado- Estudio en ratones y seres humanos " que fué publicado en *Pharmacology Biochemistry & Behavior*, v.21, Suppl., 1, pp. 1-5 1984. Reportó la desaparición de las masas tumorales en semanas. El **Dr. Brewer** escribió: *"todos los dolores y efectos asociados al cáncer desaparecieron de 12 a 36 horas."*

Sus pacientes recibieron de 3 a 6 gramos de cloruro de cesio (CsCl) o cloruro de rubidio (RbCl) diariamente junto con 2 a 4 gramos de cloruro de potasio (KCl).

Estas sales elevan el pH, (alcalinizan) dentro de las células cancerosas, llevándolo en pocos días hasta 8 o más. Además, las sales de cesio y rubidio neutralizan las toxinas ácidas que el tumor libera.

En el folleto Terapia para el Cancer con pH elevado con Cesio el Dr. Brewer dice: *"El cesio y rubidio, junto con el potasio son poderosos alcalis receptores de electrones. Los tres son eficaces para subir el pH de la célula cancerosa."*

"No se recomienda la inyección directa de estas sales dentro de la masa tumoral. Cuando se puntura la masa, las células liberan toxinas e intoxicar el sistema. Esto ha sido visto en ratones." - página 3

"Las sales de potasio, rubidio y cesio son muy similares a las de sodio en sus acciones. Sus cloruros tienen la misma toxicidad." - página 5

"El efecto inmediato de esta terapia del cáncer es aliviar el dolor y los efectos colaterales. Esto es producido por la neutralización de las enzimas tóxicas liberadas por las células cancerosas." - página 6

"La absorción de cesio, rubidio, y potasio puede aumentarse agregando vitaminas A y a la dieta. Las sales de zinc y selenio también mejoran la asimilación."

"Los ensayos en ratones mostraron una marcada reducción del tumor en una semana. La administración continuada causó la desaparición del tumor." - página 7

"Las altas concentraciones de cesio y rubidio son típicas de los suelos volcánicos." página 17

"En este estudio, se analizó la ingesta de cesio, rubidio y potasio en cuatro regiones donde la tasa de cáncer es o era muy baja. Durante la época de poco cáncer, esas dietas fueron ricas en estas sales y en sustancias que mejoraban su absorción." - página 21

"El cesio y el rubidio se encuentran en las aguas termales, la de las fuentes naturales y la de mar porque sus sales se disuelven fácilmente en el agua."

"En los Estados Unidos los indios Hopi que vivieron en el desierto de Arizona fueron reportados en 1949 como 'virtualmente libres de cáncer' El contenido mineral de la dieta tradicional de los Hopi es más alta que la alimentación convencional. Se reportaron niveles de potasio y rubidio muy altos...En 1949, un equipo de la Asociación Médica Americana recomendó hacer estudios sobre la baja incidencia de cáncer y su posible relación con la dieta tradicional." - página 23

"Aun cuando los Hopi continúan viviendo en sus tierras tradicionales, su dieta fue parcialmente reemplazada por la que fue donada por el

programa de alimentación federal. En 1955, el Departamento de la Oficina de Asuntos Indígenas transfirió su responsabilidad por la salud indígena al Servicio de Salud Pública de los U.S. La predicción del aumento de cáncer por la adopción del estilo de vida occidental se hizo realidad." - páginas 23, 24

"Un aumento similar en la incidencia de cáncer ocurrió con los indios Pueblo cuando abandonaron su dieta tradicional por la del supermercado hace 25 años." - página 24

"Anteriormente se habían recomendado dietas altas en potasio para el tratamiento del cáncer (Max Gerson). Un ingrediente común en muchos de esos tratamientos fué el zumo de zanahoria que provee grandes cantidades de potasio y vitamina A." - página 25

Los nutrientes complementarios incluyen vitamina C, 5 a 10 gramos, vitamina A, 50,000 unidades, vitamina E, gluconato de zinc, 100 a 200 miligramo, selenio, 100 a 200 microgramos, y amigdalina.

El **Dr. Brewer** descubrió que las dietas virtualmente libres de cáncer en ciertas áreas del mundo, el valle de los Hunza en Pakistan, el Caucaso, el de Vilcabamba en Ecuador, y los indios Hopi en los Estados Unidos, son ricas en todos los minerales esenciales como el cesio, el rubidio y el potasio, y que esas dietas son una terapia natural de pH elevado.

Debe anotarse que el cesio usado por el **Dr. Brewer** no es cesio radioactivo.

Acido Clorhídrico. En los años 30 los doctores **Ferguson y Gay** dieron a conocer el valor del ácido clorhídrico para reactivar la inmunidad mostrando innumerables casos de infecciones, algunas severísimas manejados exclusivamente con inyecciones endovenosas de HCL diluido 1/500. A partir esto, varios investigadores ensayaron esta sustancia para manejar enfermos de cáncer. La revista *Medical World* publicó varios artículos que reportaban varios casos igualmente manejados con éxito con estas diluciones.

Ya sea que este alto o bajo, el HCL diluido tiene la facultad de regular el pH del organismo porque este es el principal ácido modulador de la acidez orgánica. Al normalizarse el pH, el organismo puede excretar varios ácidos de desecho que había retenido para mantener la acidez, butírico, láctico, acetoacético, etc. El metabolismo libre de estos tóxicos puede retomar sus vías de forma adecuada.

Además, el **Dr. Ferguson** demostró como esta terapia acelera la descarga de monóxido de carbono de la hemoglobina. El efecto es tan notorio que se anotó : *"aumentaba el contenido de oxígeno en las células rojas por encima de lo que se lograba al mantener al paciente en una tienda de oxígeno."*

La inyección endovenosa de HCL provoca una gran respuesta leucocitaria y un importante aumento de la fagocitosis en solo unas pocas horas.

Estos criterios concuerdan con los requerimientos que el enfermo de cáncer tiene.

La Quelación con EDTA. El EDTA es un aminoácido sintético (Acido Etil Diamino Tetra Acetico) que fue creado para tratar los pacientes con intoxicación por plomo. Esta sustancia atrapa el plomo y varios otros metales pesados y los pone en la sangre para que el riñón los excrete en la orina.

Estos metales que están en el organismo produciendo radicales libres y daño oxidativo permanente porque ni el riñón ni el hígado pueden excretarlos. Estos metales permanecen en la grasa y los huesos del individuo hasta su muerte.

Aunque la quelación con EDTA está indicada especialmente para la enfermedad coronaria, se ha confirmado que las personas que reciben EDTA disminuyeron la probabilidad de adquirir un cáncer en un 90%. *Ninety Percent Reduction in Cancer Mortality After Chelation Therapy With EDTA W. Blumer y E. M. Cranton. 1989*

Dos grupos de personas con unas condiciones de vida muy similares, todos residían a lo largo de una avenida en una pequeña ciudad suiza y estaban expuestas al mismo ambiente, fueron observadas durante 18 años, 1958-1976, un grupo recibió quelación y el otro no.

En el grupo no quelado, 172 personas, la tasa de muerte por cáncer fué del 17.6 %, el que recibió quelación , 59 personas, tuvo una tasa de 1.7 %, solo una persona murió de cáncer.

El papel del EDTA ha sido estudiado extensamente bajo la orientación del American *College for Advancement in Medicine liderado por el* **Dr. Elmer Cranton.**

El EDTA al liberar al organismo de la agresión oxidativa causada por los metales pesados y también por el hierro y cobre férricos, disminuye la actividad carcinogénica que de ahí se crea y recrea un entorno bioquímico mucho más sano favoreciendo no sólo una mejor perfusión en los tejidos, también se ha demostrado que la función renal mejora ostensiblemente. La calidad y expectativa de vida han sido también monitoreados en estudios que ratifican el gran valor de esta terapia.

El *Dr. Johan Bjorksten*, quien postuló y demostró la teoría entrecruzamiento como indicador preventivo del envejecimiento, ha indicado que la quelación con EDTA es uno de los pocos medios que corrige este fenómeno. *The Crosslinkage Theory of Aging as a Predictive Indicator.*

Zinc. Mas de la mitad de las personas en los Estados Unidos son deficientes en este mineral que participa ayudando a cerca de 200 enzimas. Esto es causado por la falta del zinc en el suelo y la ausencia de políticas para fortificar alimentos con base en parámetros confiables.

Son muchos los trastornos que causa esta deficiencia: fatiga, trastornos inmunitarios, psiquiátricos, agrandamiento de la próstata, cataratas, alergias alimentarias, falta de apetito, pérdida del gusto, trastornos de la audición y varios otros.

Esta deficiencia se ha agravado a partir de las sobrecargas de calcio que innecesariamente reciben algunas personas y que reducen en un 50% la absorción del zinc.

Una prueba simple de gusto, que ha sido enseñada para hacerse en casa, ayuda a determinar si existe esta deficiencia. Se debe tomar un trago de heptahidrato de sulfato de zinc. Si de inmediato se nota el sabor amargo, no se tiene esta deficiencia. Si no le sabe a nada o se demora mucho en reconocer el sabor, debe tomar un suplemento diario.

El cáncer aparece más fácilmente si los niveles de zinc están bajos. Las personas ya afectadas aumentan la excreción de este mineral. Unos autores checos han postulado que en estos casos el organismo utilizó las reservas de zinc en las etapas inflamatorias iniciales del desarrollo de esta enfermedad. La suplementación de zinc estimula la producción de neutrófilos, los linfocitos T y las células asesinas naturales que luchan contra los tumores.

Como dosis preventiva se debe tomar de 15 a 25 mg/día pero puede requerirse aumentarlo hasta 150 mgs.

Germanio organico. GE-132

Este mineral no figura entre los requerimientos esenciales. **El Dr. Kazuhiko Asai** demostró que llevaba oxígeno adicional a los tejidos y varios investigadores le han encontrado gran utilidad en el tratamiento del cáncer, la artritis, la osteoporosis y el sida y las infecciones virales.

Los enfermos de cáncer reportan consistentemente una mejoría en su estado general. La forma más adecuada es el sesquióxido de germanio. Esta palabra significa "seis moléculas de oxígeno".

El germanio mejora el sistema imnunológico, previene el daño de los radicales libres, ayuda en la excreción de toxinas que dañan el sistema inmunológico y transporta oxígeno a los tejidos. Se encuentra en el ajo, los hongos y la microalga clorela. Debe tomarse en dosis de 25 a 300 mg. al día.

"Tendriamos que decir, que muchas de las dieta indicadas para el control y la prevención del cancer posiblemente deban su exito a existencia de Germanio organico en la composición de sus ingredientes".

Calcio EAP. Esta sustancia también llamada Fosfato de Colamina forma parte integral de nuestras membranas celulares manteniendo la integridad de las mismas. Es un éster de etanolamina y ácido fosfórico que favorece el transporte de potasio, magnesio y calcio al interior de las células.

En los años 60, el **Dr. Hans Nieper en Alemania** empezó a experimentarla con gran éxito en enfermos con Esclerosis Múltiple, una grave enfermedad degenerativa del sistema nervioso, logrando un porcentaje de curación de 80%. Se observó que las personas que recibieron esta sustancia, mejoraban de varias otras cosas, su proceso de envejecimiento se hacía más lento y mostraban menos deterioro. Los enfermos diabéticos notaban una importante mejoría, igualmente los pacientes con asma, lupus eritematoso y muchas otras enfermos con procesos degenerativos. Por otra parte, la incidencia de cáncer disminuía en gran proporción. Hoy esta sustancia ha sido indicada para todos estos trastornos, como preventivo del cáncer y del envejecimiento. Un laboratorio la produce con el nombre de Longevity.

Hidrazina. En los años 60 el Dr. Gold descubrió que los pacientes de cáncer a menudo mueren consumidos, aunque el tumor no comprometa estructuras vitales y no se disemine demasiado. Este estado de adelgazamiento se llama caquexia.

Al no poder usar oxígeno para metabolizar la glucosa, las células cancerosas liberan a la sangre enormes cantidades de ácido láctico. El organismo trata de reciclar esta sustancia para producir glucógeno nuevamente a partir de ella. Este proceso implica un esfuerzo metabólico enorme que agota completamente la célula y sus recursos.

El Dr. Gold encontró que el *sulfato de hidrazina* bloquea la primera enzima que inicia la conversión del ácido láctico y éste, simplemente se elimina. El metabolismo retorna a sus vías normales y el paciente rápidamente empieza a tener mayor apetito, gana peso, mejora su estado general en pocos días y un 15 % de enfermos se cura.

La hidrazina ofrece varias ventajas:

- Bloquea la formación de glucógeno. El cáncer solo puede usar glucosa como fuente de energía y se agota.
- Es relativamente atóxica a las dosis recomendadas.
- Controla el crecimiento de los tumores en seres humanos.
- Reduce significativamente el dolor, produce un sentimiento de euforia, aumenta el apetito,
- Puede ser usada junto con otras terapias.
- Ha sido usada extensamente en Rusia y otros países, incluyendo varios estudios doble ciego en los Estados Unidos.

Excepto los productos Cesio y Rubidio, todos se consiguen fácilmente y son económicos.

Cada nuevo descubrimiento que se hace en la lucha contra la gran C, es inmediatamente difundido y recibido como una gran noticia. Porque, la verdad sea dicha, no sabemos demasiado de este enemigo ni de cómo combatirlo. Millones de dólares se gastan anualmente en todo el mundo para encontrar una forma de curarlo o, al menos, de prevenirlo. Pero la mayor parte de los esfuerzos pueden ser considerados infructuosos como mínimo. Sin embargo, los últimos diez o pocos más años han traído consigo una teoría, que se puede considerar probada, sobre la prevención del cáncer. Lo irónico de la situación es que la formula es, probablemente, una de las más antiguas de la historia: una alimentación correcta.

En efecto, los estudios disponibles sugieren que ciertos alimentos tienen fuertes efectos anticancerígenos, ya que poseen sustancias fitoquimicas, químicos que funcionan como señales que las plantas usan para comunicarse consigo mismas, dándoles indicaciones o funcionando como protección en ambientes hostiles, protectoras.

Los fitoquímicos pueden cumplir un sinnúmero de funciones, desde proveer color a indicar como actuar en una momento determinado del día. Los fitoquímicos se agrupan en más de una docena de diferentes grupos, y existen más de diez mil de ellos que tienen efectos sobre el ser humano.

Así que, más allá de cualquier terapia anti-edad y cualquier suplemento vitamínico que tomemos, debemos siempre incluir una buena cantidad de los antes citados como beneficiosos.

"Según los investigadores de la Universidad de San Francisco, California, el azúcar representa un riesgo para la salud, contribuyendo a alrededor de 35 millones de muertes cada año".

En la actualidad todo contiene un exceso de azucares en nuestro estilo de vida, nos han hecho adictos a ese sabor tan atrayente, somos **adictos al azúcar**. Desayunamos productos con altas concentraciones de azúcar, tomamos **bebidas azucaradas**, comemos **alimentos procesados** en los que el azúcar es un aditivo... Azúcar, azúcar, azúcar...El **azúcar blanco refinado** que consumimos habitualmente es **sacarosa sintetizada** de forma artificial, que no contiene ninguna de las vitaminas o minerales que el cuerpo necesita para procesarla, por lo que no sólo no nos aporta nada desde el punto de vista nutricional, sino que roba al organismo **minerales**

y vitaminas. Otro dato importante es que en el proceso industrial de **refinado y blanqueado del azúcar** se emplea **ácido sulfúrico**, por lo que éste suele contener residuos de **sulfitos y bisulfitos**.

Aun así, seguimos consumiéndola, pero **azúcar** es un término genérico usado para identificar a los **carbohidratos simples**, ya sean **monosacáridos** como la *fructosa, glucosa y galactosa; y disacáridos* como la *maltosa y la sacarosa (azúcar de mesa)*, hay azúcares por todas partes, la **fruta** en exceso o los *carbohidratos, las féculas, los zumos concentrados, los azúcares refinados o alimentos como los lácteos, las harinas refinadas o el alcohol*, todos son azúcares. Las dulces dietas de hoy en día, tienen efectos poco saludables en nuestro organismo, ya que provocan un exceso de *glucosa* en sangre que puede contribuir a la proliferación de la *cándida, deterioro de los vasos sanguíneos, enfermedades cardiacas* y otros problemas muy serios de salud.

Realmente, el **azúcar** provoca estragos en el organismo. Cuando lo consumimos, el **sistema inmunológico** se debilita durante **6 horas**, lo que nos hace más vulnerables a los **gérmenes, virus y bacterias nocivas**. Por otro lado, el azúcar reduce las ganas de comer alimentos nutritivos como las verduras, lo que puede dar lugar a carencias nutricionales.

Además, el alto consumo de **azúcar** da lugar a **gases y distensión abdominal**, ya que éste alimenta **levaduras, hongos y bacterias** dañinas en el intestino. Otros síntomas asociados al consumo de **azúcar** incluyen dolor articular, dolor de cabeza, fatiga, incapacidad para bajar de peso o resistencia a la pérdida de peso, así como antojos por el dulce. El azúcar, es el principal causante de la mayoría de las enfermedades crónicas que azotan nuestra sociedad: *diabetes, hipertensión arterioesclerosis,* *obesidad, alzheimer, candidiasis, eczema, síndrome premenstrual y cáncer.*

La ingesta excesiva de **azúcar**, además de estimular la producción de **insulina**, aumenta la actividad de una proteína llamada **B-catenina**, íntimamente relacionada con la progresión tumoral. Los niveles de **azúcar** elevados inducen cambios en la proteína **B-catenina** que promueven la proliferación celular en *células tumorales del intestino delgado, mama, ovario, páncreas, colon...*

Las **células** normales producen la energía necesaria para su metabolismo mediante la vía aerobia en la mitocondria, consumiendo **oxígeno**. Las **células cancerígenas** han desarrollado la habilidad de sobrevivir **sin oxígeno** mediante **glicólisis**, incluso cuando se restablece el aporte de **oxígeno**. Para sobrevivir, transforman el **ácido pirúvico** en **ácido láctico** mediante una enzima llamada **lacto deshidrogenasa** y sin necesidad de **oxígeno**. Este **ácido láctico** modifica el **PH** del medio interno hacia la **acidez**, lo que estimula la **hidrólisis** de la **glutamina**. Esto supone el aumento de los procesos formadores de **glucosa**, con lo que se forma gran cantidad de la misma y es precisamente de **glucosa** de lo que se alimenta el **tumor** para producir **ácido pirúvico**, que luego se transforma en **láctico** y de esa forma generar energía **(ATP)** para su propio metabolismo.

Existen muchas investigaciones que han demostrado que los tumores utilizan la **glucosa** para sobrevivir, por ejemplo, en una de ellas, los **tumores de mama** inducidos en ratones demostraron ser sensibles a los niveles de glucosa. Para tal constatación, 68 ratones fueron inyectados con una **cepa agresiva de cáncer de mama** y a continuación, se les administraron **dietas altas en glucosa** para inducir *altos niveles de* *azúcar en sangre, hiperglucemia, normoglucemia o bajos niveles de azúcar, hipoglucemia.*

Tras la investigación se supo que la tasa de supervivencia dependía de las dosis: cuanto más bajo era el nivel de azúcar en sangre más elevada era la tasa de supervivencia. Después de 70 días, tan sólo 8 de los 24 ratones **hiperglucémicos** sobrevivieron, 16 de los 24 normoglucémicos y 19 de los 20 hipoglucémicos. Del estudio se desprende que la regulación del consumo de azúcar es la clave para disminuir el crecimiento del *cáncer de mama.*

Otro estudio de cuatro años de duración, realizado en el *Instituto Público Nacional de Protección Medioambiental* en los Países Bajos. Compararon los conductos biliares de 111 pacientes de cáncer con 480 pacientes sanos. Se encontró que el riesgo de cáncer asociado a la ingesta de azúcares, independientemente de otras formas de energía, era más del doble en los pacientes de cáncer. Además, un estudio epidemiológico realizado en **21** países entre los que se encontraban **Europa, Norte América, Japón** y otros, reveló que la ingesta de azúcar es un factor de riesgo muy importante para el incremento en la incidencia de cáncer de mama, particularmente en mujeres adultas.

Esto puede conducirnos a pensar que controlar los niveles de glucosa mediante *dietas, suplementos nutricionales, ejercicios, meditación y medicamentos,* cuando sea necesario, puede ser uno de los componentes más cruciales en un programa de recuperación del **cáncer.**

Como he dicho, **Germán Otto Warburg,** descubrió por primera vez que las **células cancerígenas** tienen un metabolismo energético diferente al de las **células sanas.** Warburg descubrió, igualmente, que los **tumores malignos,** al contrario que los tejidos normales, presentan frecuentemente un incremento en la **glicólisis anaeróbica**, un proceso en el que las **células cancerígenas** usan la **glucosa** como carburante y obtienen como producto de desecho **ácido láctico**.

Posteriormente, esta gran cantidad de **ácido láctico**, generado por la fermentación de la **glucosa** de las **células cancerígenas**, es transportada al hígado. Esta conversión de **glucosa** en **lactato** genera un **pH más ácido** en los **tejidos cancerígenos**, así como fatiga generalizada derivada de la elaboración del **ácido láctico**. Es por eso que los tumores grandes tienden a exhibir un **PH más ácido**.

Este ineficiente proceso del metabolismo energético hace que la energía disponible en los alimentos y en los almacenes de energía del cuerpo no sea aprovechada, el **cáncer** genera un desperdicio de la energía y la persona se encuentra **cansada y mal nutrida**. Esta es la razón por la cual el **40%** de los pacientes de **cáncer** mueren de **malnutrición o caquexia**, una alteración profunda del organismo que aparece en la fase final de algunas enfermedades y que se caracteriza por *desnutrición, deterioro orgánico y gran debilitamiento físico*.

Es necesario ser muy disciplinado para eliminar los **azúcares o carbohidratos** de la dieta con la intención de mantener los **niveles de glucosa** en unos márgenes estrechos, hasta conseguir matar de inanición al **cáncer** y fortalecer el **sistema inmunológico**. No controlamos nuestra alimentación y nos hemos hecho adictos a comer demasiados **alimentos dulces**, sin embargo, el **azúcar** nos enferma.

El **índice glicémico** mide como un determinado alimento afecta los niveles de **glucosa en sangre**, asignando a cada alimento un número dentro de una clasificación. Cuanto menor sea la puntuación obtenida más lenta será el proceso de **digestión y asimilación**, lo que implica una absorción más gradual de los **azúcares en la sangre**. De forma paralela, una puntuación elevada significa que los **niveles de glucosa** se incrementan de forma rápida, lo que estimula al **páncreas**a segregar **insulina** para bajar los **niveles de azúcar**. Esta rápida fluctuación de los *niveles de azúcar en sangre* es contraproducente ya que genera **estrés corporal**.

Si la **fructosa** es el **monosacárido** predominante en un alimento se considera que el **índice glicémico** es más saludable, ya que este **azúcar simple** es absorbido lentamente en el intestino, para pasar después a convertirse en **glucosa en el hígado**. Esto produce una lenta absorción de los alimentos que ofrece un incremento y un descenso más gradual de los **niveles de insulina**. Por el contrario, si la **glucosa** es el **monosacárido** predominante, el **índice glicémico** será más alto, y, por tanto, menos saludable para el individuo.

Otra evidencia a tener en cuenta es que los **azúcares** pueden alimentar al **cáncer** de forma más eficiente que los almidones, *formados por largas cadenas de azúcares simple)*, por lo que centrarse únicamente en el *índice glicémico* puede ser engañoso. Un estudio sobre ratas alimentadas con raciones que contenían una cantidad equivalente de calorías procedentes de **azúcares y almidones**, encontró que las ratas con una dieta alta en **azúcares** desarrollaban más casos de **cáncer de mama**.

El **índice glicémico** es una herramienta útil para guiarnos hacia una dieta más saludable, pero no es infalible. Si sólo se usa el **índice glicémico** se puede deducir que una taza de **azúcar blanco** es más sana que una **patata asada**. Eso es así porque el **índice glicémico** de una comida azucarada puede ser menor que el de un alimento rico en **almidón**. Una decisión acertada sería tomar *menos fruta, más verdura y la eliminación de los azúcares refinados y no refinados de la dieta.*

Regularmente a muchos de los pacientes que se están muriendo literalmente de hambre por el uso de **quimioterapia**, no se les ofrece ningún soporte nutricional aparte de la solución intravenosa estándar de la **UVI**. Esta solución proporciona un 70% de las calorías en forma de **glucosa**. Cada vez más médicos creen que estas soluciones altas en **glucosa** no ayudan a los **pacientes caquéxicos**.

Tampoco ayudan mucho las pruebas que se realizan, parece que el estamento médico está dejando pasar por alto el **azúcar** y su papel en la **tumorigénesis**. El dispositivo de **tomografía**, denominado **PET** usa **glucosa radioactiva** para detectar las **células cancerígenas** hambrientas de **azúcar**, su coste es de medio millón de dólares y está considerado como la herramienta más moderna y puntera en la detección de tumores. Los escáneres **PET** se usan en el seguimiento de los pacientes con **cáncer**, así como para evaluar si los protocolos prescritos son efectivos.

El irrefutable papel de la **glucosa** en el crecimiento y la metástasis de las **células cancerígenas** se puede tener en cuenta en muchas terapias. Algunas de estas incluyen dietas diseñadas con el **índice glicémico** en mente para regular los incrementos de la **glucosa** en la sangre, lo que mata de hambre de forma selectiva a las *células cancerígenas; soluciones TPN bajas en glucosa, extracto de aguacate para inhibir la absorción de glucosa por las células cancerígenas, sulfato de hidracina para impedir la gluconeogénesis en las células cancerígenas y SCMT.*

Cuando se trata de carbohidratos, hay carbohidratos ricos en fibra, principalmente los vegetales y los carbohidratos que no provienen de la fibra como el azúcar y los granos procesados. Lo ideal sería consumir el doble de carbohidratos con fibra que carbohidratos netos. La fibra no se digiere y descompone en azúcar, lo que significa que no impacta adversamente a los niveles de insulina, leptina y mTOR. La fibra también tiene un gran número de beneficios para la salud, incluyendo el control de peso y un menor riesgo de ciertos tipos de cáncer.

Excelentes fuentes de carbohidratos ricos en fibra son las semillas de chía, las bayas, las almendras, la coliflor, las hortalizas de raíz y los tubérculos como las cebollas o las batatas, las legumbres, los calabacines, los vegetales como el brócoli o las coles de Bruselas y la cáscara de psyllium.

Por otro lado, existe un límite superior acerca de la cantidad de **proteína** que el cuerpo puede utilizar y consumir, un **exceso de proteína** puede resultar muy perjudicial para el organismo. Cantidades importantes de **proteína** pueden encontrarse en la *carne, pescado, huevos, productos lácteos, legumbres, frutos secos y semillas.* Algunos vegetales como el brócoli también contienen cantidades generosas de proteína.

Nuestro estilo de vida afecta muy negativamente al funcionamiento de las **mitocondrias** y esta es la base de prácticamente todas las enfermedades, especialmente del **cáncer**. Una de las razones básicas de por qué la alimentación rica en **grasas saludables** y baja en **carbohidratos netos** funciona es también porque reduce la inflamación hasta el punto de hacerla desaparecer. Cuando la inflamación desaparece, el cuerpo puede comenzar a sanar. También retrasa el proceso de envejecimiento.

Se estima que el efecto **Warburg** ocurre en hasta el **80%** de los tipos de **cáncer**. En muchos casos, cuanta más **glucosa** consume un **tumor**, peor es el pronóstico del paciente. En este momento, la atención sobre las mutaciones genéticas parece desvanecerse y la teoría de que las células de **cáncer** simplemente son versiones distorsionadas de las **células** normales ha comenzado a ser el centro de atención.

Las mutaciones genéticas en realidad son mucho más aleatorias de lo que se creía. De hecho, son tan aleatorias que es prácticamente imposible precisar el origen genético del **cáncer**. Algunos **tumores cancerígenos** ni siquiera tienen mutaciones en absoluto. En los últimos años, los científicos han comenzado a darse cuenta de que no son los defectos genéticos los que causan **cáncer**, sino que primero se produce el **daño mitocondrial**, que después desencadena las **mutaciones genéticas nucleares**.

Los científicos han descubierto que un número de genes conocidos por promover el **cáncer** al influir en la división de **células**, el gen **AKT** incluido, también regula el consumo de nutrientes de las **células**. Así que ciertos genes parecen desempeñar un papel importante en el consumo excesivo de **azúcar** de las **células cancerígenas**.

Craig Thompson, el presidente y director ejecutivo de *Memorial Sloan Kettering Cancer Center*, ha demostrado tras una investigación que las **células** necesitan que otras **células** les indiquen el momento de alimentarse, así como también requieren que otras **células** les comuniquen que se dividan, este es el trabajo de las **proteínas** de señalización.

Él afirma que la proteína creada por AKT es parte de una cadena de proteínas de señalización que está mutada en más del 80% de todos los tipos de cáncer. Thompson dice que una vez que la proteína está mutada, la célula deja de preocuparse sobre las señales de otras células para comer, en cambio comienza a alimentarse de glucosa. Por otro lado, mientras que las células sanas tienen un mecanismo de retroalimentación que hace que conserven los recursos cuando hay una falta de alimento, las células cancerígenas no tienen este mecanismo y se alimentan continuamente.

Otro investigador **Chi Van Dang**, director de Abramson Cancer Center en la Universidad de Pensilvania, afirma que las células de cáncer son **"adictas a los nutrientes"** y que cuando no pueden consumir los suficientes, comienzan a morir. La adicción a estos nutrientes explica por qué los cambios en las vías metabólicas son tan comunes y tienden a surgir primero como una **célula** que avanza hacia el **cáncer**.

El **cáncer** y los tratamientos pueden afectar a la **nutrición** y cambiar la manera en que el cuerpo utiliza los alimentos ya que la **desnutrición** es un factor importante en la mayoría de los pacientes con este problema de salud.

Todo lo dicho nos lleva a pensar que una buena nutrición es importante siempre, tanto para prevenir como para sanar, que se necesitan buenos hábitos alimenticios para mantener nuestra salud y una vez que ésta falla, durante el tiempo que duran los tratamientos y después de los mismos.

El aspecto fundamental que debe ser abordado es el defecto mitocondrial metabólico y esto involucra reducir radicalmente los carbohidratos sin fibra y aumentar el consumo de grasas de alta calidad. Se podrían necesitar hasta un 85% de las calorías alimentarias en grasas saludables, junto con cantidades moderadas de proteína de alta calidad, ya que el exceso de proteína también puede desencadenar el crecimiento del cáncer.

Es importante recordar que la glucosa es un combustible inherentemente "sucio" ya que genera muchas más especies reactivas al oxigeno (ROS) que la quema de grasa. Pero para quemar grasa, nuestras células deben estar sanas y normales. Las células de cáncer carecen de flexibilidad metabólica para quemar grasa y esta es la razón por la que una alimentación rica en grasas saludables parece ser una estrategia eficaz para abordar este problema.

De esta forma, a la vez que ayudamos a recuperar la salud, a las **células** sanas se les da un combustible ideal, que reduce el daño oxidativo y optimiza la función mitocondrial. El efecto total es que las **células** sanas comienzan a prosperar, mientras que las **células de cáncer** se **"mueren de hambre".**

"No creo que el verdadero problema sea el azúcar añadido, sino más bien la cantidad contenida en nuestros alimentos, que no reconocemos como azúcar. Ya sea tomando un zumo de manzana o comiendo un yogurt endulzado con zumo de frutas concentrado o simplemente comiendo mucha fruta con la creencia de que las frutas no causan ningún problema, estamos tomando azúcar".

FUENTES:

- Comer para vencer el cáncer. Paula Jiménez Fonseca / Belén Álvarez Álvarez. NOBEL EDICIONES (2011).
- La dieta alcalina del Dr. Norberto F. Feldman. Blog Hola Dr. Feldman.
- Mis recetas anticáncer. Dra. Odile Fernández. Urano, 2013.

Tambien el último Reporte del Cáncer Mundial publicado por la World Health Organization (WHO), parece tener la misma opinión al indicar

que, el cáncer a menudo puede prevenirse a través de elecciones en su estilo de vida.

El azúcar es el alimento favorito del cáncer, al menos de algunos tipos de cáncer. **Lewis Cantley**, profesor de la Universidad de Cornell, cree que el azúcar alimenticio no sólo incrementa las probabilidades de desarrollar cáncer, sino también empeora su resultado sí ya se padece. Los niveles altos de insulina le dan un estímulo a los tumores cancerígenos al dirigir a las células del cáncer al consumo de glucosa.

Algunas células cancerígenas, de hecho, contienen receptores de insulina y utilizan la glucosa para crecer y expandirse. Si tiene este tipo de cáncer, consumir azúcar es como poner gasolina al fuego.

Al saber cómo responde el cáncer al azúcar, probablemente puede observar cómo la obesidad puede ser un marcador para el riesgo elevado del cáncer. La obesidad está relacionada a un mayor riesgo a muchos tipos de cáncer, de colon, esófago, riñón, seno y páncreas, así como mayor riesgo de fallecer debido a esta enfermedad.

Por su metabolismo anaeróbico, el cáncer consume primariamente glucosa. Debido a su ineficiencia para usarla, los cánceres tienen un apetito voraz por la glucosa. Es por esto que el exceso de consumo de azúcares tiende a promover el crecimiento del cáncer.

Es sorprendente observar que la Medicina Convencional en el área de la Oncología no considera dentro de un Plan de Tratamiento Integral, este simple concepto: "El Cáncer se alimenta de Azúcar". Como tampoco se les ofrece una terapia de nutrición con base científica, más allá de recomendarle a los pacientes "alimentos saludables ".

La mayoría de los pacientes reciben poca o nada "asesoramiento nutricional" la que debe ser en particular destinada a la lucha contra el cáncer. Eso quiere decir por un lado hacer un terreno lo menos propicio para que la célula cancerígena se desarrolle o se disemine y por el otro fortalecer el sistema inmunológico de manera que sea el propio organismo que se defienda y destruya el cáncer. Las medicinas Alternativas o Complementarias, conocen muy bien esto, especialmente la llamada Medicina Biológica y uno de sus principios en la terapia, es eliminar el principal combustible favorito del cáncer: la Glucosa.

Como ya hemos dicho con anterioridad el "azucar es el alimento principal de las células del cáncer". Al no consumir azúcar se corta uno de los mas importantes elementos de las células cancerígenas. Existen sustitutos del azúcar como Sacarina, Aspartame y otros, pero son aún mas nocivos que el propio azucar. Como sustituto del azúcar encontramos la miel de *manuka o melaza* y la Stevia, siempre en pequeñas cantidades.

La SAL tiene un químico que se le agregan para que se vea blanca. Una mejor alternativa para la sal , es la sal de mar o sales vegetales.

La leche. Provoca en el cuerpo producción de mucus, especialmente en el conducto intestinal. Las células cancerígenas se alimentan de mucus; eliminando la leche y sustituyéndola por leche de soja o avena, las células de cáncer no tienen que comer por consiguiente se mueren.

Las células de cáncer maduran en un medio ambiente ácido. Una dieta basada en CARNE ROJA es ácida, es mejor y muy necesario comer pescado, y un poco de pollo, carnes blancas porque contienen proteinas de alto valor biológico que no tienen los vegetales, en lugar de vacuno o cerdo..La carne además tiene antibióticos, hormonas y parásitos, que son muy nocivos, especialmente para estos enfermos.

Una dieta de 80% de vegetales frescos y jugos, granos, semillas, nueces, almendras y un poco de frutas ponen al cuerpo en un ambiente alcalino. Solo un 20% se debe consumir en comidas cocidas, incluidos los porotos. Jugo de vegetales frescos proporcionan al cuerpo coenzimas que son fáciles de absorber y llegan a las células después de 15 minutos de haber sido consumidos para nutrir y ayudar a formar células sanas. Para obtener enzimas vivas que ayudan a construir células sanas se debe tratar de tomar jugos vegetales (casi todos incluido alfalfa) y comer muchos vegetales frescos 2 o 3 veces al día.

Evitar tomar *cafe, te y chocolate*, pues tienen mucha cafeína. El *té verde* es una mejor alternativa y tiene propiedades que combaten al cáncer. El *agua* es mejor tomarla purificada, o filtrada para evitar las toxinas y metales pesados, sin contar las cantidades de cloro utilizadas para desinfección. El agua destilada es ácida, no tomarla.

La proteína de la carne es muy difícil de digerir y requiere muchas enzimas. La carne que no se digiere queda en los intestinos y se putrifica y lleva a la creación de más toxinas.

Las paredes de las células cancerosas están cubiertas por una proteína muy dura. Evitando comer carne estas paredes liberan mas enzimas que atacan las proteínas de las células de cáncer y permite al sistema inmunológico destruir las células malas.

Algunos suplementos ayudan a reconstruir el sistema inmunológico, Essiac, Revive, Vitamax, Samín Forte, EFAs aceite de pescado aconsejamos los de Foca por ser mas biodisponibles por el organismo y carecer de metales pesados, para ayudar a las células a luchar y destruir las células cancerígenas. Otro suplemento como la vitamina E es muy conocida porque causan apoptosis, el método normal del cuerpo de eliminar las células innecesarias o defectuosas.

Cáncer es una enfermedad de la mente y el cuerpo. Una mas activa y positiva actitud ayudara a combatir al enfermo de cáncer a convertirse en un sobreviviente. La rabia, la incomprensión, el no perdonar, pone al organismo en una situación de estrés y en un medio ambiente ácido. Aprender a tener un espíritu amable con una actitud positiva beneficia la salud.

Las células de cáncer no pueden vivir en un ambiente oxigenado. Ejercicio diario, y respiración profunda ayuda a recibir mas oxigeno hasta niveles celulares. Terapia de oxigeno es otro elemento que ayuda a destruir las células de cáncer.

-No usar contenedores de plástico en el microondas.
-No ponga en el frigorífico sus botellas de agua de plástico ya que el plástico elimina dioxina y envenena el agua.
-No poner papel plástico en el microondas.
-Químicos como las dioxinas causan cáncer, especialmente de la mama. La Dioxina es muy destructiva para las células.

Recientemente, el Dr. **Edward Fujimoto, Wellnes Program Manager at Castle Hospital**, explicó el peligro de la dioxina a la comunidad. El dijo que no tenemos que poner contenedores de plástico en el microondas.

Especialmente las comidas que tienen grasas, la combinación de grasa y calor fuerte con el plástico elimina dioxina dentro de la comida y por consiguiente luego a nuestro cuerpo. En su lugar se debe.usar vidrio como pyrex o cerámica.

Sin lugar a dudas hay detractores pero lo importante es que se está investigando mas seriamente y no se puede discutir lo sano de estas medidas,no solamente para el cáncer, sino para la salud general de nuestro organismo..

Las bondades de la dieta mediterránea.

Las Técnicas Naturales de Salud han dado siempre gran importancia a la capacidad autocurativa del propio cuerpo y a potenciar el sistema inmunológico y su equilibrio, por lo que se ha fijado en la acción inmunológica de las plantas y especialmente en su acción sobre el cáncer, en cuyo tratamiento la fitoterapia es parte básica. Debe además posibilitarse que la persona esté informada para que libremente pueda elegir su tratamiento, también a base de plantas.

Pero no olvidemos algo tan importante como nuestra "Dieta Mediterránea" a la podriamos llamar "Multifuncional Dieta Mediterranea" ya que nos alimenta, nos nutre, nos previene y nos cura y una manifestación de ello la encontramos en diversos estudios y publicaciones, además de haber sido declarada *Patrimonio Cultural Inmaterial de la Humanidad* durante la quinta reunión del Comité Intergubernamental de la Unesco celebrada en Nairobi (Kenia) el 16 de noviembre de 2010.

Esta famosa dieta no es un programa armado por especialistas, sino que son hábitos alimentarios que tienen desde hace mucho tiempo los habitantes de la región del Mar Mediterráneo. Se basa en comer muchas verduras, frutas, legumbres, cereales, pescado, más grasas no saturadas, sobre todo, aceite de oliva, que saturadas, poca carne y un poquito de vino. Varios estudios han demostrado que previene enfermedades cardiovasculares y varios tipos de cáncer.

Una buena dieta. La tan famosa dieta mediterránea no es un programa armado por especialistas, sino que son hábitos alimentarios que tienen desde hace mucho tiempo los habitantes de la región del Mar Mediterráneo, España, Italia, Grecia, incluso el cercano Oriente. Estos pueblos tienen en común los grandes olivares, los pescados de mar, una gran variedad de vegetales, legumbres y frutas, cereales y hierbas aromáticas; alimentos que han sido incorporados naturalmente a la dieta diaria.

Durante las últimas décadas, numerosos estudios realizados por expertos en dietas y nutrición revelaron que los hombres y mujeres de los países que rodean el Mediterráneo disfrutan de uno los mejores niveles de calidad de vida y tienen elevadas expectativas de vida.

La clave de esta alimentación se basa en: muchas verduras, frutas, legumbres, cereales, pescado, más grasas no saturadas, sobre todo, aceite de oliva, que saturadas, poca carne y un poco de vino. Se trata de un atractivo menú alimenticio que no sólo permite bajar de peso, si se consume en cantidades pequeñas, obviamente, también mejora el sistema cardiovascular, previniendo las enfermedades de este tipo e incluso el cáncer. Así fue demostrado por la mayor investigación realizada sobre los efectos beneficiosos de esa forma de alimentación, realizado en Grecia. El estudio, dado a conocer por la revista "New England Journal of Medicine", señala que esta dieta reduce en un 33% los riesgos de mortalidad por problemas cardiovasculares y en un 24% los de cáncer.

La investigación también determinó que la realización de una hora de ejercicio intenso diario, ya sea como parte del trabajo o en las horas de ocio, contribuye a aumentar aún más los beneficios de la dieta mediterránea.

Comprobado. El famoso estudio llevado a cabo por el ***Dr. Ancel Keys*** en 1958, comprobó que la dieta mediterránea tiene muchos efectos benéficos para la salud. Se trata del llamado Estudio de los Siete Países, fue realizado en Finlandia, Grecia, Italia, Japón, Holanda, Estados Unidos y Yugoslavia), en el que se analizó la relación entre dieta y enfermedades del corazón en 12.000 hombres sanos de mediana edad, durante más de 20 años. Así se descubrió que las bondades de la dieta mediterránea provienen de un bajo consumo de carnes rojas y moderado consumo de lácteos. En cambio, se registró un alto consumo de cereales, pescados, aceite de oliva, frutas y verduras, más una moderada ingesta de vino tinto.

"Estos productos representan la incorporación de hidratos de carbono de absorción lenta, fibras, antioxidantes, vitaminas y grasas monoinsaturadas que ayudan a prevenir enfermedades cardiovasculares, diferentes tipos de cáncer, hipertensión, diabetes y muchos otros trastornos del aparato digestivo", explican los expertos; y aseguran que está comprobado que "la dieta mediterránea alarga la vida", citando una investigación realizada en la Universidad de Atenas, que analizó los efectos de esta alimentación durante 8 años, en el período 1992-2000, en 75.000 hombres y mujeres mayores de 60 años.

Las seguidoras de la dieta mediterránea tendrían menos riesgo de desarrollar cáncer de mama después de la menopausia que las mujeres con otro patrón alimentario.

Tras controlar a 14.800 mujeres griegas durante una década, investigadores hallaron que las que más adherían a la dieta tradicional eran menos propensas a tener el diagnóstico tumoral que el resto.

Esa relación se registró sólo en mujeres en la posmenopausia. Aquellas que más adherían a la dieta mediterránea eran un 22% menos propensas a desarrollar cáncer mamario durante el estudio que las que menos adherían a ese tipo de alimentación.

Los resultados, publicados en *American Journal of Clinical Nutrition*, no prueban que la dieta proteja del cáncer. Pero sí lo hacen nuevos estudios.

Los autores estiman que, si todas las participantes hubiesen adherido a la dieta mediterránea tradicional, se habría prevenido un 10% de los 127 cánceres mamarios detectados en la posmenopausia. A pesar de que los resultados son preliminares, se suman a las evidencias que asocian la dieta mediterránea con una reducción del riesgo de desarrollar enfermedad cardíaca y ciertos cánceres, como los de colon y estómago.

La dieta mediterránea tradicional es rica en pescado, aceite de oliva, vegetales, granos integrales, frutos secos y legumbres, y contiene relativamente poca carne roja y lácteos.

Durante años, los científicos propusieron que la dieta explicaría por qué los países del Mediterráneo tienen tasas históricamente bajas de enfermedad cardíaca y algunos cánceres, incluido el de pecho, comparados con otros países en Europa y Estados Unidos.

Hasta ahora, sólo dos estudios, realizados en Estados Unidos, habían analizado la relación entre la alimentación mediterránea y el riesgo de desarrollar cáncer mamario. Ambos hallaron un nexo entre la dieta y la disminución del riesgo de desarrollar la enfermedad, aunque en un estudio lo identificó solamente para los cánceres sin receptores de estrógeno, que son un cuarto de los tumores de mama.

El nuevo estudio se concentró en las mujeres de Grecia, la "cuna" de la dieta mediterránea, donde gran parte de la población la sigue manteniendo, según explicó a Reuters Health el **_Dr. Dimitrios Trichopoulos_**, investigador principal del estudio. Al inicio de la investigación, las participantes respondieron cuestionarios alimentarios detallados e informaron sobre el estilo de vida.

Cada mujer recibió una puntuación de adherencia a la dieta mediterránea, de 0 a 9, según la frecuencia con la que consumía vegetales, legumbres, frutas, frutos secos, granos integrales, pescado y aceite de oliva u otras fuentes de ácidos grasos monoinsaturados; también ganó puntos si consumía poca carne y lácteos.

A 240 de las 14.800 participantes se les diagnosticó cáncer de pecho durante los 10 años de seguimiento.

Las mujeres posmenopáusicas con entre 6 y 9 puntos eran un 22% menos propensas a desarrollar la enfermedad que las participantes con entre 0 y 3 puntos, aun tras considerar factores como la edad, la educación, el tabaquismo, el peso y la actividad física.

Los resultados muestran una relación entre la dieta mediterránea y una reducción del riesgo de desarrollar cáncer mamario, pero no prueban una relación causa-efecto, según *Trichopoulos, de la Escuela de Salud Pública de Harvard, en Boston, y de la Oficina de Investigación Epidemiológica de la Academia de Atenas*, en Grecia.

El autor sostuvo que se necesitan más estudios para confirmar los resultados, aunque otras evidencias sugieren cómo la dieta mediterránea podría reducir el riesgo de tener cáncer. **FUENTE:** American Journal of Clinical Nutrition, online 14 de julio del 2010

Estas afirmaciones basadas en los estudios mencionados, seguramente no han tenido en cuenta los actuales procesos de cultivo, basados en productos quimicos y nocivos para la salud como son los pesticidas, alguicidas y otros.

La pérdida de recursos genéticos, así como la estandarización de los productos, han introducido cambios en nuestra dieta con el único objetico de conseguir el mayor rendimiento económico, lo que repercute en la Salud.

Se han reducido la gama de cultivos, y eliminados los métodos de cultivo, con lo cual ponemos en peligro el 60 % de las especies de plantas en Europa. Segun informes de la Unión Europea, diariamente, un centenar de especies desaparecen a causa de la erosión del suelo y métodos de la agricultura industrial.

El extricto quilibrio del pH

El organismo de los mamíferos, incluido el ser humano, mantiene en estricto equilibrio el pH de los tejidos, ni demasiado ácido ni demasiado básico. Sin embargo, en algunas patologías, como el cáncer o la isquemia, este orden se altera. La revista 'Nature' describe un novedoso sistema basado en el uso del bicarbonato para visualizar si este equilibrio se ha roto.

Hasta ahora ya se habían probado varias sustancias capaces de actuar como contraste para **visualizar el nivel de pH** a través de técnicas de imagen como *la resonancia magnética nuclear* o la *tomografía por emisión de positrones* (PET). Sin embargo, estas sustancias extrañas al organismo podían llegar a resultar tóxicas, lo que ha limitado su uso en la práctica clínica.

Para solventar este problema, un grupo de investigadores de la **Universidad de Cambridge, Reino Unido, y los Institutos Nacionales de la Salud de EEUU** (NIH, según sus siglas en inglés), ha probado la utilidad que tendría para este fin **el bicarbonato, una sustancia que se encuentra de forma natural en el organismo**, por lo que no es tóxica, y que además actúa como un sistema natural de amortiguación para mantener el equilibrio ácido-base en los tejidos.

La técnica, auguran los investigadores, dirigidos por **Kevin Brindle**, podría servir para ver 'en directo', es decir, in vivo, el nivel del pH en los tejidos. Esto podría servir, por ejemplo, para ayudar al diagnóstico de algunos tumores, en los que el pH es inferior al de los tejidos sanos, así como de patologías del riñón, trastornos inflamatorios y otras enfermedades del pulmón.

Como explica Brindle, la hiperpolarización se emplea para *"multiplicar por 10.000 la sensibilidad de la resonancia"*. Con esta técnica de imagen lo que se observa habitualmente es la distribución de agua en los tejidos, pero al mejorar su capacidad, el bicarbonato permite además 'visualizar' otras muchas moléculas que las células emplean para obtener la energía y poder sobrevivir, y que se encuentran en una concentración hasta 10.000 veces menor que la del agua.

Los científicos sostienen que el bicarbonato es una sustancia endógena, que se halla en el interior del cuerpo humano, por lo que podría inyectarse en cantidades relativamente elevadas sin riesgo para el paciente. De esa manera, añaden, se podrían mejorar las imágenes del interior del organismo para el diagnóstico de varias patologías en las que se altera el equilibrio natural del pH, así como para valorar la respuesta al tratamiento.

"Hasta ahora no existe ningún método clínico para ver el pH", explica el investigador para valorar la importancia de su hallazgo. Aunque, Brindle admite que antes de trasladar estos resultados a los pacientes habrá que probar su eficacia en ensayos clínicos con humanos, "y eso requerirá mucho trabajo todavía".

La verdad médica y la ciencia médica sucede que es independiente de las políticas médicas o la ley de la medicina.

Lo que causa el cáncer es muy variado, muchas cosas han sido científicamente demostradas de causar el cáncer o de causar las condiciones en el cual las infecciones (cáncer) de la última etapa invitan a levaduras y hongos a formar colonias que se adhieren a las células humanas... las cuales son, por sí mismas una de las causas del cáncer... como lo son los metales pesados, los pesticidas, el flúor y así sucesivamente... luego por supuesto, tenemos las deficiencias nutricionales que establecen el escenario entero.

Algunos definen al ser humano como seres humanos multidimensionales, en el sentido de que a veces o incluso a menudo, un trauma emocional y un golpe emocional, o bien un estrés y tensiones sin fin y conflictos perturban el sistema nervioso severamente, debilitando su capacidad de limpiar los cánceres del sistema.

El **Dr Moss** en declaraciones contra el Dr Simoncini dijo: *"Mientras el bicarbonato es, sin duda alguna, un útil y legítimo instrumento para el bien terapéutico en ciertas situaciones específicas..."*

"Por supuesto, el bicarbonato de sodio es un remedio muy útil y médicamente probado para toda clase de accidentes, lesiones y circunstancias."

Desafortunadamente las comunidades internacionales médicas y científicas en el área del cáncer son las últimas personas en quienes podemos confiar con nuestras vidas o las vidas de nuestros seres queridos, cuando se trata de cáncer.

El ejercicio físico

Los investigadores y organizaciones de cáncer recomiendan cada vez más hacer ejercicio con regularidad con el fin de reducir el riesgo de cáncer, y ayudar a mejorar los resultados del cáncer. La investigación también ha encontrado evidencia que sugiere que el ejercicio puede ayudar a que la apoptosis se dispare (muerte celular programada) en las células cancerosas.

El ejercicio máximo, de corta duración produce grandes desbalances de pH por la gran producción de ácido láctico. Este proceso provoca valores de ph = 7 en sangre y pH = 6,4 en músculo (la concentración de acudo láctico es más elevada en músculo y además los sistemas buffer de la sangre son mas efectivos que los que encontramos en los miocitos).

La primera línea de defensa ante los cambios del pH está en la misma célula. Los sistemas buffer intracelulares las comunes como las proteínas, 60% y los grupos fosfato, 10-20%. Las concentraciones de bicarbonato intracelular también son importantes, 20-30%.

Parece razonable admitir que en descenso del pH puede ser un factor limitante del desarrollo del ejercicio de alta intensidad. El grado de acidosis con pH menor a 7.0 puede acarrear mareos, cefaleas y dolor en los grupos musculares.

Puede el entrenamiento mejorar las capacidades buffer del organismo. Entrenamientos muy intensos pueden capacitar a una persona a tolerar concentraciones mayores de ácido láctico y niveles menores de pH sanguíneo. Pero no se evidencia un mayor rendimiento de los sistemas buffer. La mayor resistencia puede estar relacionada con influencias motivacionales, ya que el hecho de enfrentarse constantemente durante los entrenamientos a descensos del pH importantes, puede modificar la aptitud del sujeto para resistir consecuencias adversas y tolerar el trabajo físico en esas condiciones.

Años después de estar diciendo a la gente que la quimioterapia es la única manera de tratar y eliminar el cáncer, John Hopkins Hospital finalmente comenzarón a decirnos que hay otra alternativa.

1) Cada persona posee células cancerígenas en el cuerpo. Estas células cancerígenas no aparecen en los pruebas standard hasta que se multiplican en algunos billones. Cuando los doctores dicen a sus pacientes con cáncer que ya no encontraron células de cáncer en sus cuerpos después de tratamiento, esto significa que los exámenes no pueden detectar estas células en su tamaño detectable.

2) Las células cancerígenas aparecen entre 6 y hasta más de 10 veces en la vida de una persona.

3) Cuando el sistema inmunológico de una persona es fuerte, este destruye las células cancerígenas y previene su multiplicación y la formación de tumores.

4) Cuando una persona tiene cáncer, esto indica que tiene múltiples deficiencias nutricionales. Esto puede ser genético, ambiental, alimenticio o factores del estilo de vida.

5) Una forma de combatir la múltiple deficiencia nutricional, es cambiando la dieta e incluir suplementos alimenticios que refuercen el sistema inmunológico.

6) La quimioterapia consiste en envenenar células cancerígenas de rápido crecimiento, pero esto implica que se envenenan también células sanas de rápido crecimiento en la médula ósea, tracto intestinal, etc., y pueda causar daño a órganos como el hígado, riñones, corazón, pulmones, etc..

7) La radioterapia mientras destruye células cancerígenas, quema, deja cicatrices y daña células sanas, tejido y órganos.

8) Los tratamientos iniciales con quimioterapia y radioterapia frecuentemente reducen el tamaño de los tumores. Sin embargo, el uso prolongado de quimioterapia y radiación resulta en no más destrucción de tumores.

9) Cuando el organismo se llena de demasiada carga tóxica proveniente de quimioterapia y radiación, el sistema inmunológico se ve comprometido o se destruye, por lo tanto, la persona puede sucumbir a diferentes tipos de infecciones y complicaciones.

10) La quimioterapia y la radiación, pueden causar que las células cancerígenas muten y se vuelvan resistentes y su destrucción se dificulte. La cirugía puede también causar que las células cancerígenas se propaguen a otros sitios.

11) Una manera de combatir el cáncer, es dejar que las células cancerígenas se mueran de hambre, al no ser alimentadas con comida que necesitan para su multiplicación.

El John Hopkins Hospital hace las siguientes recomendaciones:

1) No usar recipientes de plástico en el microondas.
2) No colocar botellas de agua en el congelador.
3) No usar envolturas de plástico sobre recipientes en el microondas. Al calentar el plástico en el microondas o poniéndolo en el congelador, se liberan dioxinas. Las dioxinas son un químico que produce cáncer, especialmente cáncer de seno. Las dioxinas envenenan las células de nuestro cuerpo.

Esta información, a su vez, ha estado circulando en *Walter Reed Army Medical Center*.

Recientemente, el **Dr. Edward Fujimoto**, director del programa Wellness en el *Hospital Castle*, estuvo en un programa de televisión donde explicó los riesgos para la salud. El habló de las dioxinas y lo malas que estas son para nosotros. Dijo que no debemos calentar nuestra comida en el microondas usando recipientes de plástico.

Esto aplica especialmente a los alimentos que contienen grasa. El dijo que la combinación de grasa, alta temperatura y plásticos, liberan dioxinas que van a los alimentos y por último, éstas entran a nuestro cuerpo.

El recomienda usar recipientes de vidrio, tal como corning ware, pyrex o cerámica para calentar la comida.

Señaló que el papel no es malo, pero desconocemos lo que contiene el papel. Lo más recomendable es usar vidrio templado, corning ware, etc.. Hace tiempo en algunos restaurantes de comida rápida se sustituyeron los contenedores de hielo seco (foam) por papel. La razón es por los problemas de la dioxina.

También señaló, que cubrir los recipientes con plástico, es tan peligroso cuando se colocan sobre los alimentos para ser calentados en el microondas. Las altas temperaturas causan que peligrosas toxinas se derritan del plástico y caigan en la comida. El recomienda usar servilletas de papel en su lugar.

Gran parte de la Medicina basada en una mentira.

Para tener un concepto mas claro de las declaraciones, teorias y tratamientos han sido recopilados en estas páginas, debemos saber que gran parte de la medicina convencional ha sido basada en una mentira.

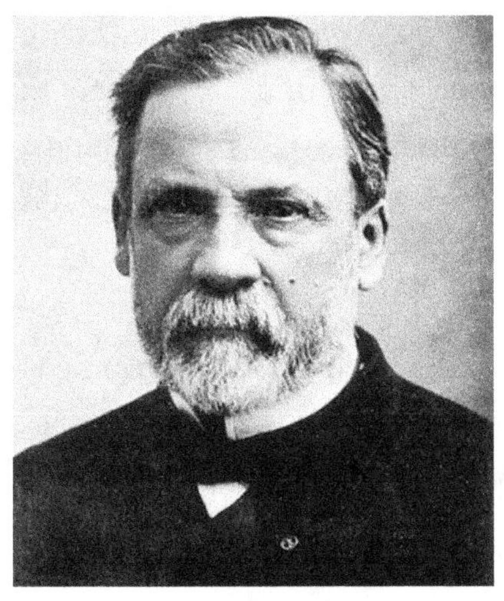

Desde que el investigador frances **Louis Pasteur** *perpetuara una de las mas destructoras mentiras de la medicina, basada en ella, se han cometidos cientos de barbaries en nombre de la ciencia y con el beneplácito de las Autoridades . Se han humillado, encarcelado, vilipendiado ect, etc,. a médicos e investigadores que de alguna forma se han opuesto a continuar con la mentira, doctores e investigadores como Tullio Simoncini,* Ryke Geerd Hamer y otros muchos.

Es justo el reconocer, que, en su lecho de *muerte,* ***Pasteur*** *dijo algo muy curioso: "Bernard tenía razón, el germen no es nada, el terreno es todo"*

"Para entender la profundidad y significado de las últimas palabras de arrepentimiento de Pasteur, os recomiendo conocer la Biografia y trabajo de ***Claude Bernard"***

Podemos decir sin temor a aquivocarnos que *"las bases de la medicina moderna están sostenidas en una mentira, incluso reconocida por el mismo "científico" que las formulo".*

No se puede alegar ignorancia ya que en su momento, gracias al **Dr. Leverson**, todos los descubrimientos de **Bechamp**, y las mentiras de **Pasteur** fueron documentados en el libro : **"Pasteur Exposed: The False Foundations of Modern Medicine"** -Pasteur expuesto: Las

falsas bases de la medicina moderna- Y este no es el único, también hay otro llamado: **"The Curse of Louis Pasteur" La Maldición de Louis Pasteur Pasteur** plagió y distorsionó descubrimientos y ganó un lugar inmerecido en la historia del pensamiento medico. **Pasteur** debido a sus influencias y su riqueza logró diseminar y ridiculizar los descubrimientos e ideas **Bechamp**.

Simple, si la oficialidad medica hubiese reconocido en su momento el trabajo de **Claude Bernard**, se hubiesen evitado las aberraciones cometidas en el nombre de la medicina, y, no existiría el multimillonario negocio de crear antibióticos, pastillas, jarabes, y todo la parafernalia existente hoy en día.

Como punto y final o conclusiones de todo lo expuesto en estas páginas, podriamos opinar sobre el mercado de la Salud, que desgraciadamente la Salud como otras muchas cosas se compra, que desgraciadamente muchos desconocen que existen miles de personas que carecen de medios para comprar su salud.

Podriamos opinar sobre la irresponsabilidad de ciertas autoridades sanitarias, podriamos opinar o quizas pensar, que tambien la corrupción llega a los sistemas sanitarios, podriamos opinar que las multinacinales farmacéuticas estan por encima de la Ley, del bien y del mal, podriamos opinar sobre la "veracidad o falsedad" de cada una de las diferentes terapias presentadas a lo largo de estas páginas.

No obstante, simplemente serán opiniones particulares y se haran dentro de un contexto meramente privado o como mucho como un *"comentario entre conocidos en la barra de un bar"*.

Con respecto al concepto base de estas páginas **"el cancer"** podemos decir que todo señala en la actualidad que las deficiencias orgánicas vienen siendo producidas por agresores externos como bactérias, virus, hongos, parásitos etc, a los que se combaten utilizando un lenguaje eminentemente bélico *"invasión"*, *"armas"*, *"librar combate"*, *"guerra a la enfermedad"*, *"enemigo a combatir"*, y como consecuencia, las practicas también son un verdadero arsenal de armas bélicas, *"cortar"* (operar), *"quemar"* (radioterapia), *"envenenar"* (quimioterapia). Todo ello supone acciones de caracter agresivo con los consecuentes *"daños colaterales"* a las células sanas.

Debemos conseguir un perfecto funcionamiento y equilibrio de nuestro organismo con técnicas más inteligentes y menos agresivas comenzando por una profunda desintoxicación y una adecuada nutrición. Es cierto que este tipo de técnicas de salud no se enseñan en las Universidades porque se han ignorado, pero existen, están ahí y se pueden aprender.

La tesis de que el cáncer no es en realidad una patología única, sino el nombre genérico que designa a un grupo de 200 deficiencias orgánicas que requieren tratamientos distintos, comienza a ser seriamente cuestionada en el propio seno de la Oncología.

El papel de los fármacos es el de reemplazar las funciones que hace de forma natural el organismo...o impedirlas. Los antibióticos, por ejemplo, lo que hacen, en esencia, es ayudar o asumir por completo el papel que corresponde al sistema inmune. En cambio, con el empleo de terapias co plementarias basadas en productos naturales lo que se hace es apoyar y fortalecer las funciones normales del organismo. Debemos ayudar a nuestro organismo a que afronte por sí mismo el problema, potenciando su sistema inmune y llevándolo a un estado de equilibrio idóneo, y ello se consigue desintoxicando y alcalinizando el organismo, asegurándonos que no existe carencia de ningún nutriente.

No se puede tratar una deficiencia orgánica con la base de destruir las células, en lugar de restaurar las rutas metabólicas que son las que han sido dañadas y finalmente llevan al desarrollo del tumor. Tenemos que entender que si modificamos el "terreno" es posible hasta revertir la evolución de las células y provocar su suicidio.

Hoy sabemos que el tumor vive en un medio ácido, pobre en oxigeno y cargado de sodio, bajo estos conocimientos solo tendriamos que cambiar el proceso, es decir, desacidificar y oxigenar el organismo, seguir una dieta alcalina muy baja en sodio aportando enzimas proteolíticas de acción selectiva. *La OMS explicó en 1985 que la dieta ideal debe contener un 85% de proteína vegetal y sólo un 15% de origen animal.*

Para que las células cancerosas mueran basta modificar su entorno porque no sobreviven en terrenos alcalinos y oxigenados, al mismo tiempo conseguiremos que nuestro sistema inmunológico funcione perfectamente.

Podemos decir que cada vez más médicos entiende que la Naturopatia y la medicina alternativa no son *"medicina de confrontación"*, Son *simplemente "medicinas alternativas.*

Como podemos observar el cancer no es nada nuevo, al igual que su estudio ha sido realizado por infinidad de científicos y médicos que han encontrado en los productos naturales y mas inauditos, soluciones exitosas, para los pacientes, no para los intereses de la Industria Farmaceutica.

Indiscutiblemente. La búsqueda de un fármaco que termine con la enfermedad, sea cual sea esta, no es rentable, lo que tamapoco es nuevo.

Tambien hemos comprobado que todas las terapias, no convencionales, que ha sido descubiertas, han sido ocultadas silenciadas o simplemente ignoradas.

"A las farmacéuticas no les interesa buscar la curación"

Como hemos podido ver Richard Roberts, Premio Nobel de Medicina ya declaro en 2008 **"No podemos pensar que las empresas van a buscar curaciones, porque no les interesa"**. Además, señaló que **predomina el negocio frente a la cura**.

Estas opiniones no fueron solo del Dr. Roberts. **Germán Velásquez** quien trabajó por más de 20 años en la Organización Mundial de la Salud (OMS) en noviembre de 2012, declaro que **"productos que curan al paciente, matan el mercado, cuando se trata de mantener y aumentar las ventas"**, y por ello **"el paciente sin cura, será consumidor permanente para que las ganancias de la industria estén sanas"**.

Ray Moynihan y Alan Cassels en su libro *"Medicamentos que nos enferman e industrias farmacéuticas que nos convierten en pacientes"*. Señalan que **"las estrategias de marketing de las compañías farmacéuticas más grandes del mundo se dirigen actualmente a los sanos y ricos"** y esas compañías han logrado que **"los problemas más triviales"** se vendan **"como graves enfermedades"**.

Toda la informacion encontrada en estas páginas está basada en la recopilación de estudios, experiencias y declaraciones de diferentes científicos y especialistas en oncologia, las opiniones del autor y los autores citados por el, *son sólo con fines informativos.*

En defensa del acceso libre y gratuito a las publicaciones de investigaciones científicas, tambien reclamo el derecho de la información de todos los pacientes, que debe ser dada por las Instituciones Sanitarias o en su defecto por su medico.

La información recopilada esta compilada de los datos existentes y como un intercambio de conocimientos e información de las investigaciones y de la propia experiencia del autor como Ph.D. en Ciencias Naturopaticas, Tecnico Analista en microbiología de los almentos y amplios conocimientos en Medicina celular.

Los enfoques descritos en estas páginas no se ofrecen como remedios, recetas, o diagnósticos. Los propios autores de los diferentes artículos mencionados en estas páginas no asumen ninguna responsabilidad en el uso de esta información. Haga sus propias decisiones de atención médica sobre la base de su propia investigación y en colaboración con un profesional de la salud. Consulte a su médico antes de usar cualquier información presentada como una forma de tratamiento. Y analice e interprete lo que Albert Einstein dijo:

"Locura es hacer lo mismo una y otra vez y esperar resutados diferentes"

Ph.D Fran T. Ruiz

"CANCER" ENFERMEDADA O NEGOCIO 1ª Parte